松庐中医学启蒙

——万友生寒温统一学术思想传承文稿之一

主 编 万兰清

全国百佳图书出版单位

中国中医药出版社

·北 京·

图书在版编目（CIP）数据

松庐中医学启蒙：万友生寒温统一学术思想传承
文稿之一 / 万兰清主编 . —北京：中国中医药出版社，
2022.8
ISBN 978-7-5132-5731-2

Ⅰ . ①松… Ⅱ . ①万… Ⅲ . ①中医医学基础
Ⅳ . ① R22

中国版本图书馆 CIP 数据核字（2022）第 095161 号

中国中医药出版社出版

北京经济技术开发区科创十三街 31 号院二区 8 号楼
邮政编码　100176
传真　010-64405721
山东百润本色印刷有限公司印刷
各地新华书店经销

开本 787×1092　1/16　印张 21　字数 471 千字
2022 年 8 月第 1 版　2022 年 8 月第 1 次印刷
书号　ISBN 978-7-5132-5731-2

定价　88.00 元
网址　www.cptcm.com

服 务 热 线　010-64405510
购 书 热 线　010-89535836
维 权 打 假　010-64405753

微信服务号　zgzyycbs
微商城网址　https://kdt.im/LIdUGr
官 方 微 博　http://e.weibo.com/cptcm
天猫旗舰店网址　https://zgzyycbs.tmall.com

《松庐中医学启蒙》
——万友生寒温统一学术思想传承文稿之一
编 委 会

主 编

万兰清（江西省万友生学术传承工作室）

编 委（以姓氏笔画为序）

万兰清（江西省万友生学术传承工作室）

万青峰（江西省万友生学术传承工作室）

万剑峰（江西省万友生学术传承工作室）

马超英（深圳市宝安纯中医治疗医院）

王茂泓（江西中医药大学附属医院）

华　青（深圳正弘中医馆）

陈李华（深圳万众国医中医馆）

陈谦峰（江西中医药大学）

晏志华（江西省南昌市庐南社区卫生院）

黄　洁（江西省万友生学术传承工作室）

黄海涛［深圳黄海涛中医（综合）诊所］

谢若琳（深圳市宝安纯中医治疗医院）

黎　波（深圳市宝安纯中医治疗医院）

编写说明

　　《松庐中医学启蒙》是我国近现代著名的中医学术思想家、教育家和临床家万友生教授的遗著。

　　本书完全忠于万老原著，立足于中医药学的源头——古中医药学，着重阐明中医药学之所以历数千年而屹立于世界医学之林，不仅未衰，反而随着现代科学的兴起而愈益显露其蓬勃的生命力，正在于其植根于中华上下五千年的传统文化深厚沃土，并具有强大的传统文化基因的缘故。

　　本书作为一本中医基础教材，重在启迪后学的中医思维，了解中医理论能有效指导临床的奥秘所在，承担起中医之守正创新的责任。故本教材的编写具有时代紧迫感和重大的社会意义。

　　本书共分为"导论""人体概论""疾病概论""诊治概论""防治概论"五大篇，力求执简驭繁，全面体现万老的教育思想。其中"导论"由万兰清、万青峰、万剑峰、王茂泓、华青执笔；"人体概论"由陈李华执笔；"疾病概论"由黎波、谢若琳执笔；"诊治概论"由陈谦峰、黄洁执笔；"防治概论"由黄海涛执笔。书中图片和表格由陈谦峰、黎波负责制作和查引（摄图网），全书由马超英统稿完成。

　　感谢深圳万众国医中医馆黄涛董事长的协助！

　　感谢中国中医药出版社的编辑们的鼎力相助！

　　感谢晏志华院长在本书编辑出版工作中的支持与帮助！

　　编写过程中，全体参编人员付出了辛勤的劳动，对全文做了反复的校对及修改。由于时间和水平所限，不足之处，在所难免。恳请广大读者提出宝贵的批评和建议，以便再版时进一步完善。

江西省万友生学术传承工作室

2022 年 3 月 16 日

代 序

中医学是中国传统文化的精粹，是最具代表性的传统文化的结晶。

对于传统文化的传承，我们的祖先积累了数千年的教学智慧、教学理念、教学方法、教学经验与教学成果，为全世界最通晓教学之道的民族。此传统教学模式，成就了中华民族数千年绵延不绝之辉煌灿烂的文化与文明，为全世界人类无比珍贵的文化遗产。

传统教学注重启发人人自性本具的智慧德能，不重积累外来的知识学问，与今天西方的教学模式大相径庭。可惜后人竞相倡导西学，置传统教学于不顾，任其日趋没落。此乃人类文化与文明的重大损失！

中医学数千年的传承证明，传统的教学方法培养出了一代代的名医大师，他们不仅能传承，且能发扬，使中医药学在数千年的历史长河中，不断丰富、不断完善、不断发展，创造出了两项伟大奇迹。其一，中医学是世界多元医学中唯一不中断发展至今的。其二，中医学两千年前确立的理法方药至今仍主导临床。

中医学关于人的生命运动的复杂现象和深层规律的认识，有力地推动着生命科学的研究，为人类的进步做出了重大贡献。

钱学森明确提出，"中医的理论和实践，我们真正理解了、总结了以后，要改造现在的科学技术，要引起科学革命"，"这不是简单的问题，这是人类历史上再一次出现的跟文艺复兴一样的大事"。

近60多年来，中医教学与我国其他所有教学一样，套用西方教学的方式方法，抛弃了数千年的传统教学方式、方法与理念，以致中医"后继乏人，后继乏术"的局面延续了半个世纪，至今难以改变局面。

20世纪著名的中医学家万友生先生有感于此，回眸自身与他那一辈老中医的求学历史、成长过程和成名因缘，发心重新启用传统中医教学方法，结合当今医疗实践，另辟一条让中医学子快速成才的蹊径。其中最主要的是"从娃娃抓起"，夯实国学基础，把国学与中医经典、基础方药歌诀的读诵，在幼儿时期兼收并蓄，建立"顽石记忆"，以期使年轻人十几岁就可学习中医学，二十几岁即可成为一个合格的中医生，三十岁左右可望成为一个名医。

为此，他在晚年初步编写了这部《松庐中医学启蒙》（"松鹤医庐"是先生医寓名，简称"松庐"），内容包括"导论""人体概论""疾病概论""诊治概论""防治概论"五大部分，旨在令学习者用最短的时间，了解最主要的医学基本知识，且紧随中医药学的寻根之旅，启发学习者对古老而先进的中医学的悟性，培养真正能继承和发扬中医学术的接班人。

本书的编写目的，在于引导学生从传统文化的高度认识中医药学的起源，浓缩数千年的发展历程，直面当今西方医学的冲击，吸收最新的科研成果，发扬传统的博大包容性，从临床实际出发，把一个临床中医必须了解、掌握的医学基本知识囊括其中，争取在一年左右的时间里，集中学完这些内容，为后面经典与临床学科的学习打下坚实的基础。

万兰清

2022 年 3 月 16 日

　　吾师万友生先生，毕生致力于中医教育事业，主张习岐黄当从青少年起步，并具较厚之国学基础。先生于中医热病学说研究成就颇丰，学术上倡导热病之寒温统一与内外统一，撰《伤寒知要》《寒温统一论》《热病学》等专著，终成一代中医热病大师。作为其学生，吾受教甚多。辛丑年春，先生之女兰清同学，携门人等编撰《松庐中医学启蒙——万友生寒温统一学术思想传承文稿之一》一书，传播先生中医教育思想及理念，吾拜读之，甚感别具一格，创意新颖，相信定能启蒙初学，引人入胜，弘扬中华传统文化，造福人类。故乐而为之序。

伍炳彩

于江西中医药大学

2022 年 3 月 10 日

第一篇

导　论

第一章　中医药学理论体系的形成和发展

第一节　中医药学诞生于中华上古文明

中华上古文明系殷商之前的史前文明，即三皇（伏羲、神农、黄帝）五帝（黄帝、颛顼、帝喾、尧、舜）时期的文明。中华先祖之神而明之者，在远无文字之前就开始了医药知识的探索以解民疾苦。

如《帝王世纪》有"伏羲氏……乃尝味百药而制九针，以拯夭枉焉"的记载。伏羲作为中华民族的人文始祖，居三皇之首，历史功绩巨大。

中华文明的形成，并非单纯生活实践的积累。在远古蛮荒年代，探索未知世界，尤其是对天文、地理的观测，仅靠简陋的工具不可能达到，还需要先找到一种认识世界、认识自然的正确方法。这种认识手段及方法，才是一种文明产生的源头。

那么，中华文明的源头是什么呢？中华先祖认识世界、认识自然的方法及手段是什么呢？古圣先贤们又进行了怎样的探索呢？

我们从《周易》中看到："古者包牺氏之王天下也，仰则观象于天，俯则观法于地，观鸟兽之文，与地之宜，近取诸身，远取诸物，于是始作八卦，以通神明之德，以类万物之情。"又说："八卦成列，象在其中矣。"从文字表象看，说的是在远古时代，伏羲统治天下，他经常仰头观天象，研究日月星辰的运行，俯身察地理，考查山川泽壑的走向，又观鸟兽动物皮毛的纹采和生长在大地上的各类植物各得其宜的情况，近从己身取象，远从器物取象，而创作了伏羲八卦。实际上，这就是伏羲在探寻这个世界的规律，寻找一种便捷而行之有效的认识世界的方法。终于，他找到了一种"观象"的方法，通过"观"天地之"大象"及万物之"微象"，最终找到了天地万物的共同点——阴阳。正如《周易·说卦传》所谓："立天之道，曰阴与阳；立地之道，曰柔与刚；立人之道，曰仁与义。"其本质都是阴阳。通过阴阳组合成八卦，然后通过八卦排列推演，还原万物之象及天地万物之本质。这一发轫之作不仅开启了中华文明，而且也成为中华文明第一次惊天动地之创举，故谓"以通神明之德"。至此，中华文明就在中华大地播撒、开花、结果，源远流长。

因为生命的可贵，这种"观象"的方法及阴阳之学，很快就应用到治病救人上，发展为上古的中医药学。可以说，伏羲太极、八卦学说是中医药学得以诞生与发展的原始基因。

伏羲曾著医书，如明·李梴《医学入门》所记载"有《天元玉册》，乃鬼臾区（黄帝的医官之一）十世祖口诵而传之,《素问》中多载其语"。故伏羲开创了古中医药应用之先河,说他是中医药学的总源头实不为过。

那么,除了认识方法之外,中华上古文明还孕育了中医药学怎样的先天禀赋呢?

我们不妨从汉字的创造和中华民族悠久历史的留存这样两个最明显的基因特征来认识这个问题。

一、从汉字的创造看中华上古文明赋予中医药学的先天禀赋

有史以来,我们知道伏羲制八卦,之后到神农、黄帝这一千五百年间,还没有文字出现,是黄帝令他的史官仓颉造字,从此才有了文字。此前的文化是由人们通过口耳相传、心领神会或结绳记事等方法,代代相传。

这种承传方式决定了这些文化本身,必然是最重要的,并只能是最简单、最精练的。

伏羲八卦用符号向世人昭示了万事万物的规律与变化,并赋予每一个变化以相应的名称,正如《周易·系辞下》所说,伏羲通过这些符号"以通神明之德,以类万物之情"。

符号进一步演变,就出现了汉字。汉字将符号与卦象显示出来的、表意的符号体系结合起来。许慎言仓颉造字,也和伏羲一样取法自然,将这些符号刻在木头上,成为最初的汉字。可见汉字从酝酿诞生起,便是方寸之间见乾坤的。

被今人视为"神话人物"的仓颉,领黄帝之命,以"观象"之法,处处留心,观尽了天上星宿之分布、地上山川之脉络、鸟兽虫鱼之痕迹、草木器具之形状,描摹绘写,反复修改,造出种种不同的符号,并且定下了每个符号所代表的意义。仓颉把这种符号叫作"字"。从此汉字出现,正如《陕西金石志》所记载:"石破天惊,字引人类,终止结绳,天降谷雨,鬼哭龙藏。"这是中华文明第二次石破天惊之创举,故有"仓颉作书,而天雨粟、鬼夜哭"之誉。故仓颉为中华文明的继承和传播做出了不朽的功绩,《周易》已尊其为圣人,"上古结绳而治,后世圣人易之以书契,百官以治,万民以察,盖取诸夬"。

这又涉及造字的本意。

夬卦说:"泽上于天。夬,君子以施禄及下,居德则忌。"意思是说,作为领导人,要如同雨水润泽万物一样,平等惠及天下所有的臣民而不居德。如何能够平等惠利天下呢?还在于"扬于王庭",即发扬教化而长善救失,并且从上到下,皆从自身做起。由此可知,汉字造字之时,便是古代圣王,看到其臣民难免有过失而欲大兴教化,运用文字,帮助臣民立德为本。这就是造字的本意。

唐代言仓颉造字:"无以传其意故有书,无以见其形故有画,天地圣人之意也。"字中乾坤有大道。可见,作为表意的汉字,是为了王道的教化,成就圣贤君子,实现大同之治而创立的。

汉字是智慧的符号，世界无有出其上者。

比如"神"字的篆体，左边是礻，上一短一长两横，下三直，意为上天垂象；右边是"申"，中间的"㕚"，表示天、地、人三个关口，中间一长竖表示通达三关。于是，神字就指代通达了宇宙人生真相的人。

比如"圣"字，篆的写法，上面左边是"耳"，右边是"口"，下面是"壬"。"壬"是一个鞠躬的人立于大地上，他的耳闻达于万物之理，他用口宣说真理，恭敬地教育大众使之觉悟。就是说，此人挺立于大地之上，通达万事万物之理，自己首先做到，同时演说出来教化天下，这就是圣人。

又比如"孝"字，上面是"老"，下面是"子"，上一代与下一代，代代相传，相亲相爱，是为人生至道。一个"孝"字，概括了人文之本。故中华文化是"孝文化"。这是先祖们为我们传下来的子子孙孙永恒不变的真理，必须永远遵守，违背了它就会出现灾殃。

再比如"藥"字，字形采用"艸"作偏旁，代表用以治病的草木。"乐"是声旁，代表心之喜乐、入心之五音才是治病之大药。

本着古圣人造字的本意，汉字在漫长的历史长河中不断丰富与完善，汉字承载了记录历代圣者发现宇宙人生真相而留存的、高度智慧的文明传承。"字以传道"，"文以载道"，这是造汉字的本意。故汉字，字字为师，字字"合于道"，全为教化。

再如中医的"中"字，其意也极为深远。从其字义，是指中间。从其理，是指中和，故《说文解字》谓："中，和也。"引申到医学，则是平衡。阴阳的失衡即是疾病，阴阳的平衡则是健康，故中医是维持人体内外平衡（包括人与天地自然环境、社会环境的平衡等）、身心平衡、阴阳气血平衡的医学。从其本，则中为天下之大本，《中庸》谓："喜、怒、哀、乐之未发，谓之中。发而皆中节，谓之和。中也者，天下之大本也。和也者，天下之达道也。致中和，天地位焉，万物育焉。"这个"中"，已类似于"道"，故中医的最高境界为"医道"成就，即《黄帝内经》记载的真人、至人、圣人、贤人的境界。

可见，中医药学也是"合于道"的医学。如《神农本草经》谓"上药一百二十种，为君，主养命以应天，无毒。多服、久服不伤人。欲轻身益气，不老延年者，本上经。"其中"上药以应天"就是"合于道"的思想。从而可知，中华上古文明给予中医药学的先天禀赋之一，就是"合于道"，是永恒不变的、必须遵循的道。

二、从治史看中华上古文明给予中医药学的先天禀赋

（一）治史至难、至重

《说文解字》言："史，记事者也。从又持中。中，正也。从止，一以止。"就是说，只有能够实事求是，而且是以"一"为出发点的记事，才称得上"史"。

什么是以"一"为出发点？古人云："道立于一。"宇宙万物的真相是万法归一，即佛法所言的真如自性，老子所言的"天地与我同根，万物与我一体"。是故，以"一"为出发点的记史，就是以万法一体之孝、敬之心，恭敬、忠实地将事情记录下来，为后世所师法。

简言之，"中""正"是治史的基本原则。

这样的历史记录，能给后世子孙提供最好的治国、治家的宝贵经验。所以，古时候十分重视"以史为鉴"，重视史官的选择。如上古创立汉字的仓颉，是黄帝的史官；孔子欲正听、弘大道，写下了周朝的历史《春秋》；确立史书写法的司马迁有云，写史应当"究天人之际，穷古今之变"。我国古人之所以如此慎重地对待历史，是对天、地、人的恭敬，是对宇宙人生真理的敬畏，即敬畏因果、敬畏道义、敬畏圣人的教导。这个思想，贯穿了整个中国历史，反映在记录历史的文章之中。古代帝王对史官都心存敬畏，就是这个原因。

甲骨文、钟鼎文、金文、竹简、帛书时期，古代能书之人少而书写工具又极其不便，中华民族重视历史，故每留下一个字、一句话都非同小可。

现代社会对历史，多有戏说，以悦大众。这种对国史的态度，令人扼腕，流弊无穷。

欧洲文艺复兴之后，出现了许多史论，内容多谈权诈，谈史实而轻道义。西方于罗马帝国亡国之后，再无统一，正是他们的治史思想与中国"为往圣继绝学，为万世开太平"的治史思想不同之故。

（二）孔子是治史的典范

被誉为"大成至圣先师""万世师表"的孔子，自奉"述而不作，信而好古"。就是说，孔子只是复述上古圣人们传下来的教导，自己并没有什么发明创造。他认为圣贤之道，代代相传，一脉相承，不是自己创立的什么学说或思想。他坚信中华民族上古时代就有神、有圣，有通达宇宙人生真相的圣人。他们所观察到的是万古不变的真理大道，他们观察到之后，自己完全做到了，并演说出来，教化大众，这才是他们留下的经典万古不朽的道理所在。孔子完全按照古圣的教化，做给后人看，为我们树立了"温、良、恭、俭、让"的典范。

孔子为了避免后世偏离"中""正"这个治史原则，在写《春秋》的同时，还对春秋时代的《诗》《书》中不符这个原则的内容，进行了删节，为后世树立了治史的典范。明清两朝士大夫家族禁止子弟阅读小说、杂剧等，便本于此。

唯科学论者否定这一点，抛弃圣贤教育，就等于抛弃了自然规律，中华文明就成了无源之水，无本之木，结局会如何呢？世界其他几个文明古国的消失就是实例。

中医药学也是一样，是自然规律和生命规律的反映，是圣贤之学，否认中医药学是古代圣人对生命规律的认识，也就成了无源之水、无本之木，今天中医药学乏人、乏术的衰象就是实例。

（三）中国的史料毋庸置疑

道家是中华本土文化，正如鲁迅所说："中国根柢全在道教。"道教对生命的起源及其构成的认识、对衰老和疾病原因的认识及其预防的方法，以及更深层的生命的意义及其超脱等各种问题，无不反映在中医药学基本理论的各个层次之中。中医与道家有着密不可分的关系。

《素问·上古天真论》云："黄帝曰：余闻上古有真人者，提挈天地，把握阴阳，呼吸精气，独立守神，肌肉若一，故能寿敝天地，无有终时，此其道生。中古之时，有至人者，淳德全道，和于阴阳，调于四时，去世离俗，积精全神，游行天地之间，视听八达之外，此盖益其寿命而强者也，亦归于真人。"又云："上古之人，其知道者，法于阴阳，和于术数。"黄帝在这里明确告诉我们，他们探讨的是上古、中古圣人，如何用道家的"术数"修炼成"真人""至人"，达到"寿敝天地，无有终时""游行天地之间，视听八达之外""益其寿命而强者"的境界。

《素问·五运行大论》云："黄帝坐明堂，始正天纲，临观八极，考建五常。"这说明中医学中最基本的五行理论是在"临观八极"的前提下建立起来的。"临观八极"是对四方四隅非常遥远的空间能够如观眼前一样清楚实在，和上述"至人"一样，"视听八达之外"。"临观八极，考建五常"之始，是"正天纲"，说明黄帝至少达到了"真人"和"至人"的水平。《黄帝内经》所说的是他们亲证的现量境界，是为了教化民众，为了让他们见到的真实能够留传后世，惠及子孙，才将这些实证的东西进行一番"司外揣内"的理性思考，形成了中医药学这样一门学科。对于我们这样的普通人来说，只知其然而不知其所以然，就一点都不奇怪了。

正如李阳波所说：内经的大量命题，都是永远存在着只知其然不知其所以然，除非你能跳出宇宙的外围来看我们整个宇宙的变化，才可能既知其然，又知其所以然。可见，只有出世的学问才是究竟的，才能知其所以然。

中医药学由圣贤奠基，怎么不会是一个超越时空、永葆生机的学科呢？如果对古人留下的史料持怀疑态度，中医药学术怎么能回到创立时的高度呢？中医药学的发展就更无从谈起了。

中医学中，运气学说占有极为重要的地位。半个多世纪以来，中医教育把它视为封建糟粕，束之高阁，以至几代学子对此茫然无知，中医怎么不会"后继乏人，后继乏术"？怎么不会渐趋衰落？！须知，中国的史料是毋庸置疑的。

坚信中华民族的先哲、先祖们，我们才能理解中华传统文化无与伦比的先进性、科学性，才能理解由传统文化孕育的中医药学先天科学性的来源。

《淮南子》《通鉴外记》有"圣人出""医方兴""医道立"的记载。这是毋庸置疑的。

第二节　中医药学与古天文学

人生于父母，源于天地。正如《黄帝内经》所言"天地合气，命之曰人""人以天地之气生，四时之法成"，天地阴阳的变化表现为四时，人的生命活动与天地有着广泛而密切的联系。首先，人类必须依赖自然界的天之气、地之物，才能生存；其次，自然界的阴阳消长、四时物候的变化，无时无刻不在影响着人。因此，天气与地气相交融才具备了人类生命活动的条件和环境。中医药学研究的是人，是生命，生命离不开天地大环境，所以中医药学也必然与古天文学交融在一起。

一、天地对生命及健康的影响

（一）太阳的影响

太阳是太阳系的中心天体，占有太阳系总体质量的 99.86%。太阳系中的九大行星、小行星、流星、彗星、外海王星天体以及星际尘埃等，都围绕着太阳公转。太阳围绕着银河系的中心公转，公转周期约 2.5×10^8 年。太阳也在围绕自己的轴心自西向东自转，但在太阳表面不同纬度处，自转速度不一样。

太阳与地球的距离为 1.5 亿千米。太阳的体积为地球的 130 万倍。太阳采用核聚变的方式向太空释放光和热。从中心到 0.25 太阳半径是太阳发射巨大能量的真正源头，也称为核反应区，其核心处温度高达 1500 万℃。

万物生长靠太阳。太阳对生存在太阳系的人及生命来讲，作用不言而喻。对中医和人体来讲，太阳是最重要的，太阳输送的能量和"真气"是生命的根本，对人体存在身心两方面的影响。故《素问·生气通天论》谓"阳气者，若天与日，失其所则折寿而不彰，故天运当以日光明，是故阳因而上，卫外者也"，说明阳气在人身中何其重要，将阳气比作天与日，贯穿始终，主宰命运，有阳则生，无阳则死，而阳气的最大来源就是太阳。明·张介宾在《类经图翼·大宝论》中也特别强调说："天之大宝，只此一丸红日；人之大宝，只此一息真阳。"《内证观察笔记》认为：太阳真气可直接归于人体的太阳穴、膀胱经、小肠经及心脏等。所以太阳对人体的影响是最直接、最大的。

（二）地球的影响

地球是太阳系中直径、质量和密度最大的类地行星，距离太阳 1.5 亿千米，是目前宇宙中已知的存在生命的唯一的天体，是包括人类在内的百万种生物的家园。地球表面积为 5.1 亿平方千米，其中 71% 为海洋，29% 为陆地。地球表面的气温受到太阳辐射的影响，全球地表平均气温约 15℃。在一年之中，太阳的直射点总是在南北回归线之间移动，从而形成气候寒热周期性地更迭。在不见阳光的地下深处，温度则主要受地热的影响，随深度的增加而增加，在地球中心处的地核温度更高达 6000℃。

地球的这些特征与人体的健康密切相关。中医认为，人与天地相应，水是生命之源，地球 71% 为海洋，人体也有 60%～80% 为水，成年人约为 70%；太阳的热类似于中医所说的君火，地下的热类似于中医所说的相火。

中医认为，地球承载和养育了包括人类在内的各种生命，为人类提供食物及生存空间，只有天地气机的交融（阴阳和合），才有可能形成生命。"天食人以五气，地食人以五味。""天地合气，命之曰人。"此外，人的脾胃及肌肉对应于地，脾胃为气血生化之源，故为后天之本，极为重要。

（三）月球的影响

月球，在古时又称太阴、玄兔，是地球唯一的天然卫星，并且是太阳系中第五大的卫星。月球与地球距离约 384400 千米，大约是地球直径的 30 倍。

月球的引力影响造成地球海洋的潮汐和每一天的时间延长。月球绕着地球公转的同时，其特殊引力吸引着地球上的水，同其共同运动，形成了潮汐。科学家们研究证实，月球引潮力不仅能诱发地震，对人体的健康和生物活动产生影响，而且对气候也有影响。

其实，月亮对人体的影响，还没有受到足够的重视。中医认为，月球对人体的影响主要体现在以下几个方面：①月球与地球共同组成中医所说的"地气"。地球偏重于对人体脾胃及肌肉、骨骼等以五行中"土"为中心的有形物质的影响；月球偏重于对人体津液、血液等以五行中"水"为中心的液态物质的影响，包括激素、血液、津液等。②随着月相明晦的动态变化，身体中的某些激素、血液、津液等也会出现如潮汐般的周期变化，如女性的月经就明显受到月亮运动的影响。③月球对脾、肺两脏及脾经和肺经可产生直接影响。月球的真气，属于三阴三阳中的太阴之气，月气是人体中太阴之气的重要来源。而脾经及肺经为太阴经。④月球对人的情绪心态的影响。月球位置的变化对地球的影响不仅是海水的潮涨、潮落，还会影响到人的神经系统。有科学观察表明：月圆期间，人容易情绪激动，出现过激行为，也有精神病患者易在月圆时发病的现象。美国迈阿密市的精神病医生阿诺德·利·韦伯在他写的《月球的影响》一书中提出了这样一种观点：人体 70% 左右是水，故而会像地球上的海洋那样受月亮影响产生潮汐；另外人体细胞会受磁场影响，月球磁场会作用于人体细胞，月亮的引潮力与磁场影响着人的精神活动。据韦伯观察，当满月涨潮时，迈阿密市的精神病患者发作更为频繁，社会治安问题更多。⑤《灵枢·岁露论》谓："人与天地相参也，与日月相应也。故月满则海水西盛人血气积……虽遇贼风，其入浅不深。至其月郭空，则海水东盛，人气血虚。"《素问·八正神明论》谓："天温日明，则人血淖液而卫气浮，故血易泻，气易行；天寒日阴，则人血凝泣而卫气沉。月始生，则血气始精，卫气始行；月郭满，则血气实，肌肉坚；月郭空，则肌肉减，经络虚，卫气去，形独居。是以因天时而调气血也"。

月球对人体的影响其实还远不止这些。月球是稳定地球生态的重要天体，月球引潮力能使地球自转轴的倾斜角保持稳定，从而使地球的气候相对稳定。

（四）五大行星的影响

太阳系对地球和人体影响最大的是七政，即太阳、月球及木星、火星、土星、金星、水星这五大行星。对五大行星古人分别称为岁星、荧惑星、镇星、太白星、辰星。在传统中医中，这五大行星运动对地球所产生的影响非常大。

天上星辰无限多，为什么太阳系中的五大行星有这样大的影响力呢？由于五星为太阳系内的行星，离地球较近，相互间的影响力必然最大，因此成为太阳系中星体影响力的代表。其实，木星、火星、土星、金星、水星这五大行星本身是不发光、不发热的，但由于它们对太阳光线的反射作用，所以也拥有明亮的光辉。它们对地球产生的影响，不是由光和热所致，而是由信息能量波所致。五大行星的信息能量波因频率及强弱不同，对地球上的生命体产生的影响也有不同，古人发现：木星发出的真气，对人体产生一种与风气类似的功用，与东方、青色、肝脏、酸味等有相对应的类似关联，故五行为木；火星发出的真气，对人体产生一种与火气类似的功用，与南方、赤色、心脏、苦味等有相对应的类似关联，故五行为火；土星发出的真气，对人体产生一种与湿气类似的功用，与中央、黄色、脾脏、甘味等有相对应的类似关联，故五行为土；金星发出的真气，对人体产生一种与燥气类似的功用，与西方、白色、肺脏、辛味等有相对应的类似关联，故五行为金；水星发出的真气，对人体产生一种与寒气类似的功用，与北方、黑色、肾脏、咸味等有相对应的类似关联，故五行为水。

古人根据五大行星在运行中一阴一阳变化产生的不同影响力，再作出明确的性质区别，这样又将五行之气与十天干对应。将木星在上升阶段产生的阳性真气定为甲木，将木星在下降阶段产生的阴性真气定为乙木……以此类推。这样，由五行性质中区分出阴阳属性的十大天干，就如实地记录木、火、土、金、水五大行星对地球有规律的变化及影响。

这五大行星，就像五大总管，对人体的影响包括了对藏象系统的各自"分管"。木星负责给肝胆输送真气和精气；火星负责给心脏输送真气和精气；土星负责给胃和脾脏输送真气和精气；金星负责给肺脏输送真气和精气；水星负责给肾脏输送真气和精气。据《内证观察笔记》记载：木星输送给人体的真气，是青色的；火星输送给人体的真气，为橘红色的，近于黄色；土星输送给人体的真气，是浅土黄色，近于黄土色；金星输送给人体的真气，是白色的；水星输送给人体的真气是黑色的。这种真气的色彩会随着时间、条件变化有所变化。输送真气有明确的时间节律。这个时间节律包括两种变化：一种是四季的对应，如木星对应春季，火星对应夏季，土星对应每季的最后18天及农历六月，金星对应秋季，水星对应冬季。另一种是一天当中时辰的对应，如凌晨3～5点金星传真气并与肺脏气交，早上7～9点土星传真气并与胃、脾气交，中午11

点～下午1点火星传真气并与心脏气交，下午5～7点水星传真气并与肾脏气交，夜间11～1点木星传真气并与胆、肝气交。这些影响，也成为中医藏象学说、子午流注等理论的重要依据。

（五）二十八星宿的影响

古人为了便于观测日、月和五大行星（木、火、土、金、水）的运转，便将黄道、赤道附近的星座选出二十八个作为标志，合称二十八星宿。根据现代天文学知识，可以知道二十八星宿由恒星组成。天文学上，恒星十分稳定，相对位置上万年甚至更长时间内都保持不变，对地球的影响也相对稳定。当然，二十八宿相对于地球的位置也不是一成不变的，因为有岁差的原因，每过七十一年，春分点就西移一度。

二十八星宿是把南中天的恒星分为二十八群，且其沿黄道或天球赤道（地球赤道延伸到天上）所分布的一圈星宿。它分为四组，又称为四象、四兽、四维、四方神，每组各有七个星宿，分别是东方七宿、南方七宿、西方七宿、北方七宿。角、亢、氐、房、心、尾、箕，这七个星宿组成一个龙的形象，春分时节在东部的天空，故称东方青龙七宿；斗、牛、女、虚、危、室、壁，这七个星宿形成一组龟蛇互缠的形象，春分时节在北部的天空，故称北方玄武七宿；奎、娄、胃、昴、毕、觜、参，这七星宿形成一个虎的形象，春分时节在西部的天空，故称西方白虎七宿；井、鬼、柳、星、张、翼、轸，这七个星宿又形成一个鸟的形象，春分时节在南部天空，故称南方朱雀七宿。由以上七宿组成的四个动物的形象，合称为四象、四维、四兽。

古人用这四象和二十八星宿中每象每宿的出没和到达中天的时刻来判定季节。古人面向南方看方向节气，所以才有左东方青龙、右西方白虎、后北方玄武、前南方朱雀的说法。

二十八宿分别主掌东、西、南、北四方天象，以区分昼夜、寒暑的交替和阴阳气数的变化。二十八宿不仅是观察日、月、五星位置的坐标，其中有些星宿还是古人测定岁时、季节的观测对象。如初昏时参宿在正南就是春季正月，心宿在正南就是夏季五月，等等。

传统中医认为，二十八星宿对维护人体健康，尤其是对五脏的影响非常巨大。首先，在每一个交节之时，它们与人体有一个直接的"气交"；其次，在每一个不同的季节，东方七宿、南方七宿、西方七宿、北方七宿按春、夏、秋、冬依次给肝、心、肺、肾输送相应的"真气"，在每个季节的最后18天也同时给脾脏输送"土之真气"。在天地之气分离的秋冬季节，人体的健康需依赖二十八星宿及五大行星依次给人体五脏输送木、火、土、金、水等五种"真气"才能较好地维持。

（六）北斗七星及三垣的影响

天地气机的变化，主要就是太阳系七政（即日、月和金、木、水、火、土五星），配合北斗七星运转，加上二十八星宿影响的结果。俗话说"斗转星移"，原意即北斗七星的斗柄转动，从而带动满天的星星有序运转之意。北斗七星位于大熊星座的背部和尾部，因状似斗勺而得名。北斗七星分别为天枢、天璇、天玑、天权、玉衡、开阳、摇光七星。前四颗星呈斗状，为勺身，称之为"斗魁"，又称"璇玑"；后三颗称"斗柄"，又称"玉衡"。古有"璇玑、玉衡以齐七政"。循天璇、天枢方向，约五倍于两者间距处，即北极星。北极星又叫紫微星，紫微星是北极五星中的帝星——紫微帝星。北斗七星围绕着它四季旋转，故中国古代认为紫微星是众星之主。故又把天璇、天枢两星称为指极星。

四时、十二月、时令节序等都可以通过观察斗柄所指来确定。故《史记·天官》中曰："斗为帝车，运于中央，临制四乡，分阴阳，建四时，均五行，移节度，定诸纪，皆系于斗。"首先，古人根据初昏时斗柄所指的方向来确定四时：斗柄指东，天下皆春；斗柄指南，天下皆夏；斗柄指西，天下皆秋；斗柄指北，天下皆冬。其次，依据北斗年周视运动，将斗柄所指之辰位称之建月。如《类经图翼·斗纲解》所云："一岁四时之候，皆统于十二辰。十二辰者，以斗纲所指之地，即节气所在之处也。正月指寅，二月指卯……十二月指丑，谓之月建。天之元气，无形可观，观斗建之辰，即可知矣。斗有七星，第一曰魁，第五曰衡，第七曰杓，此三星谓之斗纲。假如正月建寅，昏则杓指寅，夜半衡指寅，平旦魁指寅，余月仿此。"

在《灵枢·九宫八风》中，所谓的"太一"即北极星，"招摇"即北斗的第七星摇光，代指斗柄。在传统文化中，"太一"象征万物之神、主气之神，可见其对人体影响之巨大。在《灵枢·九宫八风》中，也论述了"太一"在交节之时必引起气候的变化，从交节前后风雨出现的迟早，可推算气候的顺逆以及其对社会的危害；其次指出风有虚实，并告诫人们谨防虚风。可见北斗对人体影响之大。

三垣，即太微垣、紫微垣、天市垣的合称。三垣的创立比二十八宿晚一些。宋·王应麟的《小学绀珠·天道》谓："三垣，上垣太微十星，中垣紫微十五星，下垣天市二十二星。三垣，四十七星。"人们仰观天顶，先把北极周围的广泛天域定为"紫微垣"。紫微垣是三垣的中垣，居于北天中央，在北斗东北，有星15颗，东西排列。紫微垣象征皇宫，太微垣象征政府机构，天市垣象征街市。在"三垣"外分布着"四象"，也就是二十八宿的合称。

三垣及二十八星宿有规律地直接和人体产生"气交"，即直接输送"真气"给人体。三垣主要影响人的思维，对应于道家所说的人的"三魂"，即主管精神性识的胎光、爽灵、幽精，可直接输送"真气"给大脑等器官。

二、五运六气学说是天地大环境的高度概括

五运六气简称运气，是中国古代研究气候变化及其与人体健康和疾病关系的学说，在中医学中占有比较重要的地位。人与自然界是一个动态变化着的整体。中医学认为，

一年四季的气候变化经历着春温、夏热、秋凉、冬寒的规律，它对人体的脏腑、经络、气血均有重要的影响。五运六气的运行所形成的正常气候是人类赖以生存的必备条件，相反，五运六气运行所形成的异常气候也是很多疾病产生的根源。人体各组织器官的生命活动，一刻也不能脱离自然环境。人们只有顺从自然的变化，及时作出适应性的调节，才能保持健康。

（一）五运的原始意义

五运在古天文体系中是非常直观的，它的原始意义很单纯，就是非常直观的天文现象。《古今医统大全》有云："天分五气，地列五行。五气分流，散于其上，经于列宿，下合方隅，则命之以为五运。"也就是说，太古先贤占天望气时，看到天之五气分流散于天上，经于列宿，下合方隅，命之为五运。只见丹天之气经于二十八宿的牛、女、奎、壁，下临于戊、癸之位，立为火运；看到黅（黄）天之气经于心、尾、轸、角四宿，下临于甲、己之位，立为土运；看到素天之气经于亢、氐、昴、毕四宿，下临于乙、庚之位，立为金运；看到玄天之气经于张、翼、娄、胃四宿，下临于丙、辛之位，立为水运；看到苍天之气经于危、室、柳、鬼四宿，下临于丁、壬之位，立为木运。此五气之色，上经二十八宿，下临十二分位，以纪五天，以立五运。

此五气所经二十八宿，与十二分位相临，灼然可见，因此，以纪五天而立五运。戊为天门，干之位也。己为地户，巽之位也。自房至毕十四宿为阳，主昼；自昴至心十四宿为阴，主夜，通一日也。

这五行之气下合方隅又播为四时，木旺气燠为春，火旺气热为夏，金旺气凉为秋，水旺气寒为冬，木火金水各旺七十二日。戊己土则戊寄位在乾，己寄位在巽，而土旺在四季，分别在艮、巽、坤、乾位各旺十八日，共计七十二日。

这五行之气又叫岁运、中运，但它只能说明一年整体的气候特征，其范围过大，故细分到一年之五季——春、夏、长夏、秋、冬，这样就衍生出主运和客运。因主运和客运的影响不如中运明显，在这里就不详细介绍了。

（二）六气的基本含义

所谓六气，其实就是天地阴阳的气机变化，具有明显的规律性。"气"指厥阴风木、少阴君火、少阳相火、太阴湿土、阳明燥金、太阳寒水六种气机的转变。天地间有六大气机，即风、寒、暑、湿、燥、火，与三阴三阳（厥阴、少阴、太阴、少阳、阳明、太阳）相对应，这六大气机不仅在气候变化、农业种植等方面有巨大影响，而且在人体养生防病治病等方面同样具有巨大的作用。

六气分六步，又分主气和客气。主气是主时之气，用来说明一年中气候的正常规律，每年都固定不变。厥阴风木主春，从丑至卯，即从十二月之大寒日至二月春分，此为初气；少阴君火主春末夏初，从卯至巳，即从春分至小满，此为二之气；少阳相火主夏，从巳至未，即从小满至大暑，此为三之气；太阴湿土主长夏，从未到酉，即从大暑至秋分，此为四之气；阳明燥金主秋，从酉到亥，即从秋分至小雪，此为五之气；太阳寒水主冬，从亥到丑，即从小雪至明年的大寒，为六之气。每气各主六十日八十七刻半。

客气是指时令气候异常变化，每年不同，如客之往来无常。故客气的确定稍稍有点复杂，首先要确定司天之气和在泉之气，司天之气为主管上半年的气，在泉之气为主管下半年的气。六气的司天在泉根据年支配三阴三阳的规律推算。即逢子、午之年就是少阴君火司天，逢丑、未之年就是太阴湿土司天，逢寅、申之年就是少阳相火司天，逢卯、酉之年就是阳明燥金司天，逢辰、戌之年就是太阳寒水司天，逢巳、亥之年就是厥阴风木司天。然后再将司天之气与在泉之气按以下方式配对：①巳亥 - 厥阴风木。②子午 - 少阴君火。③丑未 - 太阴湿土。④寅申 - 少阳相火。⑤卯酉 - 阳明燥金。⑥辰戌 - 太阳寒水。①与④为一对，②与⑤为一对，③与⑥为一对。当司天之气确定，和它配对的就是在泉之气。

客气就是按上述厥阴风木、少阴君火、太阴湿土、少阳相火、阳明燥金、太阳寒水的顺序循环无端，把当年的司天之气放在上述"三之气"的位置，把在泉之气放在上述"六之气"的位置，然后按照上面六气名称的先后关系，把司天、在泉前后的气分别放在初、二、四、五的位置。这四个位置的气统称为四间气。

司天之气的对面就是在泉之气。如果是少阳相火司天，那么就是厥阴风木在泉；阳明燥金司天，则少阴君火在泉；太阳寒水司天，则太阴湿土在泉。反过来也如此。而司天和在泉的左右方，便是司天的左间、右间和在泉的左间、右间。如此每年一次转换，六年中就有六个不同的司天、在泉之气了。

"上者右行，下者左行，左右周天，余而复会。"司天之气不断地右转，自上而右，以降于地；在泉之气不断地左转，自下而左，以升于天，从而构成每年气候的不断变化。

（三）五运六气对健康的影响

简单地说，"五运"的根本，主要是二十八星宿之间产生的"真气"流的运行变化。"六气"的根本，主要是地球和日、月、金星、木星、水星、火星、土星这七政配合北斗七星运转的结果。这种运转也会产生"真气"流，从而形成天地之气的变化，包括司天之气、在泉之气、主气、客气等。这些变化，深刻地影响着天地之间气机的变化。

五运六气的变化，其实就是天地阴阳的变化，严格来说是综合了天地之间主要的气机变化，是学习传统中医必须了解的学问。故《素问·六节藏象论》有云"不知年之所加，气之盛衰，虚实之所起，不可以为工"，说的就是年运、六气及月相等古天文知识。

五运六气对人体疾病发生的影响，主要包括年运的整体作用、六气的病因作用、疾病的季节倾向、不同地区气候及天气变化对疾病的影响等。五运对人体的影响有明确的人群属性，不同体质的人受到的影响截然不同。如木运太过之年，木型体质的人容易罹患肝胆病、风病；土运不及之年，则易罹患脾胃病。六气对人体的影响是分阶段的，变化非常大。六气包含了地之六气与天之六气。地之六气，也就是主气，与天之四时相合；天之六气，也就是客气，变化多端。地之气静而常，天之气动而变，因此，上下相临而生出万千变化。从发病的规律看，由于五运变化，六气变化，运气相合的变化，各有不同的气候，所以对人体发病的影响也不尽相同。每年干支的不同组合，就有不同的中运与司天之气的组合。不同的气候，易引发不同的病症。

《太始天元册》曰："太虚寥廓，肇基化元，万物资始，五运终天，布气真灵，总统坤元，九星悬朗，七曜周旋，曰阴曰阳，曰柔曰刚，幽显既位，寒暑弛张，生生化化，品物咸章。"《素问·天元纪大论》曰："所以欲知天地阴阳者，应天之气，动而不息，故五岁而右迁。应地之气，静而守位，故六期而环会。动静相召，上下相临，阴阳相错，而变由生也。"这两段文字不但进一步阐述了生命与银河系、太阳系（九星、七曜、五运）的关系，而且特别指出"五"（五运）随着太阳有规律地右旋，"六"（地球及外围附之有一定温度、湿度和大气压的六气）有规律地绕着太阳左旋，并进而抽象出太极图式，演化为春夏秋冬及二十四节气的运行模式。

故中医非常重视这天地六气的变化，并把这六气的变化作为六种重要的气机，但气机不一定体现在气候及气温的变化上。如厥阴之气来临，表现在气候及气温上，可能风和日丽，也不一定风多风大，但一般都表现为草木的繁荣、毛虫的生机等方面，在人体则多表现为内热、情志易怒、患病多风证等方面，而且在人体的形、气、神各个层面都有体现，在形体方面的影响可能不易察觉，但在气和神方面一定有所反映。所以，天地的气机变化，人身的气机就随着变化。五运决定着全年的整体趋势，对按五行分类的不同体质会有不同的影响。而六气影响人体的气机，指导着一年中六步调养方式的不同。

三、人与天地沟通的重要方式是"气交"

天地阴阳需要"气交"才能化生万物，故"气交"是中医理论的重要概念。《素问·六微旨大论》提出"气交"的概念："岐伯曰：言天者求之本，言地者求之位，言人者求之气交。帝曰：何谓气交？岐伯曰：上下之位，气交之中，人之居也。"《素问·四气调神大论》谓："天地气交，万物华实。"狭义的"气交"是指天地阴阳二气相互感应而交合的过程，或天地阴阳感应而交合的大气区间。天气下降，地气上升，阳气下降，阴气上升，则产生气交。气交而化生万物，气交而产生生命。

气交的实质是天、地、人本源于一气，天人合一最重要的体现也是合于"气"。求之本，求之位，求之气交，皆是求之于气。天、地、人是一气分布到不同空间的结果，因而可以认知和把握，并灵活加以应用。如《素问·六微旨大论》云："天枢之上，天气主之；天枢之下，地气主之；气交之分，人气从之，万物由之。"枢，枢机也，居阴阳升降之中，是为天枢。天枢为天地之气相交之中点，不仅存在于自然界，也存在于人身之中。人身之中就有名副其实的"天枢穴"，如果善加运用，可以很好地用于养生防病。

人与万物，生于天地气交之中，人气从之则生、长、壮、老、已，万物从之则生、长、化、收、藏。故《素问·六微旨大论》云："气之升降，天地之更用也……升已而降，降者谓天；降已而升，升者谓地。天气下降，气流于地；地气上升，气腾于天。故高下相召，升降相因，而变作矣。"人虽有自身特殊的运动方式，但其基本形式——升降出入、阖辟往来，是与天地万物相同、相通的。

实际上，广义的气交不仅指天地的感应交合，也包括了人与天地之气的交换。这种交换其实是以天地之气单向滋养人体为主，是人生存的基础，也是养生防病的关键。如能了解其传输机制及人体的接收机制，则对养生防病大有裨益。此外，身体内的"气交"方式也要了解，自然界气交的产生是因为地之寒热与天之阴阳之节气相差 1～2 个节气，而人身当中，同样存在着"天地"阴阳，了解天地之道，则人身之道、健康之道、疾病之道、中医之道等亦在掌握之中。

第三节　神农、黄帝奠定了中医药理论的基础

一、神农尝百草是史前医药学的巅峰

伏羲开"尝味百药而制九针以拯夭枉"之先河，神农继之，并集大成。《淮南子·修务训》有"神农……尝百草之滋味，水泉之甘苦，令民知所避就。当此之时，一日而遇七十毒"的记载。《补史记三皇本记》云：神农"以赭鞭鞭草木，始尝百草，始有医药"。相传他的身体是一个"透明体"，药物入口后，能从体外看见并切身体味到药的性味、升降浮沉、归经和发生作用的过程。

神农到黄帝历经五百余年。在这五百余年之中，没有文字，伏羲尝味草木和神农尝百草的文化资料只能靠口传心授，相信也一直在民间运用着、丰富着。

到黄帝时期，就有了文字，就有了中医药最初的文字记录，这些宝贵的文化资料，为后人总结集成《神农本草经》和《黄帝内经》提供了基本的素材。

从《伤寒杂病论·自序》中，我们知道有一本今已失传的书——《胎胪药录》。这是一本什么书呢？李阳波在《开启中医之门》中解释说："胎，指胎息。胪，指转运。'胎胪'是指在胎息状态下，体内真气将会随意运转，在这样的境界中对药物进行体验，将体验到的结果（药物的气味、功用、作用路线等）记录下来，这就是《胎胪药录》。"仲圣采用了这本书作为创制《伤寒杂病论》经方的根据，这就是为什么经方至今在临床上仍然常用、高效，被医者奉为圭臬的根源所在。

有理由认为，《胎胪药录》是伏羲、神农、岐伯、桐君及秦汉以前具有类似能力的医家们，在胎息状态下尝味草木等药物的实证记录。

二、黄帝君臣的奠基

被公认为医经之祖的《黄帝内经》开篇即云："昔在黄帝，生而神灵，弱而能言，幼而徇齐，长而敦敏，成而登天。"黄帝是三皇之一，又是五帝之首。黄帝成就辉煌宏大，因而被尊为中华民族的祖先。黄帝晚年以天下既治，遂访崆峒山问道于广成子，道成，帝乘龙登天。

这一时期，医学方面的成就尤其显著。

在黄帝之前，有僦贷季（岐伯之师），定经络穴道，脏腑阴阳度数，以人法天地万物，理色脉而通神明，医之端肇于此。

黄帝的臣子中，有许多医学大家。除岐伯外，还有雷公、俞跗、伯高与少俞、少师、鬼臾区、桐君等。

《帝王世纪》云："帝使岐伯，尝味草木，典主医药，经方、本草、素问之书咸出焉。"

雷公著《至教论》与《药性炮炙》。

俞跗治病不用汤药，割皮解肌，决脉结筋，搦髓脑，揲荒爪幕，湔浣肠胃，漱涤五脏，炼精易形，以去百病。

伯高与少俞、少师、鬼臾区发明五行，详论脉理，以为经论。

桐君多识草木性味，定三品药物为君臣佐使，撰《采药对》四卷，《采药别录》十卷等。

他们受黄帝之命，对之前的医药文化进行了一次集大成的工作，和黄帝探讨人体的内景（五脏六腑的形态、结构、功能，经络的循行、腧穴的位置和功能活动，阴阳气血津液营卫等生命物质的生理活动、病理变化，四肢百骸与脏腑经络的联系等），针灸和草木五味等的精义，并且将其与宇宙天地的规律、阴阳四时的变化、历法等结合，奠定了中医药学的基础。

没有上古圣人们的特异能力，以及他们的创造性思维，中医药学想要创立是不可思议的。

《素问》里，为什么少见具体的治法方药呢？因为"素"与"质"是相对的，"素"是虚空之意，"质"是实体之意。《素问》是问"素"，是通过"质"来了解"素"，从中建立起"素"与"质"的关系式。故有关"质"的实体内容，如药物、方剂等具体内容少见于《黄帝内经》，而有可能另外集成了一部类似《胎胪药录》集方剂、药物之大成的书。

三、"司外揣内"法的创立

为了让不具备他们那种特殊能力的人们，也能够通过对人体外在的表象了解体内发生的变化，黄帝君臣以圣者的思维，创造性地发明了"司外揣内"的方法。

这个"司外揣内"的方法，是把他们亲眼"看"到的体内脏、腑、经、络、阴、阳、气、血、营、卫、精、津、液及神、魂、魄、意、志等人体结构的常态与变态，与人体外部可见、可测的表象联系起来，综合成"望、闻、问、切"四个方面。如舌红瘦薄少苔为阴虚，若与细弦脉并见则为肝阴虚，尚可伴见面红、消瘦、急躁易怒、失眠、胁痛、女子月经不调、经前乳房胀痛等一系列与肝相关的症状，医者全面采集这些外部征象，结合五运六气、卦象等时空状态分析，就可以准确揣测人体内发生的许多变化，从而找到病因，分析病机，采取正确的治疗方法。

这是我们的祖先为我们后代保留他们的智慧结晶的两大发明之一（另一大发明是文言文，使五千年前的文字流传无碍）。

过去，我们遵照经典所述，运用祖先传下来的司外揣内的方法，在医疗实践中取得疗效，并不断丰富着具体的治疗知识和经验。但却知其然，不知其所以然。古人是怎样发现与发明这些知识与方法的？为什么几千年前的理论与方法能够一直用到今天还有效？为什么这些古老的方法和手段，能够有效地治疗过去从未见过的、西医无法治疗的各种急性、烈性传染病？

可以肯定的是，现代科技远远不能回答上述根本性问题。

回答只有一个：这是一种超越时空的真理，是古圣先贤直观所见，并赋予了高度智慧的理性思维的结果。

四、不应被漠视的证实

《中国中医药报》2006年6月24日第4版毕全忠的《不应被漠视的证实》一文以铁铮铮的事实说话：

"直到二十世纪末才被科技人员证实，人体在血液系统、神经系统、淋巴系统等以往被确认的八大系统之外，确实还存在着经脉系统，并且运用电子成像技术让人们看到了人体内的这个系统，其数目及分布、走向和穴位的部位与《黄帝内经》所说的完全一致……而这一经络系统只有活人才有，人死后它就不再存在。"

过去也有针灸师遇到过"经络敏感人"，当针刺入穴位时，该穴所属的经脉会完全显示出来，与《黄帝内经》所示完全吻合。

这才明了：古人是亲眼看到了活人身上的经络、穴位，并结合了无数的临床试验，明白了它们的功用和与疾病之间的相互作用，才留下了现在还在指导我们后代子孙用来防病治病的经络学说。

这种特殊能力（即"内视能力"），在中医药学的基本理论中比比皆是。可以说，整个中医基本理论，都是由于有了这种能力才得以诞生。

刘力红在《思考中医》中说："在传统文化里，存在很细微、很精深的内证实验，却是不可否认的事实。正是因为这个内证实验和理性思考的结合，才产生了传统文化，才构建了中医理论。"这个内证实验"完全是通过自身修炼来实现的一种能力"。"这种内视能力，是产生中医基础理论的根本保证。"这个"内证实验"不仅仅是看到了真相，而且还做了一系列的有关实验，更结合了"理性思考"。这个"理性思考"，是指哲学和科学层面上的思考。

五、内证能力并非不可企及

自古至今，从扁鹊、淳于意、华佗等古代神医，直到今天，历代都有不少具有透视人体能力的人，这是不可否认的事实。

其实，这实为人体的本能，人人都具备，只是大多数人被蒙蔽住了。

什么东西把人们的这种本能蒙蔽住了呢？是人心的污染——自私心、名利心、贪爱心、怨恨心、傲慢心、嫉妒心等不良心态。

如能按古人教导的"五伦"（父子有亲、君臣有义、夫妇有别、长幼有序、朋友有信）、"五常"（仁、义、礼、智、信）、"四维"（礼、义、廉、耻）、"八德"（孝、悌、忠、信、仁、爱、和、平）等准则，做个有道德、有修养、有爱心的人，在此基础上再进行一些佛、道两家的功夫训练，如同静水成镜，就能开启我们每个人本来具有的潜在功能，能够看到肉眼看不到的多维次空间的东西。随着道德修养的提高，心越来越清静，人的天赋本能会显现更多，能力会更大，对人体的观察也会越来越微观、深入。

古人遵循的就是上述道德标准，他们中一些人能恢复自己的本能就是顺理成章的事了。

第四节 历代医家对中医药学的发展

在数千年漫长的历史长河中，历代医家不断丰富和补充发展着古圣先贤为我们创立并遗留下来的医药宝库，虽然年代久远，社会变迁，沧海桑田，有相当一部分书籍散佚失传了，但大多数还是保留下来了，故用"汗牛充栋"也不足以形容其万一。这里仅能简单介绍各个时代的主要医家的贡献，以窥一斑。

一、商周时期

（一）伊尹

圣人伊尹生活在商汤之时。北宋司马光《资治通鉴》谓伊尹"悯生民之疾苦，作汤液本草，明寒热温凉之性，酸苦辛甘咸淡之味，轻清浊重，阴阳升降，走十二经络表里之宜"。其著《汤液本草》，是汤液治病的发明者。神农本草、伊尹汤液开启了医家之正学。

（二）巫彭

周朝医官巫彭谓："人惟五谷五药养其病，五声五色视其生，观之以九窍之变，参之以五脏之动，遂用五毒攻之，以药疗之。"

（三）扁鹊

扁鹊，姬姓，秦氏，名越人，春秋战国时期名医，渤海郡鄚人，得仙客长桑君之传，知俞跗之术，医术高超。扁鹊精于内、外、妇、儿、五官等科，应用砭刺、针灸、按摩、汤液、热熨等法治疗疾病，被尊为医祖。

《史记·扁鹊仓公列传》记载了扁鹊给虢国太子治"尸厥"，"使弟子子阳厉针砥石，以取外三阳五会。有间，太子苏。乃使子豹为五方之熨，以八减之齐和煮之，以更熨两胁下，太子起坐。更适阴阳，但服汤二旬而复故"。

《列子·汤问》记载了扁鹊使用麻醉药给人动手术。

《汉书·艺文志》载《扁鹊内经》《扁鹊外经》均佚。现存《难经》系后人托名扁鹊之作。

（四）医和、医缓

医和、医缓，春秋时秦人，均为"望而知之谓之神"的"明医"。医和视晋平公疾，知其不可为。医缓视晋景公疾，知其病在肓之上，膏之下，药不可为。

这一时期，还出现了心理疗法。《列子》记录了医生卢氏，开释病理，季梁立刻病情好转自愈。战国宋之良医文挚，洞明医道，亦兼异术，观人之背而能知人之心窍，以怒治齐闵王重病，不药而愈。

此外，此时的典籍亦有对流行疫病的记载。《列仙传》记载秦之时，"崔文子，泰山人，世好黄老，自言三百岁。卖药都市，后作黄散赤丸。民间疫气死者万计，凡经文子与散，饮之即活"。

二、汉、魏晋时期

（一）淳于意

淳于意在西汉文帝时为太仓长，受业于公乘阳庆，尽得其学术和藏书，如黄帝、扁鹊的《脉书》《五色诊》《接阴阳禁书》等，精医道及导引法。司马迁备志之，封赠仓公。他也有与扁鹊类似的饮上池水的际遇。《琅嬛记》云，仓公淳于意曾梦游蓬莱山，"见宫室崔巍，金碧璀璨，光辉射目。忽一童子以杯水进，仓公饮毕，五内寒彻，仰首见殿榜曰：上池仙馆，始知所饮乃上池水也。由是神于诊脉"。

后世认为，淳于意乃历史上写医案的第一人。

（二）涪翁

涪翁，古代医家，西汉末、东汉初涪县（今绵阳市区）人。其真实姓名及生卒年均不详。据《后汉书·郭玉传》载："初有老父，不知何出，常渔钓于涪水（即涪江，在今四川省境内），因号涪翁。"涪翁治病不论贵贱，皆全力救治不图报酬，后传针术给程高，程高再传于郭玉。涪翁所著《针经》《诊脉法》等，均失传。《后汉书·方术传》记载程高和郭玉（汉和帝时为太医令）曾随师涪翁学习"方诊六徵之技，阴阳不测之术"。

（三）张机

张机，字仲景，汉南阳棘阳人，宿尚方术。仲景感伤于当时寒疫大行，人民沦丧夭亡，出而救世，论广伊尹汤液，撰用《素问》《九卷》《胎胪药录》等圣人之书，作《伤寒杂病论》传世，中医药学才开始有系统、详备的临床医学专著。仲景创立了外感病辨六经病脉证并治体系和内伤病辨脏腑经络诸病脉证并治体系，被后人尊为"医圣""医方之祖"。

（四）华佗

据《后汉书·华佗传》记载，华佗兼通数经，晓养性之术，年且百岁而犹有壮容，人以为仙。他精于药物与针灸治病，更擅外科手术，用麻沸汤行麻醉术，外敷神膏，术后很快就能痊愈。《三国志·魏书·华佗传》记载了华佗创练功养生的五禽戏及服饵养生。

（五）董奉

《南康府志》云："董奉，字君异，吴之候官人。有道术，隐庐山，为人治病，不受谢，惟愈者令种杏五株，轻者一株，数年成林。杏熟易谷，以济贫乏。永嘉中仙去。今庐山杏林，乃其遗迹。"

（六）王叔和

王叔和为晋太医令。"性度沉静，博通经史，穷研方脉，精意诊切，洞识修养之道，撰岐伯、华佗等书为《脉经》十卷，《脉诀》四卷，《脉赋》一卷。唐甘伯宗《名医传》记载仲景作《伤寒杂病论》错简，追叔和撰次成序，得成全书。"

（七）皇甫谧

皇甫谧为晋代安定朝那人。《古今医统》云："皇甫谧得风痹羸疾，因而学医，集览经方，手不释卷，遂尽其妙。所著《甲乙经》及《针经》行世。"

（八）葛洪

葛洪，字稚川，自号抱朴子，丹阳句容（今江苏省句容县）人。其医学著作《玉函方》一百卷（已佚），《肘后备急方》三卷。《肘后备急方》收集了大量救急用的方剂，书中描述了天花症状和发病过程，并指出它们的传染性，是医学文献中关于天花最早的记录；其记载被疯狗咬过后用疯狗的脑子涂在伤口上进行治疗的方法，类似于现代免疫治疗，与狂犬疫苗注射治疗类似。

葛洪所著《抱朴子》继承和发展了东汉以来的炼丹法术，对之后道教炼丹术的发展具有很大影响，为研究中国炼丹史以及古代化学史提供了宝贵的史料。

（九）刘涓子

刘涓子著《鬼遗方》，专治外科金疮。有个有趣的故事：刘涓子一日狩猎时，见高大物，射中后此物逃逸，追之而得药方书，后知其名为黄老鬼，故名《鬼遗方》，以后凡遇金疮受伤者，涂药即效。

三、南北朝时期

（一）徐文伯

徐文伯父有医名，少承家传，医道日精，撰有《徐文伯药方》三卷及《徐文伯疗妇人瘕》一卷，均佚。《南史》记载："宋后废帝出乐游苑门，逢一妇人有娠，帝亦善诊之，曰：此腹是女也。问文伯，曰：腹有两子，一男一女，男左边青黑，形小于女。帝性急，便欲使剖。文伯恻然曰：若刀斧恐其变异，请针之，立落。便泻足太阴，补手阳明，胎便应针而落，两儿相续出，如其言。"

（二）巢元方

巢元方著《巢氏病源》。《古今医统》云："巢元方，隋大业中为太医博士，奉诏撰《诸病源候论》五十卷，罔不该集。今行世为《巢氏病源》。"

（三）杨上善

杨上善，隋、初唐时人，享年93岁，官至太子文学，编有《黄帝内经太素》三十卷。此书保存了早期的《素问》风貌，是我国现存最早的一部全文类编注释《黄帝内经》之作。据《旧唐书·经籍志》记载，杨上善共有专著和注释书籍七十六卷，其中道家类三十三卷，医家类著作四十三卷。

（四）陶弘景

陶弘景十岁得葛洪《神仙传》，昼夜研寻便有养生之志；既长，辞相禄，挂冠神武门，隐于茅山中。梁武帝即位，书问不绝，谓"山中宰相"，年逾八十而有壮容。著《本草效验方》《肘后百一方》。

四、唐

(一) 许胤宗

许胤宗，隋唐间一代明医，常州义兴（今江苏宜兴）人，曾官至散骑侍郎、尚药奉御等职。许胤宗善治骨蒸证，其医术颇为人称赞，或有促其著书立说者，对曰"医者意也，在人思虑，又脉候幽微，苦其难别，意之所解，口莫能宜"，终不著书传世。

许胤宗精通脉诊，用药灵活变通，不拘一法。公元 6 世纪，他曾用药物熏蒸法为陈国柳太后治病。时太后患风病不能言语，口噤不能服药，他以黄芪防风汤置于太后床下熏蒸，使药气如烟雾，入病人腠理而奏效，当晚太后能言。许胤宗因此被任命为义兴太守。

(二) 甄权、甄立言

甄权、甄立言为两兄弟，许州扶沟（今属河南）人，皆因母病学医，为唐代名医，精针灸术，亦谙养生。

甄权所著有《针经钞》《明堂人形图》《针方》及《脉经》，均未见行世。但甄权的《明堂人形图》当时流传很广，唐代孙思邈根据其所绘《明堂人形图》重新修订了人体经脉俞穴彩图（已佚），对针灸学发展有一定贡献。

甄立言，甄权之弟，与兄甄权同以医术享誉当时，著有《本草音义》七卷、《本草药性》三卷、《本草集录》二卷、《古今录验方》五十卷，均已散佚。《古今录验方》在诊治疾病和鉴别诊断方面有突出成就，部分佚文尚可在《备急千金要方》和《外台秘要》中见到。其中《古今录验方》如《外台秘要》所载"消渴小便至甜"是我国有类糖尿病的最早记载。

(三) 孙思邈

孙思邈乃著名养生家。幼称圣童，二十岁精诸子百家，善言老庄，兼通阴阳，推及医药，辞隋唐两朝之召不受，隐太白山学道养气，于医药学有多方面的重要贡献。孙思邈是历代名医中寿命最长的一位，活了 141 岁（有说 101 岁），逝世前一天还在为人治病。

孙思邈撰《备急千金要方》《千金翼方》，后世尊其为"药王"。

1. 重视妇孺　孙思邈是第一个在其著作中把妇人方和小儿方放在重要位置上的人。

2. 强调医德　孙思邈强调，当个好医生，必须熟悉《黄帝内经》《难经》《针灸甲乙经》《神农本草经》等典籍，还得学习阴阳、五行等学术，更要做一个有道德观念、有操守的医生。

3. 通达天人合一之理　孙思邈强调天地人之间的相互关系，认为人的病和天地的病是相通的。

4. 自慎养性 弟子问："养性之道其要何也？"思邈答曰："先知自慎。自慎者，恒以忧畏为本。"举《经》曰："忧畏者，死生之门，存亡之由，祸福之本，吉凶之源。""故养性者失其忧畏，则心乱而不理，形躁而不宁，神散而气越，志荡而意昏，应生者死，应存者亡，应成者败，应吉者凶。夫忧畏者，其犹水火不可暂忘也。"

（四）王焘

王焘，唐代宰相王珪之孙，曾在朝长期管理国家图书馆——弘文馆，得以阅览大量医书，撰著《外台秘要》。《外台秘要》全书 40 卷，分 1104 门，是一部巨大的综合性医籍，许多现今失传的汉唐医书得以借其保存。

（五）张文仲

张文仲在唐朝则天时代初期为侍御医，善疗风疾，撰写"四时常服及轻重大小诸方十八首"，治应声虫病的故事就出于他的临床实践。

（六）陈藏器

陈藏器著有《本草拾遗》以补《神农本草经》之遗佚。

（七）王冰

《古今医统》云："元珠先生，不知何郡人，洞明《素问》，极究微奥。时太仆令王冰识其为异人，乃师事之，遂以妙旨授冰，冰由是大注《素问》，今行世。"又云："王冰，宝应中为太仆令，号启玄子，笃好医方，得先师所藏《太素》，及全元起书，大为编次，注《素问》答八十一篇，二十四卷；又著《元珠》十卷，《昭明隐旨》三卷。"

（八）唐慎微

唐慎微，字审元，成都华阳人，北宋著名药学家。唐慎微对发展药物学和收集民间单验方做出了非常大的贡献，开创了药物学方剂对照之先河。唐慎微编成的《经史证类备急本草》简称《证类本草》，为后世保存了大量的医药文献。该书受到后世医药学家的重视，后世的不少本草书都以此书为基础。唐慎微医术精湛，医德高尚，诊治患者不分贵贱，有召必往，风雨无阻，为读书人治病从不收钱，只求以名方秘录为酬。

五、辽

耶律庶成

耶律庶成，字喜隐，小名陈六，通晓契丹文字以及汉文字。契丹人很少知道切脉审药，兴宗命其译方脉书行世，此后，人皆通习，边远部落也知医事。耶律庶成为少数民族学习中医药理论的先行者。

六、宋

（一）王怀隐、陈昭遇、王佑、郑奇等

宋太宗早期在藩邸，平时多留意医术，收藏名方千余首，使用都有效验。太宗即位后，召集翰林医官，将各人收藏的验方献出，最终超过一万首，成一百卷，太宗写序，取名为《太平圣惠方》，颁行于天下。

其中陈昭遇又被召与医官刘翰、道士马志等详定本草成书。

（二）许希

《宋史》云：“许希，开封人，以医为业，景祐元年，治帝疾，力排众议，针心下包络之间，亟愈。帝赐官与金帛，希谓扁鹊为其师，请以所得金，兴扁鹊庙。庙谥完，学医者归趋之，因立太医局于其旁。希至殿中省尚药奉御，卒。著《神应针经要诀》行于世。”

（三）高保衡、林亿

唐朝的王冰、全元起、杨上善都曾注解《黄帝内经》。王冰注本是现今最流行的一个版本。高保衡、林亿的校正并有功焉。

（四）钱乙

《宋史》云：“钱乙，字仲阳。始以《颅囟经》著名，至京师，视长公主女疾，授翰林医学。”

《古今医统》云其：“著有《伤寒指微》《婴孩论》若干卷。”

《四库全书总目提要》云：“小儿经方，千古罕见，自乙始别为专门，而其书亦为幼科之鼻祖。”钱乙所撰《小儿药证直诀》对儿科影响最大。

（五）庞安时

《宋史》记载庞安时推崇《难经》，曾作如是说：“予之术盖出于此，以之视浅深，决死生，若合符节。且察脉之要，莫急于人迎寸口，是二脉阴阳相应，如两引绳，阴阳均，则绳之大小等。”

庞安时五十八岁时过世，自己摸到脉象，云，“胃气全无”，摒弃服药而殁。

（六）陈无择

《处州府志》曰："陈言，字无择，青田人，敏悟绝人，长于方脉，治病立效。有不可救者，则预告以期，晷刻无爽。作《三因方论》，研穷受病之源，用药之等，医者宗之。其徒王硕为《简易方》并三论行于世。"

（七）杨吉老

《古今医统》记载杨吉老看病："杨介，号吉老，泗州人，世医，名闻四方。有郡守病喉痛成流注，久不愈，召介治。知其嗜食所致，惟与生姜一味啖之，食至一斤，始知辛辣而痛愈。守异而问之，答曰：公好食鹧鸪，鹧鸪好食半夏，遗毒于喉间，非姜无以释半夏之毒，用之遂愈。"可见看病，不仅要重视脉证，还要了解病者的饮食喜好、起居习惯等，问病的技巧也很重要，更要求医者有较多的常识。杨吉老著《存真图》《伤寒论脉诀》。

（八）朱肱

《古今医统》云："朱肱，号无求子，吴兴人，善医，尤邃于伤寒，潜心数十年，穷经义之要，成《活人书》奏进道君，朝授奉议郎医学博士。"

（九）许叔微

许叔微得卢扁之妙。凡有病者，无问贵贱，诊候与药不受其直，所活不可胜计。老年时，著《本事方》《伤寒歌》三卷、《治法》八十一篇、《仲景脉法》三十六图、《翼伤寒论》二卷、《辨类》五卷。

（十）陈自明

陈自明是医学史上第一部妇科专著——《妇人大全良方》的作者。

《抚州府志》记载："陈自明，字良甫，临川人，精于医。金坛王肯堂为《证治准绳》，女科一部，全用其书。"

（十一）张锐

医者意也，用药用方之精，平时的训练是其一，用药之时对药物与病情的用"意"，不是经过训练就能有突破的。治病之精，在于得其意。

张锐是善用意为治的名医。《古今医统》有记载云："一妇产后患大泄喉痹，诸医谓两证不能并治，以为必死。公视之，与药十余粒，使吞之，咽通而泻止。人异之。公曰：理中丸裹紫雪耳。喉痹非寒药不可，泄泻非理中不止。紫雪下咽则消释无余，得至腹中则附子药也。夫何异。"

七、金元时期

"金元四大家"指刘完素、张从正、李杲、朱震亨。刘完素被称为"寒凉派",治病以降心火、益肾水为主;张从正被称为"攻下派",最拿手的是使用汗、下、吐治病;李杲被称为"补土派",习用补中益气之方治病,创外伤内感之辨惑法;朱震亨被称为"养阴派",认为人体"阳常有余,阴常不足",治方常以凉润滋阴。

(一)刘完素

《金史》云:"刘完素,字守真,河间人。尝遇异人陈先生,以酒饮守真,大醉,及寤,洞达医术,若有授之者。"刘完素撰著《运气要旨论》《精要宣明论》《素问玄机原病式》。刘完素喜好使用凉剂,都以降心火、益肾水为主。刘完素自号通玄处士,别号宗真子,又号河间居士。

(二)张元素

《金史》云:"张元素,字洁古,易州人。八岁试童子举,曾夜梦有人用大斧长凿,凿心开窍,纳书数卷于其中,自是洞彻其术。"

张元素治病,不用古方,其言曰:"运气不齐,古今异轨,古方新病,不相能也。"于是张元素自成一家,东垣得其传。

张元素所著《珍珠囊》是他指导弟子学习用药的方法。李时珍称他是"灵、素而后一人"。元素的儿子张璧亦得父之医业,当时也很有名,号云歧子,著作有《脉诀》行世。

(三)张从正

张从正,金元四大家之一,是使用汗、吐、下三法之高手。《金史》曰:"张从正,字子和,睢州考城人。精于医,贯穿素、难之学,其法宗刘守真,用药多寒凉,然起疾救死多取效。"张从正平日闻见及尝试有效的处方和理论,辑成一书,名曰《儒门事亲》。

(四)李杲

李杲,补土派创始人,师事张元素,著有《脾胃论》《兰室秘藏》《内外伤辨惑论》等书,创制方剂中最具代表性的有补中益气汤、调中益气汤、升阳散火汤等,均以升阳补中为旨。

(五)罗知悌

《古今医统》记载:"罗知悌,字敬夫,世称太无先生,精于医术,得金刘完素之传，旁通张从正、李杲二家之书。"罗知悌喜好静僻，厌与人接触，"惟丹溪为得意弟子，遂尽教以所学云"。

（六）朱震亨

朱震亨创"阳常有余，阴常不足"之说，为滋阴派的创始人。朱震亨曾从许文懿公入华山，修道德性命之说，后以母病习医，又以师病慨然弃举子业，致力于医。《杭州府志》云："丹溪朱彦修志医，遍历江湖，不遇明者，还至武陵，遇知悌，俟门下三载，始得见。"朱震亨三年的等待，令"知悌爱其诚，尽以其术授之。彦修遂以医名东南"。朱震亨著《丹溪心法》《格致余论》《局方发挥》《伤寒辨疑》《本草衍义补遗》《外科精要论》等书传世。

（七）窦默

窦默，原名杰，字汉卿，字子声，广平肥乡县（今河北省邯郸市肥乡区）城西村人。金末至元初时期名臣、理学家、医学家，著《标幽赋》《针经指南》《流注指要赋》等针灸专著，另有《疮疡经验全书》。他的"流注八穴""补泻在于手指""莫如用针""气至沉紧"等针灸学说，对后世针灸医家颇有影响，对针灸学的发展具有一定贡献。

（八）成无己

成无己，聊摄（今山东省茌平县）人。成无己出生于世医家庭，自幼攻读医学，精于医理，擅长临床，为宋金时期研究《伤寒论》的大家之一，著有《注解伤寒论》（十卷）、《伤寒明理论》（三卷）、《伤寒明理药方论》（一卷）。

（九）王好古

王好古号海藏，元代赵州人，师事东垣，创立阴证学说，注重温养脾肾之阳，并对后世三焦辨证和卫气营血辨证的产生有启蒙作用。王好古著有《阴证略例》《医垒元戎》《汤液本草》《此事难知》等书，皆为史上重要医学文献。

八、明清时期

（一）药物学的发展

1.李时珍 李时珍，字东璧，晚年自号濒湖山人。李时珍是中国历史上最著名的医学家、药学家和博物学家。他所著的《本草纲目》是本草学集大成的著作，对后世的医学和博物学研究影响深远。《本草纲目》不论从严密的科学分类，或是从包含药物的数目之多和文笔来看，都远远超过中国古代任何一部本草著作，被誉为"东方药物巨典"。《本草纲目》对人类近代科学以及医学方面影响最大，是我国医药宝库中的一份珍贵遗产。

2. 赵学敏 赵学敏著有《本草纲目拾遗》。该书是在《本草纲目》刊行 100 余年之后编著的，其目的是拾《本草纲目》之遗。全书共 10 卷，载药 921 种，其中《本草纲目》未收载的有 716 种。《本草纲目拾遗》对《本草纲目》所载药物备而不详者加以补充，错误处给予订正。

（二）方剂学的发展

1. 朱橚 朱橚，安徽凤阳人，明太祖第五子，封周王。青年时期，朱橚就对医药很感兴趣，认为医药可以救死扶伤、延年益寿。朱橚编著的《普济方》是中国历史上最大的方剂书籍，载方达 61739 首。本书广泛辑集明以前的医籍和其他有关著作，并分类整理而成，对所述病症均有论有方，保存了大量明以前失散的文献，为后代学者提供了丰富的研究资料。

2. 吴仪洛 吴仪洛（1704—1766），清代医药学家，出生于官商家庭。他自幼随张履祥习举业，崇尚"程朱理学"并旁览医籍，曾为乾隆初诸生（秀才），后专研岐黄。《成方切用》为其编著，是继《医方考》（明）、《医方集解》（清）后又一部较为著名的方论类著作。书中录时用之方 1300 余首，阐释方义，详述加减，为医家临诊所重。

（三）温病学的发展

1. 吴又可 吴有性（1582—1652），字又可，明末清初传染病学家，著有《温疫论》。面对严重的疫情，吴又可不因循旧论，而是推究病源，潜心研究，依据治验所得，撰写成《温疫论》一书，大胆提出"异气""戾气""杂气"致病学说，开温病学派之先河。

2. 叶天士 叶天士，清代医家（1667—1746），名桂，字天士，号香岩，晚号上津老人、南阳先生，吴县（今属江苏）人，出身世医家庭，祖、父皆以儿科出名。叶天士于十二岁开始从父学医，后因父殁，十四岁从其父门生朱某学，他聪颖善解，每能出其师之上。叶天士喜学习，至十八岁，已拜十七师，除专长于家传儿科外，兼通内科杂病及其他各科，尤专长于温病，是温病学派的主要创始人之一。其著作《温热论》《临证指南医案》至今仍备受临床医家推崇。

3. 薛雪 薛雪，号一瓢，又号槐云道人、磨剑道人、牧牛老朽，江苏吴县人，与叶桂同时而齐名。薛雪早年游于名儒叶燮之门，诗文俱佳，又工书画，善拳技，后因母患湿热之病，乃肆力于医学，技艺日精。薛雪一生为人，豪迈而复淡泊，年九十岁卒。他于湿热证治特称高手，所著《湿热条辨》即成传世之作，于温病学贡献甚大。

4. 吴鞠通 吴瑭，字鞠通，江苏淮阴人，清代著名医家。在清代众多温病学家成就的基础上，其所著的《温病条辨》进一步建立了完全独立于伤寒学说的温病学说体系，创立了三焦辨证纲领。该辨证体系与张仲景六经辨证、叶天士卫气营血辨证互为羽翼，使中医外感热病辨证论治体系臻于完善。

5. 王孟英 王孟英，名士雄，自号半痴山人，晚号梦隐，又号潜斋。《温热经纬》是王氏的代表作。本书以《黄帝内经》和仲景理论为经，取叶天士、薛生白等诸家之说为纬，结合自身体会而成，明确提出"新感""伏邪"两大辨证纲领，充实并发挥了温病的发病机制和辨证施治理论。

（四）命门学说的发展

1. 赵献可 赵献可，字养葵，自号医巫闾子。赵献可独重肾水命火，倡"命门即在两肾各一寸五分之间，当一身之中"，后均准此。

2. 张介宾 张介宾，字景岳，明代医家根底较深者。其学术思想独重肾阳，倡"阳非有余""阴常不足"说。所创名方有右归丸、右归饮、左归丸、左归饮。

（五）人痘接种术的发明

据清代医学家朱纯嘏在《痘疹定论》中记载，我国宋代就有人痘接种的萌芽，到了明代，随着对传染性疾病的认识加深和治疗痘疹经验的丰富，便正式发明了人痘接种术。人痘接种术是我国对世界医学的一大贡献。

1796年，英国人琴纳发明了牛痘接种法，1805年传入我国。因为牛痘比人痘更加安全，我国也逐渐用种牛痘代替了种人痘，并改进了种痘技术。

随着中华文明数千年的发展与繁荣，到明清时期，中医药学无论是理论水平还是临床经验，都达到了一个空前成熟的高度。内、外、妇、儿、骨伤、五官、针灸、推拿、气功等学科，均趋完善；医学书籍汗牛充栋，对古医籍的考证与注释之风甚盛；医学全书、类书、丛书的编著出版之多，史无前例；医案与医学入门书亦渐增多；开始出现民间的医学团体和医学杂志。国家对医药事业的管理（分科与教育等）更趋规范。

第五节 近现代中医药学术的发展

一、正确认识近现代中医药的发展现状

近现代中医药的发展与繁荣，显然局限在"形而下"的"器"的层面，在"形而上"的层面，很少有所发展。也就是说，不再有像《黄帝内经》《难经》这样的在阐述天、地、人的关系层面的基础医学理论体系的发展，也绝少古代医家洞悉奥秘的能力。人们只是运用《黄帝内经》《难经》等给予后人的"司外揣内"的系统理论和方法，在先人的创造性实践成果基础上，不断丰富完善。

正是这种局限，使中医药学的发展在明清的高度后，很难再有上升，以致在近代西

方政治、经济、军事，以及西方科学、医学的诸多因素影响下，随同中华传统文化的衰落而逐渐走向衰落。在近百年中，中医药学多次面临被"取缔"的局面。

尽管如此，中医药学的成就也是伟大的，并没有辜负先人的遗愿与嘱托，成就了中华民族数千年的繁衍昌盛，让中华子孙享受到了世界一流的医疗保健服务。

二、造成发展停滞甚至倒退的原因

李阳波坦言：政治式哲学之批判和在此种批判的指导下，急于求证于西医，以及没有真正掌握中医理论渊薮的团队，同时又受到逻辑实证哲学的影响，此四者是中医衰亡之由来。此可谓实事求是之论。

《中国中医药报》2008年10月9日，第4版登载的郝学兵、张炳厚所著的《易道素养与气化认同》（以下简称"郝文"）一文，对中医发展停滞甚至是倒退的原因，进行了合情合理、实实在在的回答：其主要原因是中医医生的素质素养构成与生动活泼的气物质世界逐渐发生了深层疏远，此时的主流中医医生对于气化物理时空的认知大都是知其然不知其所以然。

事实正是如此。现在的中医师，对于中医基本理论中的许多概念，诸如气、经络、藏象等，确实是知其然不知其所以然的。试想，连自己所从事专业的基本原理是如何产生的都搞不清，除了使用它进行日常工作之外，也就是使用"知其然"这一部分之外，还能够对其基本原理（"所以然"那部分）进行什么发展研究吗？

郝文做了一项十分有意义的工作。他们统计了《古今图书集成·医部全录·医术名流列传》中所记载的从先秦至明末的1361位医家，关注各代医家中具有易、道方术素养或有直接的方术传承背景的医家统计如下，见表1-1。

表1-1　各代医家中具有易、道方术素养占比

朝代	先秦	汉	晋	南北朝	隋唐	五代	北宋	南宋	金元	明
记载人数	36	46	20	39	61	9	60	86	90	914
易、道素养人数	31	34	8	13	19	2	21	20	17	109
百分比	86%	74%	40%	33%	31%	22%	35%	23%	19%	12%

这一数据揭示出一个重要的客观事实，可以帮助我们破解一个令许多现代人萦绕于心的困惑，即传统中医的深邃智慧究竟来源于何处？那就是来源于气化时空的认知途径与气化实践，来源于对自然宇宙物理格局与规律的更深层次的把握。易、道方术的精深素养与传承，成就了一批大成就的中医先辈与楷模、一群中医的缔造者。易、道方术的素养与传承，酝酿培养出了一批在气化时空实践中堪以自由弄潮的人，一批能够执道御有、承天大任的人。说白了，这就是一批通过古代佛、道两家修炼方法，获得了突破不同层次空间能力的人。

在这一时期，以这一人群为骨干的主流中医医生基本上是处在对气化时空的自然集体认同状态，是一个知其然，亦知其所以然的时代。

该文作者从上述研究中发现了中医学产生的根源。

中医之衰落，非自今始。《汉书·艺文志·方技略》记载："方技者，皆生生之具，王官之一守也。太古有岐伯、俞跗，中世有扁鹊、秦和，盖论病以及国，原诊以知政，汉兴有仓公。今其技术晻昧，故论其书，以序方技为四种。"可见，中医学术自从汉以后，就随着医家素质与方技的疏离而晻昧了。

郝文中论及：宋朝以后，中医医家的素质素养构成逐渐发生了变化，道家出身的中医医家所占比例逐渐减少，取而代之的是儒生出身的医家比例逐渐增多。当儒医人群逐渐成为中医医生的主体时，中医医生的素质素养构成与生动活泼的气物质世界便逐渐发生了深层疏远，此时的主流中医医生对于气化物理时空的认知大都是知其然而不知其所以然。至清中叶，在主流中医医生内部，中医医生彼此同道之间，已然没有了深入探讨气化物理时空所必需的实践体验基础，已无法构成探讨气物质世界的正常的学术氛围，可谓知音寥寥，实际上当时中医学术已潜伏和酝酿着对气化物理时空的认同危机。

时光进入现代，西学东渐，历经新文化等运动的洗礼，中医学术主流中的气化认同危机随之成为现实，气化时空生动活泼、微妙玄通的物理本性在中医学术主流，尤其是学院式教育的视野中近乎无存。作为中医基础物理背景的气化物理时空成为一个可有可无、似是而非、偏居一隅的气化学说。气化物理时空的阴阳五行原理异化，沦落为一种思辨性质的哲学观念，渊深博大的传统中医体系遂成了空中楼阁，成了一个没有基础物理科学支撑、没有源头活水的单纯的经验医学。

综上所述，现代中医药发展停滞的原因，从根本上说，是丢掉了中华传统文化这个根本，从而闭塞了中医药学形成、发展的源头。

第二章　中医药学的理论基础

第一节　概　述

阴阳学说和五行学说，是我国古代哲学的基本理论，是古人对自然界观察和认识的总结和概括。古人认为，形形色色和千变万化的自然界，都是"阴阳"和"五行"运动变化的结果，阴阳和五行是自然界形成的根本和源泉。因此，阴阳和五行就成为古人认识自然界和解释自然界的世界观和方法论。《类经附翼·医易》说："天地之道，以阴阳二气以造化万物；人生之理，以阴阳二气而长养百骸。"

阴阳学说认为自然界是物质的，是在阴阳二气相互作用的情况下，发生、发展和变化的，没有阴阳就没有自然界。五行学说认为，木、火、土、金、水是构成自然界的五种基本元素和基本物质。形形色色的自然界，就其构成物质来说，都可以高度抽象、概括、归纳为五个方面，而此五个方面又是相互作用、运动变化的。

作为自然科学的中国医学，是中国传统文化的产物。阴阳五行学说已经成为中医学认识和阐释人体生命过程和疾病过程，并指导诊断治疗（辨证施治）的理论和说理工具。因此，学习和研究中医学，必须首先通晓阴阳五行学说的基本原理。

第二节　阴阳学说

阴阳的观念来自古人对自然现象的感受和观察。人们观察到太阳每天升起落下，四季寒热交替，无穷无尽，一去不复返，便产生了时间观念。古人通过观察太阳和月亮对地球的影响，产生了昼夜的概念。昼夜温差的变化又与明暗、晴雨、冷热等联系起来，白天、黑夜，晴天、阴雨，炎热、寒冷，明亮、晦暗等概念逐步建立。《诗经·公刘》说中的"即景乃冈，相其阴阳"，是说站在山岗上，观察山的南坡，看到因阳光充足，植物生长繁茂，而山的北坡，由于暗不见光，植物也低矮不荣，由此而产生了阴阳不同之感。在成书于西周时的《周易》中已经出现了明确的阴阳概念——阳爻（—）和阴爻（- -），并由此演化为八卦，但此时并没有使用阴阳二字。至西周末期，古人才使用阴和阳二字来表示相联系而又对立的两方面事物。如《国语·周语》记载"阳伏而不能出，阴迫而不能蒸，于是有地震"，即用阴阳运动失去平衡来解释地震产生的原因。《左传·昭公元年》记载了秦国医生医和，以阴阳代表寒热，他说"阴淫寒疾，阳淫热疾"。在此期间，还有一些学者阐述了阴阳的对立与相互转化的关系。如《国语·越语》说：

"阳至而阴，阴至而阳。日困而还，月盈而匡。"《荀子》说："天地之变，阴阳之化。"《周易》在总结自然界运动变化规律时提出"一阴一阳之谓道"，等等。总之，阴阳学说在春秋战国时期已经形成并盛行。

阴阳二字的古文写法是"陰""陽"，偏旁从阜。许慎在《说文解字》中说"阜"是土山的形象。"月"为"云复日"，是暗，故"阴"字的原意是"暗也，水之南，山之北也"。阳字中的"昜"和"月"正相反。《说文解字》说"昜，开也"，就是蔽日之乌云散开而重见日光，如从其方位来看，山之南，水之北为阳。中国的地名很好地反映了这种阴阳观，如衡阳是在衡山之南，洛阳是在洛水之北，淮阴因在淮水之南而称淮阴，华阴因在华山之北而称华阴。

在早期的一段历史时期，阴阳曾被当作具体的物质。如《左传》中，秦国医和把阴阳和风、雨、晦、明并列;《素问·阴阳应象大论》中，把阴阳和天、地、风、雷、谷、雨并提。人们还把阴阳当作一种自然力。《国语·周语》就认为阴阳是风、雨、雷、震的原因。阴阳的物质观认为，万物都是由阴阳所构成。《素问·阴阳应象大论》说"积阳为天，积阴为地"，是阴阳组成了天地。

阴阳观念进一步发展，从具体的物质演变为抽象的概念。《灵枢·阴阳系日月》曰："夫阴阳者，有名而无形，故数之可十，离之可百，散之可千，推之可万，此之谓也。"在使用阴阳概念的过程中，阴阳成为一种二元分类方法和思维方式。宇宙间的事物都可以概括为阴阳两类，任一事物也总可分为阴阳两个方面。这种阴阳观念和汉代以后的元气学说相结合，就形成了中国古代独特的元气分阴阳的理论。

阴阳学说形成以后，便成为中国古代文化思想的主干。阴阳家、农学家、哲学家、军事家、政治家、医学家们都运用阴阳学说，其中以阴阳家、哲学家和医学家的运用和发挥最为独到。阴阳家是古代具有神秘色彩的一批自然科学家。他们的主要工作是研究天文，观测历象。早在公元前781年，周人就用阴阳二气来解释四季变化和万物的兴衰。司马迁在《史记·太史公论六家要旨》中说，阴阳家以"推四时、八位、十二度、二十四节"为务。班固在《汉书·艺文志》中说，最早的阴阳家是黄帝时代观测日月的羲和。这说明阴阳的理论一直和天文学有密切的联系。古代哲学家们在研究《周易》《老子》等著作时，也都是从阴阳理论入手的，从汉代的元气论、魏晋玄学到宋明理学，阴阳学说不断发展。医学家们所论述的阴阳，往往是自然科学中的阴阳、哲学中的阴阳与论述人体和疾病内容相结合的产物。从史书记载来看，秦以前的名医如医和、扁鹊等人都已经运用阴阳的理论来指导临床实践了。扁鹊在诊治虢太子时，能"闻病之阳，论得其阴;闻病之阴，论得其阳"，将诊察得到的症状，按阴阳表里关系的理论，推知内在病情，果断用针，使太子起死回生。

一、阴阳的基本属性

阴阳二字的本义是指日光的向背，即向日者为阳，背日者为阴。《春秋谷梁传·僖公二十八年》说："水北为阳，山南为阳；水之南，山之北为阴。"但作为阴阳学说中的"阴阳"，已经不单纯是"日光向背"的含义了，而是一类事物属性的抽象和概括。因此，它们指的不是某一个特定的具体的事物，而是抽象的表示事物属性形态特征的概念。《灵枢·阴阳系日月》已经明确指出："且夫阴阳者，有名而无形。"明·赵献可《医贯·阴阳论》也说："阴阳者，虚名也。"

阴阳学说认为，自然界一切事物（包括人体）均可根据它们各自的特性，按阴阳属性进行归类。阴阳的基本属性可归纳如下：凡是动的、升的、浮的、上的、外的、热的、明的、无形的、刚健的、雄性的，等等，属阳；凡是静的、降的、沉的、下的、内的、寒的、暗的、有形的、阴柔的、雌性的，等等，属阴。天在上，无形属阳；地在下，有形属阴。日是明亮的、热的，属阳；月是晦暗的、寒冷的，属阴。疾病中的热证、实证、表证属阳；寒证、虚证、里证属阴。

阴阳的基本属性是绝对的、固定的，但事物本身的阴阳属性却是相对的、变动的。这种事物本身的阴阳属性的相对性和变动性，一方面表现为在一定条件下相互关联的相对事物之间可以互相转化，即阴可以转化为阳，阳可以转化为阴；另一方面表现为一事物内部阴阳属性的无限可分性，即《类经·阴阳类》所说"阴中有阳，阳中有阴，阴阳之中复各有阴阳"。我们在明确了阴阳学说中阴阳的属性和具体事物本身的阴阳属性是不同的两回事之后，就能容易理解为什么某一总体属阳的事物，而又包含阴的属性，总体属阴的事物又包含阳的属性，以及某事物由于其相对方面的变化，其阴阳属性也随之而发生相应的转化的原理。

二、阴阳的相互关系

阴阳的相互关系，概括起来，可以归纳为对立和统一两个方面。阴阳学说认为自然界的一切都是由阴阳二气所构成，事物的发展变化是阴阳二气对立统一的表现形式。即《素问·阴阳应象大论》所概括的："阴阳者，天地之道也，万物之纲纪，变化之父母，生杀之本始，神明之府也。"阴阳是一个事物的两方面，任何一个事物都可分为阴阳。太极图就是元气分阴阳的模式图解。虽然对于气分阴阳，道家重视一

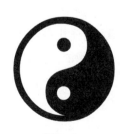

分为二，儒家强调合二为一，但他们都认为阴阳是共为一体，合而分，分而合，一而二，二而一的，它们的分与合是无限的。元气合为太极，分而为阴阳是总天地万物之理。太极之阴阳，以均衡为稳态，这种均衡，不是几何图形的对称，也不是如天平那样的静态平衡，而是动态的像太极图那样，沿"S"形曲线而两分，见图2-1。人体的阴阳均衡即是健康，叫"阴平阳秘"；而阴阳的偏颇则为疾病，即"偏阴偏阳谓之疾"。

图2-1

阴阳的相互对立统一，主要表现在阴阳之间的相互制约、相互依存、相互为用、相互转化，以及阴阳的相互包涵和无限可分性。

（一）阴阳的相互对立与消长平衡

阴阳学说认为自然界一切事物无不存在着相互对立的阴阳两个方面，如上与下、南与北、动与静、寒与热，以及动物的雌与雄，等等。它们虽或为一事物内部的两个方面，或为相关联的两个事物，但它们有一个共同点即相互对立，上下对立、南北对立、动静对立、寒热对立、雌雄对立。恰恰是这些对立，才维持着事物的存在——发生、发展、变化。没有上下对立、南北对立，就没有空间方位；没有动静对立，就没有事物的运动状态；没有寒热，就没有四季；没有雌雄，就没有动物的繁衍，等等。这些事例都充分证明了，阴阳学说认为的自然界一切事物都存在阴阳对立的两个方面的观点是完全正确的。又如，四季的变化就是阴阳（寒凉温热）对立的结果，没有阴阳（寒热、温凉）的对立，也就没有四季的差别。同样，人体的生命过程，也包含着一个阴阳对立制约的过程。就生命过程的总体来说，《素问·生气通天论》所说的"阴平阳秘"，即阴阳平衡，才是无病的常人的根本保证。但是，这种"平衡"并不是静止的、一成不变的，而是动态中的平衡。

由于阴阳二气的对立制约，对立双方不致出现一方过亢的现象，使阴阳二气的变化水平维持在一个正常生命过程的允许范围之内。如果这种对立制约关系被破坏（或内因，或外因），即双方互不受对方制约，就必然出现一方偏盛或偏衰（或阳盛，或阴盛），从而导致阴不胜阳，或阳不胜阴，使阴阳失去平衡状态（阴阳不和），或阳胜则阴病，或阴胜则阳病，疾病于是产生。就每一个具体脏腑来说，同样是由于阴阳的对立制约，才维持了脏腑正常的气化功能。如肝阴、肝阳，肾阴、肾阳等，在正常情况下，阴阳双方互相制约从而不亢不衰。如果外感于六淫，或内伤于七情，使阴阳一方偏衰，就会失去制约对方的能力，就会出现另一方的偏胜。肝阴不足必然肝阳偏亢；肾阴不足，必然导致肾阳偏亢。已经偏亢的肾阳、肝阳，又反过来制约已经不足的肾阴、肝阴，于是，出现盛者更盛，衰者更衰。比如临床上常见的热证患者，会出现舌苔黄燥、口干口渴、喜饮、便燥等津液不足的症状，这是典型的阳盛伤阴的事例。

治疗疾病的过程，也是一个通过阴阳对立制约来调整阴阳以达到阴阳平衡的过程。如用阳热性药物治疗阴寒证，即是以热（药）治寒（证），以阳制阴的例证。

由此可见，阴阳的对立制约无论在自然界还是人体，都是普遍存在的。在人体，无论是正常的生命过程，还是疾病及治疗过程，都包含着阴阳的对立制约。

阴阳的相互对立，还包含着阴阳的互为消长。因为阴衰（消）必然失去对阳的制约，致使阳亢盛（长）；阳衰（消），必然导致阴亢盛（长）。即《类经·阴阳类》所说，"阳长则阴消，阳退则阴进"，"一阴一阳互为进退"。如春、夏、秋、冬四季，有温、热、凉、寒的变化。春夏之温热，是由于春夏阳气逐渐亢盛（长），抑制了秋冬之阴气，使秋冬阴寒之气衰退（消）；秋冬之所以寒冷，是因为秋冬时节，阴气逐渐亢盛，抑制了春夏阳热之气，使春夏阳热之气衰退（消）的结果。《素问·脉要精微论》所记载的

"冬至四十五日，阳气微上，阴气微下；夏至四十五日，阴气微上，阳气微下"，讲的就是一年四季中阴阳互为消长的渐变过程。一天之中，阴阳消长的变化也一样，夜半之后阴气渐退，阳气渐进，至中午，阳气最盛达到极点，阳气便开始衰退，阴气开始复升，至夜半，阴气最盛达到极点之后，又开始衰退，如此周而复始。人体疾病过程更是如此，阴寒过盛（阴长）的患者，必然出现阳热不足（阳消）之证；火热亢盛（阳长）的患者，必然出现阴津不足（阴消）之证。

因此，阴阳的相互对立、相互制约、互为消长，是自然界以及人体生命和疾病过程中的一个普遍规律。尽管阴阳平衡是相对的，对立制约是绝对的，但自然界和人体健康需要维护这种平衡。中医的最终任务是千方百计地恢复和稳定这种"平衡"，以达到健康和延长寿命的目的。如果不能恢复和维护人体的这种平衡，就意味着疾病的进展，甚至不可挽回的死亡的到来。

（二）阴阳的互根互用

阴阳是相互对立的，但又是相互依存的，即二者都不能脱离对方而独立存在。没有阳，就没有阴；没有阴，就没有阳。而阴阳之间的相互依存——互根互用，则是阴阳对立的统一。所谓互根互用，即阴阳双方互以对方为存在条件。如上是对下而言，没有下，就无所谓上；外是对内而言，没有内，就无所谓外；实是对于虚而言，没有虚，就无所谓实。上下、内外、虚实，没有一方，另一方就不存在了。这说明阴阳二者是对立而存在的。不仅如此，阴阳又是相互包含的。张景岳引朱子曰："阴气流行则为阳，阳气凝集则为阴。"如水（阴）蒸发则化为气（阳），气（阳）凝结则化为水（阴）。这就是阴根于阳、阳根于阴、阳可化为阴、阳从阴中化、阴从阳中生的阴阳互相包涵、互根互用的道理。

阴阳的数学表述是阳奇阴偶，即阳为奇数，阴为偶数。古人在占筮中，首先有了奇数（单）和偶数（双）的观念，并用于"数卜法"之中。《周易》的筮法，也用阳爻（—）和阴爻（－－）的符号表示奇数和偶数。易卦爻位，一阳一阴，相间而成卦。八卦和六十四卦都是由阳爻和阴爻组合而成，"阳卦奇，阴卦偶"，故奇数和偶数可以代表阳和阴。因奇数为偶数加一，偶数为奇数加一，故奇数与偶数互为根基。由此可推出阳中有阴，阴中有阳，阴阳互根，互相依存，互生互用。阴阳的格局在太极图中，左阳右阴，既互相对峙，又相抱而不脱。这和春天升发之阳气始发于左（东），秋天肃降之阴气始行于右（西）是一致的（中国古代的方位是面南背北，左东右西）。

再如人体的气血，气为阳，血为阴。气血之间的正常关系是：血载气，气行血，气为血之帅，血为气之舍。血的运行靠气的推动作用，而气又要依附于血而存。所以，临床上气病或血病患者，在经过一定阶段后，往往出现气血并病的证候。气虚者，血亦多虚；气滞者，多见血瘀；血瘀者，必气滞。至于骤然气脱或血脱者，更多见气血并病了。因此，气血（阴阳）是相互依存、互根互用的。再以血病治疗为例，中医有"治血必先理气"和"血脱益气"的治疗原则。如血虚证，补血可以不用四物汤，而用当归补血汤。当归补血汤由黄芪一两为君，以补气为主；当归二钱为臣，以补血为辅。两药合用，以补气达到生血的目的。其理论根据就是"阳生阴长"。所以，张景岳在《类经图翼·运气上》总结说："阴无阳不生，阳无阴不成，而阴阳之气，本同一体。"

对于阴阳的相互依存、互根互用的关系，《黄帝内经》进行了明确地阐述。《素问·阴阳应象大论》说"阴在内，阳之守也；阳在外，阴之使也"，《素问·生气通天论》说"阴者，藏精而起亟也；阳者，卫外而为固也"，就是说阴精藏于内，有赖于在外之阳气的卫护，方能固藏而不外泄，而在外之阳气，又须阴精不断地转化为气予以补充。由于阴阳是相互依存的，所以，一方的太过或不及，都将直接影响到另一方的正常存在。临床上的阴盛于内、格阳于外（阴盛格阳），是由于阴寒过盛，破坏了阴阳的依存关系，从而逼阳外越所致。例如，阳虚冷汗，是由于阳虚导致卫外之气不能固表，使阴津不能安守于内而外泄；大汗亡阳，是由于阴津大亏，阴不敛阳，阳无所依而外脱。治疗的原则，前者补阳以固阴，后者固阴以敛阳。其他如形（阴）与神（阳）、精（阴）与气（阳）等，也同样存在着相互依存的密切关系，精化生气，气又生精，无精则不化气，无气则不生精。

（三）阴阳的相互转化

阴阳的相互转化是指对立的阴阳双方，在一定条件下可以分别向对方转化，即阴可以转化为阳，阳可以转化为阴。阴阳的量变和转化规律是：此消彼长，极则必反；阳长则阴消，阳消则阴长；阳极而转阴，阴极而转阳。自然界（天地间）及自然界中的人，都普遍存在阴阳的相互转化这一过程。自然界中一年四季，寒凉温热的变化，以及一天中的昼夜的变化，都是阴阳转化的过程。春夏为阳，秋冬为阴，由春夏而至秋冬，是由阳转化为阴的过程，由秋冬而至春夏，则是由阴转化为阳的过程。同样道理，白昼为阳，黑夜为阴，昼夜的变化，也是阴阳的转化。

人体的正常生命过程和疾病过程，同样是一个普遍的阴阳转化过程。如生命过程中，需要有精（阴）和气（阳），阴精和阳气既有互根互用的关系，又有一个相互转化的关系。饮食入胃，在阳气（脾气）的作用下，方能转化为阴精，而阳气从阴精化生中得到不断的补充。所以，《素问·阴阳应象大论》说，"气归精"，"精化为气"。

疾病过程中，阳证可以转化为阴证，热证可以转化为寒证，实证可以转化为虚证，表证可以转化为里证，反之亦然。如外感寒邪，初时表现为发热、恶寒、无汗、脉浮紧等，属表寒证，由于未能及时治疗，则寒邪进一步由表入里化热，出现但热不寒、口渴苔黄、脉数等证候，则为里热证。又如，中医常说"久病必虚"，初病时，由于正气尚较充盛，因而病属实证，病久则正气渐耗，病即由实转虚。上述由寒转热，由实转虚的例子，证明了疾病过程中的阴阳是可以相互转化的。

《黄帝内经》已经明确认识并充分肯定了阴阳的相互转化问题。《灵枢·论疾诊尺》

说："四时之变，寒暑之胜，重阴必阳，重阳必阴，故阴主寒，阳主热，故寒甚则热，热甚则寒，故曰寒生热，热生寒，此阴阳之变也。"《素问·阴阳应象大论》说"寒极生热，热极生寒"，以及《素问·生气通天论》中所说"冬伤于寒，春必温病"等，都说明了阴阳的相互转化问题。

《黄帝内经》对阴阳转化的论述中，强调了一个"物极必反"的观点，上述引文中的"重""甚""极"，意义是一个，即"极"，是说事物发展到极点时，就会向其相反的方面转化。但是，这种相互转化是在一定条件下的转化，没有一定的条件，是不能转化的。而"极"是转化的原因，它不是条件。就疾病过程来说，阴阳转化的条件应当是人体正气盛衰、禀赋的偏阴偏阳、治疗是否及时和恰当等。如邪气初中人体，表现为实证，在人体正气充盛、治疗及时而得当的情况下，可以始终停留于实证阶段并逐渐向愈；如果正气不足，又治疗不当，则实证即可转化为虚证。又如，同样为水饮（阴）之邪中人，但由于个体体质不同，可出现不同的证候，体质偏阳的人，水饮之邪可从阳化热而为热证，体质偏阴的人，水饮即从阴化寒而为寒证。所以，根据这一原则，临床上的任何治疗手段，其实质都在于改变或促进阴阳的相互转化方向，使之向有利于人体健康和解除疾病痛苦的方面转化。

《黄帝内经》中所阐述的"重阴必阳，重阳必阴""寒极生热，热极生寒"的观点，在一定情况下，是正确的。但是"变"的产生，不一定都是在"阴极""阳极"时发生，如上述的情况，并没有"阴极""阳极"，但由于外部条件（正气、禀赋、治疗等）发生变化，阴阳亦同样会出现转化。

（四）阴阳是无限可分的

阴阳是无限可分的。阴中有阴阳，阳中有阴阳，阴阳之中各有阴阳。一句话，就是在事物的不同层次中均各有阴阳。如一天之中，昼为阳，则平旦至日中为阳中之阳；日中至黄昏为阳中之阴；夜为阴，则合夜至鸡鸣为阴中之阴，鸡鸣至平旦为阴中之阳。又如五脏六腑中，五脏属阴，由于心肺居于膈上故属阳，因而是阴中之阳；肝脾肾居于膈下，下为阴，故又为阴中之阴。再就心肺来说，心属阳，肺属阴，等等。

再如，按阴阳的基本属性，外为阳，内为阴。表属阳，寒属阴，故表寒证为阳中之阴；表属阳，热为阳，故表热证为阳中之阳；内属阴，热属阳，故里热证即为阴中之阳；里属阴，寒属阴，故里寒证即为阴中之阴。诸如此类不胜枚举。因此《灵枢·寿夭刚柔》说"内有阴阳，外亦有阴阳"，《素问·金匮真言论》说"阴中有阴，阳中有阳"，《类经图翼·运气》说"阴阳之中，又有阴阳"，《类经·阴阳类》说"此阴阳之道，所以无穷"。

三、阴阳学说在中医学中的应用

阴阳学说，贯穿于中医学理论和临床体系的各个方面，用以认识和阐述人体的形体、脏腑、经络、生命过程、疾病过程以及辨证治疗，等等。下面仅就主要方面，做一简要说明。

（一）概括形体、脏腑的部位特点及脏腑功能特点

人体是一个统一的整体。根据阴阳对立统一的观点，人体内外上下无不充满着阴阳对立的两方面。所以，不仅人体这一整体，而且组成这一整体的各部分，均可按不同的阴阳属性划分为若干相互对立的阴阳两部分。

1. 以部位概括形体的阴阳属性 就整体来说，以上下而论，人体上半部属阳，下半部属阴。以内外而论，体内属阴，肌表为阳；皮肤为阳，筋骨为阴。以局部来说，背为阳，腹为阴；四肢外侧为阳，内侧为阴。

2. 以功能和部位特点概括脏腑的阴阳属性 肝、心、脾、肺、肾五脏，总的功能特点是贮藏精气，而没有传送饮食的作用，故主静，属阴；胆、胃、大肠、小肠、膀胱、三焦六腑，总的功能特点是传送并消化饮食，故主动，属阳。因此，中医学中有径以阴、阳代称脏腑的。如《灵枢·阴阳清浊》说"清者注阴，浊者注阳"，此处阴、阳即指五脏和六腑而言。

总之，人体的上下、内外均可按不同的阴阳属性加以概括和说明。

（二）概括和阐述人体的生命过程

《素问·宝命全形论》说："人生有形，不离阴阳。"《类经附翼·医易》说："人生之理，以阴阳二气而长养百骸。"就是说，人的有生命的形体产生于阴阳二气，所以《素问·生气通天论》说"生之本，本于阴阳"，而生长发育同样是阴阳二气的作用。这就把人体整个生命过程概括为阴阳二气运动变化的过程，是阴阳二气对立统一、协调平衡的结果。《素问·生气通天论》总结为："阴平阳秘，精神乃治。"《素问·生气通天论》同时认为，生命的结束，是阴阳离决的结果，"阴阳离决，精气乃绝"。这是阴阳学说对生命的总观点。

阴阳学说不仅认为阴阳二气是人体整个生命的基础，而且认为人体中的每一个脏腑、器官都有阴阳二气存在，这就是阴精和阳气。如心阴、心阳，肝阴、肝阳，脾阴、脾阳，肺阴、肺阳，肾阴、肾阳，乃至六腑等各存在阴阳二气。同时，又将先天得之于父母的阴阳二气，称为元阴、元阳；此外，肾阴、肾阳又称为真阴、真阳。这里，无论整个人体的阴阳二气，还是脏腑、器官等的阴阳二气，阴精是指生命的物质基础，阳气指的是生命过程的气化功能，故《素问·阴阳应象大论》曰"阳化气，阴成形"。

中医还以阴阳阐述人体的生理过程。在概括人体阴阳二气的生理作用时，中医学认为：清阳出上窍，浊阴出下窍；清阳发腠理，浊阴走五脏；清阳实四肢，浊阴归六腑；阴精藏于内，阳气卫护于外；营血行于脉中，卫气行于脉外。此外，中医学还以阴阳概括某些生命物质和生命现象：营、血、精、津、液等有形物质属阴；卫、气、神等生命

活动为阳。

（三）概括和说明病机病证的阴阳属性

中医学认为，疾病是阴阳双方动态平衡关系的失调。人体疾病尽管千变万化，并有内外妇儿之分，寒热虚实之别，脏腑气血之异，归根结底，都可以用阴阳失调来加以分析、归纳，即或阴盛，或阳盛，或阴衰，或阳衰，或阴阳两衰，或阴阳俱盛。就是说，不管致病邪气是外感六淫，还是内伤七情，都是邪气中人后，导致了阴阳平衡失调，而引起疾病的发生。

1. 阴阳偏盛 即阴胜、阳胜、阴阳俱胜。人体是阴阳二气所构成，但是，如果因某种因素使阴阳二气亢盛，即成为危害人体的邪气，即过则为害。《素问·阴阳应象大论》说"少火生气""壮火散气"，李东垣认为"气有余便是火"。正常之火与气（阳），是人体气化过程中不可缺少的，但超过一定限度（壮，有余），就会反过来损伤人体正气。因此，阴胜、阳胜、阴阳俱胜，是阴阳二气亢盛超过了正常水平的病变。阴阳偏盛，既是致病邪气引起的病变的性质，又是进一步损伤人体的邪气。《素问·阴阳应象大论》对于阴阳偏盛所导致的病变做了如下的概括："阴胜则阳病，阳胜则阴病。阳胜则热，阴胜则寒。"由于阴阳的对立制约，所以，阴胜、阳胜必然导致相应的阳衰、阴衰。阴主生寒，阳主生热。阴胜则阳衰，阳衰则不能生热以制寒，故阴胜则为寒；阳胜则阴衰，阴衰则不能生寒以制热，故阳胜则为热。

阴胜、阳胜，有绝对和相对之分。所谓绝对，是指对立的一方不衰，而另一方独盛；所谓相对，是指对立的一方衰退，而使另一方相对亢盛。所以，临床上，阴胜、阳胜所致的寒热，有虚实之异。即阴或阳某一方绝对亢盛及其所致之寒或热，为实；阴或阳某一方相对亢盛及其所致的寒或热，为虚。

2. 阴阳偏衰 即阴亏（虚）、阳亏（虚）、阴阳两亏（虚）。从常见病、多发病的所见证候分析，证属阴阳偏胜的可有绝对和相对之分，但证属阴阳偏衰的却多见绝对偏衰，而相对偏衰是很短暂的过程。因为，阴的绝对偏盛必定耗伤阳气，阳的绝对偏胜亦必定耗伤阴气，而阴和阳的相对偏胜又是以阴和阳的绝对偏衰为基础的。

所以，一般来说，阴阳偏衰是阴阳低于人体正常水平的病变。而所谓正常水平，又是因人而异的。由于阴阳之间存在着对立制约关系，所以，一方偏衰，即失去对另一方的制约，而使另一方偏胜。对于阴阳偏衰所导致的病变，《素问·调经论》指出："阳虚生外寒，阴虚生内热。"阳虚不能制阴，则阴相对偏亢，故生寒；阴虚不能制阳，则阳便相对偏亢，故生热。这里的寒、热是属虚寒、虚热。与前所述阴、阳绝对偏胜之实寒、实热自然是不同的。

根据阴阳对立制约和阴阳互根的规律，阴阳一方的亏损，在经过一定阶段后，必然导致另一方的亏损，此即所谓"阴损及阳，阳损及阴"，最后导致阴阳两亏。如临床上的阳虚水饮证候，反而出现口干，口渴，但渴不欲多饮，或喜热饮等表现，是因为阳虚不能化水为津，津液不足，故出现口干等现象，最后阳气与阴津均出现不足之象，是属阳损及阴。同样，阴虚发展到一定程度，亦可导致阳虚。如阴血虚脱的大汗，使阴液外泄，以致阳无所依，而造成阳气泄越于外的亡阳，是属阴损及阳，最后导致阴阳两亡。

阴阳两亏并不完全是阴阳双方处于低水平的动态平衡，而是或侧重于阳亏，或侧重于阴亏，临床上应视具体症状加以辨别。

3. 阴阳转化　阴阳转化，是指疾病过程中，属阴的病变，在一定条件下，可以转化为属阳的病变；同样，属阳的病变，在一定条件下，可以转化为属阴的病变。即阴证可以转化为阳证；阳证可以转化为阴证。

（四）概括辨证论治原则

1. 用阴阳归纳四诊资料　用阴阳归纳四诊所获取的疾病资料，有利于认识疾病表现的本质，是进行辨证的必要准备。疾病的证候表现千头万绪，如何将纷繁的病情表现，理出一个头绪，从中找出带规律性的本质性的方面来，这对于每个医生，是必然要碰到的问题。而用阴阳去概括归纳这些通过四诊得到的资料，就会使医生执简驭繁，准确地认识每一证候表现所反映的证候本质。

中医学根据阴阳的基本属性，对四诊资料的归纳举例说明如下。

望诊：患者烦躁不安者属阳，闭目静卧者属阴。色泽润泽明亮属阳，枯涩晦暗属阴。面色赤、黄属阳，青、黑、白属阴。身半以上先肿为阳，身半以下先肿为阴。疮疡红肿热痛为阳，肤色青暗、疮面下陷、不热为阴。尿赤、黄而短为阳，青白而长为阴，等等。

闻诊：语声洪亮、呼吸气粗为阳；语声低微、呼吸无力、气息微弱、不相接续为阴。

问诊：恶寒为阴，恶热为阳。渴喜热饮为阴，渴喜冷饮为阳。身热为阳，身凉为阴。

切诊：脉诊中，以部位分，寸脉为阳，尺脉为阴。以脉象分，浮、数、滑、洪、大、弦、实等为阳；沉、迟、涩、微、小、芤、结等为阴。

以阴阳为纲，分析、归纳四诊资料，是正确认识疾病本质和辨证的基础。所以阴阳学说的理论原则，对临床诊断具有十分重要的意义。正如《景岳全书·传忠录》所说："凡诊病施治，必须先审阴阳，乃为医道之纲领，阴阳无谬，治焉有差？医道虽繁，而可以一言蔽之者，曰阴阳而已。"

2. 阴阳为八纲辨证的总纲，亦是诸证的总纲　临床上无论是外感或内伤所引起的疾病，都可以用阴阳、表里、虚实、寒热八纲加以概括归类。而表里、虚实、寒热又可以按阴阳的基本属性统于阴阳两证之下，即表、实、热为阳，里、虚、寒为阴。所以，阴阳又是八纲辨证的总纲，即阴阳统帅诸证。因此，临床上的病证尽管多种多样，或外感，或内伤，或脏腑经络，或气血津液等，概括起来，不过阴阳两大类。同时，阴阳还用于病证的命名，如伤寒六经病证的太阳病、阳明病、少阳病（三阳证），太阴病、少阴病、厥阴病（三阴病）等。阴阳即是对病证的命名，又是对病证属性的概括。

总之，阴阳在分析归纳四诊资料的性质，概括病证属性方面，都有着十分重要的作用，是分析和认识疾病的纲领。

3. 确立论治原则　中医学认为阴阳二气的协调平衡，是维持人体正常生命活动的根本因素。尽管临床具体治疗原则种种不一，方药变化多端，其根本目的在于调整、恢复阴阳的平衡。即《素问·至真要大论》所谓："谨察阴阳所在而调之，以平为期。"

阴阳的失调，不外乎阴阳偏盛或偏衰。偏盛即为有余，偏衰即为不足。有余者去之，不足者补之。根据阴阳相互对立制约的规律，对于阴盛者（阴盛则寒），则以阳制阴，如阴寒证，用阳热类药物，以祛除阴寒之气；对于阳偏盛者（阳盛则热），则以阴制阳，即以阴寒（寒凉）类药物，祛除阳热之气。这就是"寒者热之，热者寒之"的治疗原则。然而，由于阴阳盛衰有相对的一面，所以阴盛则阳病，阳盛则阴病。如果临床上遇有阴阳偏盛之证时，要考虑与辨别是否同时存在阴阳相对偏衰的一方。假若阴阳偏胜偏衰同时存在，治疗时应酌情兼顾。如阳盛则热，热胜则伤阴，因此，阳热亢盛之证，每有伤阴兼证，治疗时，一方面以泻火为主，另一方面，亦须适当补阴。

阴阳偏衰者，属于不足之证，包括阳虚、阴虚、阴阳两虚。不足者补之，相应的治疗原则，即补阳、补阴、阴阳两补。在阴或阳偏衰的证候中，又当考虑患者是否存在阴阳相对偏盛的一面。如阴虚不能制阳而致阳亢者，属虚热证，须补（养）阴以制阳，即王冰所谓"壮水之主，以制阳光"。又如温病中之暑证或杂病中之虚损病等的气阴两伤，阴阳两亏，又当阴阳兼补。

总之，中医对疾病治疗的根本原则是：有余者，损之，泻之；不足者，益之，补之。阴阳偏盛则泻其有余，阴阳偏衰则补其不足。

（五）概括归纳病因

中医学对致病邪气的阴阳归类，基本上反映了该致病邪气的某些方面的特点，有的可直接反映出该致病邪气所引起病证的本质属性。因此，对疾病邪气的阴阳归类法，是有其实际意义的。如《素问·调经论》将邪气从其来源而分为阴阳两大类："夫邪之生也，或生于阴，或生于阳。其生于阳者，得之风雨寒暑；其生于阴者，得之饮食居处，阴阳喜怒。"《素问·调经论》中的"生于阴""生于阳"中之阴阳，指天地而言，即是说邪气或来源于天之"风雨寒暑"，或来源于地之"饮食居处，阴阳（此处指男女房事）喜怒（指情志）"。这是从邪气来源于天地之不同而分阴阳两大类。随着医学的进步，人们对致病邪气的认识逐渐深化，又将天之五淫邪气（风、寒、湿、燥、热）及人体内生之五邪（内风、内寒、内湿、内燥、内热），根据它们的致病特点，又进一步用阴阳加以归类，即：风、热、燥为阳邪；寒、湿为阴邪。这种阴阳归类法大体可以反映出这两类邪气的不同致病特点：阳邪致病多为热证，易于伤及阴津；阴邪致病多见寒证，易伤阳气。

（六）用于经络命名与归类

经络学根据经络循行部位和所连属脏腑等不同，将经络分为阴经、阳经、阴络、阳络，并以阴阳命名。如循行于四肢内侧，并连属于五脏者，称为阴经（手太阴肺经、手少阴心经、手厥阴心包经、足太阴脾经、足少阴肾经、足厥阴肝经）；循行于四肢外侧，并与六腑相连属者，称为阳经（手太阳小肠经、手少阳三焦经、手阳明大肠经、足太阳膀胱经、足少阳胆经、足阳明胃经）。其他，如任脉行于身之前，属阴经；督脉行于身背，属阳经。以阴阳命名的还有阴跷、阳跷、阴维、阳维，以及根据分布深浅，将全身络脉分为阴络、阳络。

（七）概括药物性味功能特点

中药学根据药物有四气——寒、热、温、凉，五味——酸、苦、甘、辛，咸，以及升、降、浮、沉的不同作用特点，按阴阳基本属性，将药物归为阴阳两大类。以四气言，寒凉性药物属阴，而多用于阳证、热证；温热性药物属阳，而多用于阴证、寒证。以五味言，具有辛、甘、淡味药物属阳，具有酸、苦、咸味药物属阴。《素问·至真要大论》对五味（实为六味）及其作用，以阴阳属性做了概括："辛甘发散为阳，酸苦涌泄为阴，咸味涌泄为阴，淡味渗泄为阳。"以升、降、浮、沉言，具有升浮作用的药物属阳，具有沉降作用的药物属阴。升、浮是指药物具有上行、升提和向外发散作用；沉、降是指药物具有下行、向内的作用，如潜镇、降逆、收敛等。因此，了解了药物的阴阳分类，就基本上能掌握药物的总的作用特点。

（八）确立养生保健原则

阴阳学说认为，自然界和人都是由阴阳二气所构成。同时，人体和自然界是一个统一的整体。《黄帝内经》认为宇宙是一个大天地，人体是一个"小宇宙"，而且人与天地相参应。《灵枢·邪客》说，"天有日月，人有两目；地有九州，人有九窍；天有风雨，人有喜怒""天有四时，人有四肢；天有五音，人有五脏；天有六律，人有六腑"。古人采用取类比象的方法，把人体置于与自然界息息相关的地位，认为人体与自然界是一个统一的整体。这一认识是完全正确的。所以，自然界的阴阳变化，必将影响到人体阴阳的运动变化，从而对人体的健康与否发生影响。因此，中医学在养生保健方面十分重视如何适应自然界阴阳的变化规律。《素问·四气调神大论》认为"阴阳四时者，万物之终始也，死生之本也。逆之则灾害生，从之则苛疾不起"，并进一步指出人类应当"春夏养阳，秋冬养阴，以从其根"，就是说，人在春夏要养护阳气，秋冬要养护阴气，以符合于阴阳自身所固有的运动变化规律。《素问·上古天真论》还指出，凡是健康长寿的人，都善于"和于阴阳""法于阴阳""把握阴阳"，即按阴阳运动规律，调整自己的生活起居。不仅如此，其他如情志过极，如《素问·阴阳应象大论》所说"暴怒伤阴，暴喜伤阳"，都会直接影响人体的阴阳平衡。中医学是把人体如何适应自然界阴阳运动规律和维护、调整人体自身阴阳平衡，作为指导养生保健的最高原则。

（九）概括体质禀赋

人体在正常生理状态下，虽然阴阳二气保持着相对的平衡状态，但这种平衡不是阴阳二气之间一对一的对等关系，而是有或偏于阳，或偏于阴的差别。这一点中医学早就有明确的论述，并将其用于指导临床辨证和治疗。

《黄帝内经》时代，就已将人群分为阴阳两大类，《灵枢·通天》记载："黄帝问于少师曰：余尝闻人有阴阳，何谓阴人？何谓阳人？"在这篇论述中，不仅把人群按体质禀赋差别分为阴阳二类，而且具体分为太阴之人、少阴之人、太阳之人、少阳之人、阴阳和平之人五种，并指出这五种人在生理、病理和治疗上的不同之处。

《灵枢·通天》说"太阴之人，多阴而无阳，其阴血浊，其卫气涩，阴阳不和，缓筋而厚皮，不之疾泻，不能移之。少阴之人，多阴少阳，小胃而大肠，六腑不调，其阳明脉小，而太阳脉大，必审调之，其血易脱，其气易败也。太阳之人，多阳而少阴，必谨调之，无脱其阴，而泻其阳，阳重脱者易狂，阴阳皆脱者，暴死不知人也。少阳之人，多阳少阴，经小而络大，血在中而气在外，实阴而虚阳，独泻其络脉则强，气脱而疾，中气不足，病不起也。阴阳和平之人，其阴阳之气和，血脉调。谨诊其阴阳，视其邪正，安其容仪，审有余不足，盛则泻之，虚则补之，不盛不虚以经取之，此所以调阴阳，别五态之人者也。"此外，《黄帝内经》还提出"重阳之人，其神易动，其气易往也"。

第三节　五行学说

一、概述

五行最早的概念，是指五方，殷商时代的甲骨文就有"东""西""南""北""中"五方的记载。"仰观天象，俯察地理，中知人事"和取类比象的方法，是当时人类认识世界的基本方法。因此，人们对自然界的认识，首先是将天象的变化和地理（即物候）的变化相联系，进而认识它们之间的内在联系。《管子·五行》提到五行是观星定历法的产物："经纬星历，以视其离，通若道，然后有行……然后作立五行，以正天时。"《史记·历书》说："黄帝考定星历，建立五行。"《汉书·艺文志》说："五行之序乱，五星之变作。"

古人在观察天空，确定方位的时候，发现有五个比较明亮的星星有规律地出现在天空特定的位置。这五个星星又称五纬，是太阳系九大行星中的五大行星，分别是金星、木星、水星、火星和土星。《史记·天官书》记载："正义张衡云：'文曜丽乎天，其动者有七，日月五星是也。日者，阳精之宗；月者，阴精之宗；五星，五行之精。镇星列布，体生于地，精成于天，列居错峙，各有所属，在野象物，在朝象官，在人象事'。"

古人根据五大行星颜色的不同，把天球按五星之气划分为东、南、西、北、中五个方位，有人也称之为"五气经天"，其实与"五运经天"有所不同。五大行星本身都不发光，它们是反射太阳光产生出不同的颜色，水星是暗灰色，木星是蓝色，火星是红色，土星是黄色，金星是白色。古人认为，五星之气不同，使它所在的方位呈现不同的色气。以黄道周天二十八宿为一个腰带，木、火、土、金、水五个行星在特定的时间出现在天空特定的位置。如每年十一月冬至前水星见于北方，正当冬气交令；七月夏至后，火星见于南方，正当夏气交令；三月春分，木星见于东方，正当春气当令；九月秋分，金星见于西方，正当秋气当令；五月土星见于中天，木火金水皆以此作为中点。

五行有规律的运动，造成了地面四季和动植物生长化收藏的变化。

西周末年，五行概念又出现了五材说，即木、火、土、金、水五种物质。《尚书·洪范》孔颖达疏云："书传云：水火者，百姓之求饮食也；金木者，百姓之所兴作也；土者，万物之所资生也，是为人用。"《左传·襄公二十七年》云："天生五材，民并用之，废一不可。"古人将与日常生活密切相关的五种物质提炼为五材，同时认为世界是物质的，世界上的"百物"是五材相互作用的产物。《国语·郑语》明确指出："百物"是土与金、木、水、火，杂合而成。战国末期《吕氏春秋·十二纪》把五行和五帝、五神、五虫、五音、五数、五味、五臭、五色、五时、五方等相配。到《淮南子·天文训》时，明确把来自天文概念的以五星为五行和来自五材概念的五行结合起来，将五神改为五佐，以五星为五神。这样，金、木、水、火、土成了五行系列，有了固定的对应。

五材说之后，《尚书·洪范》对五行的基本属性进行了部分概括：五行"一曰水，二曰火，三曰木，四曰金，五曰土。水曰润下，火曰炎上，木曰曲直，金曰从革，土爰稼穑"。同时，把五行与五味相联系："润下作咸，炎上作苦，曲直作酸，从革作辛，稼穑作甘。"此时五行的概念和含义，已经超出了五种材料本身的范围了，它们所代表的已是五种抽象的功能、属性了，并以此说明事物之间的相互关系。

中医理论的奠基之作《黄帝内经》，用五行概念解释人体的生理功能和病理变化，充实和发展了五行内容，明确指出了五行和阴阳一样，是天地间的普遍规律，正如《素问·天元纪大论》说"夫五运阴阳者，天地之道也，万物之纲纪，变化之父母，生杀之本始"。五运可以说是更大范围的五行，即二十八星宿间的交汇之气，又称五气，即苍天、丹天、黅天、素天、玄天五气，亦即青、赤、黄、白、黑五色之气，分应木、火、土、金、水五行类属。《素问·五运行大论》引《太始天元册》载："丹天之气经于牛女戊分，黅天之气经于心尾己分，苍天之气经于危室柳鬼，素天之气经于亢氐昴毕，玄天之气经于张翼娄胃。"《黄帝内经》把五行和阴阳看作是世界发展变化的根源，把五行与阴阳的理论，十分具体地引入到论述人体脏腑之间的生克关系，用以阐述人体生理和疾病变化的规律。

五行学说引用到中医理论之后，从形式到内容，都发生了深刻的变化。五行分属脏腑，并不是简单地代表解剖器官，而是表述五脏的功能特征，不是单指具体的物质，而是对某些特征的抽象概括。它还用以说明五脏之间及宇宙间一切事物内在联系和发展变化的规律，用相生表示相互促进，相克表示相互制约。中医学就是以生克规律来说明人体脏腑在相互依存和制约中成为一个统一体。在《黄帝内经》中，通过对人体疾病的观察，认识到人体五脏之间，若生克太过和不及，都会使人体平衡失调，从而产生疾病，由此而认识到，在整体的闭合系统内，靠五行间的内在联系，和有正、负反馈意义的生克，是实现阴阳平衡，也即人体稳态的两个不可缺少的条件。中医还对自然界实现平衡和人体实现平衡进行研究，通过用生克理论分析，发现负反馈调节是实现稳态的机制，其实现方法正如《素问·气交变大论》所说"夫五运之政，犹权衡也，高者抑之，下者举之，化者应之，变者复之，此生长化收藏之理，气之常也，失常则天地四塞矣"。在这种认识的基础上，古人又进一步发现，在一般情况下，人体和自然界都是一个可以实现自调的稳态系统，其自调机制是"亢则害，承乃制，制则生化"，如自调机制受干扰则引起病变。从控制论的理论来看，五行学说提出的这一论述，是一个闭环自动调节系统的数学模型的雏形，如把肝木、心火、脾土、肺金、肾水视为五个系统间传递函数的符号，把相生、相克视为正负反馈的信息，则五行生克图就是自动调节的数学模型的方框图。这个方框图，给出了五脏间的自我调节作用，这对认识五个系统间的相互关系，在临床上推断病因、病情，利用五脏间的相互关系来进行治疗的一些基本大法，如补母、泻子、抑强、扶弱等，具有一定指导意义。

此外，五行作为可自调的控制系统，是一种貌似简单，实则复杂的多途径反馈系统，只要其中一个元素（控制论概念中的元素，相当于五行中的一行）的状态改变，就可以使整个系统失去平衡，因此，任何一脏的病变，都可导致整体的改变，而随便调节任一元素，又都有使系统恢复平衡的可能。因此，补脾、补肾、养心等，都有通过相生机制，传递到其他各行，也通过相克机制，以其相隔之治，进行整体治疗，使整个系统恢复平衡。

二、五行学说的基本内容

（一）五行的基本属性

关于五行的基本属性，《尚书·洪范》已做了一定概括，随着五行学说的发展，后世对五行的基本属性，做了许多充实、引申和发挥，现简要予以介绍。

1. 木 木属阳，性温，能屈曲、伸展、升发、敷散、发生、振动，气旺于春，化风，化酸，色青，克土生火等。具有这些作用和性质的事物均归属于木。如日从东方升起，逐渐升高，且阳光温和，万物由夜之安静转为活跃，故东方属木。草木的果实，大多具有酸味，特别是木的果实，所以酸属木性。生长中的草木，以青绿色为主，所以青色属木。草木在风吹中，最易动摇，日常生活想知道有风无风，首先看看草叶和树梢是否摇动，所以风也属木。同时动摇也属木。对于木性之"曲直"（屈曲、伸展），《尚书·洪范》孔颖达疏曰"揉曲直者，为器有须曲直也"，意思是说，"曲直"之性是从草木做成器具的过程中，发现其能弯曲、能伸展，同时，草木生长时也是有曲、有直，如树木发条，有的呈伸直状态，有的呈弯曲状态。

在人体中，肝主筋，筋主司肢体的屈伸运动，肝有木之性，故肝属木。疾病中的眩晕属木，是因为眩晕时，站立不稳，有天旋地转之感，故属木病。

2.火 火属阳，性热，炎上，运动急速，燔灼，躁动，化热，化暑，化苦，色赤，气旺于夏，克金生土等。具有这些作用和性质的事物属于火的范畴。如南方气候炎热，日照时间长，故南方属火。夏季气温高，万物生长发育昌盛，故夏季属火。心主血，血色赤，故心属火。病理上的发热、口干唇焦、尿赤等属火病。阳热亢极而产生的眩晕、抽搐亦属火证。

3.土 土属阴，性蒸热，能生化、承载、受纳，化湿，化甘，色黄，安静，气旺于长夏，生金克水等。万物均生化并受纳于土，故土又为其他四行之母。如长夏，万物生长茂盛，但都受载于土，依土而生而长，故季节中长夏属土。又如脾胃，有受纳自然界水谷并消化水谷而转化为营养精微、充养全身的作用，具有土的属性，故脾胃属土。病理上的部分水湿停留的病证，属土病，因为土能生湿。

4.金 金属阴，性凉，清肃，坚敛，收杀，化燥，化辛（味），色白，气旺于秋，生水克木等。四季中秋天万物成实凋零，为收割季节，凉爽气燥，一派收敛之象，故秋季归属于金的范畴。肺气以清肃、下降为正常生理状态，故肺归属于金。又如肠胃阴津干枯、大便燥结、皮肤粗糙而干等，均为燥证而属金气为病。

5.水 水属阴，性寒，滋润下行，主闭藏，化寒，化咸，色黑，流溢，气旺于冬，生木克火等。四季中，冬季寒冷，万物闭藏于内，故冬季属水的范畴。又肾藏精，封固而不妄泄，又肾主水之转输，类于水之性，故肾属水。水流溢于肌肤的肿胀属于水证。

（二）五行的相互关系

五行不是各自孤立、静止的，而是相互联系的统一的整体。在五行之间的相互关系中，最基本的原则是相生与相克。正是这种相生与相克，才维持了五行这一整体的相对协调平衡状态。无论是缺少相生或相克（即依存，制约），还是这种相生相克不能维持正常水平（太过或不及），五者的协调平衡都将遭到破坏，在自然界就要发生灾害，在人体就要发生疾病。而生克的太过与不及，则称之为乘侮胜复，正如张景岳《类经图翼·运气》所说："造化之机，不可无生，亦不可无制。无生则发育无由，无制则亢而为害。生克循环，运行不息，而天地之道，斯无穷已。"

1.相生相克 相生，就是相互资生资助，相互促进。五行之中这种相互资生、相互促进的关系，称为相生关系。五行的相生关系依次是：木生火，火生土，土生金，金生水，水生木。

相克，就是制约。五行之中这种相互制约的关系，称为相克关系，五行相克关系依

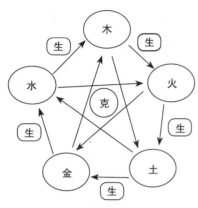

图2-2 五行生克关系

次是：木克土，土克水，水克火，火克金，金克水。

五行的相生相克关系见图2-2。

这种相生相克是五行正常的运动变化，是维持自然界和人体协调平衡的不可缺少的两个条件。有生有克，事物才能正常地、不断地发展变化。因而，对于人体来说，生克属于生理过程。由于五行之间存在着生克关系，所以五行中任何一行，都有"生我"和"我生"，"克我"和"我克"四方面关系。五行相生关系，又称"母子"关系，即"生我"者为母，"我生"者为子。如木生火，则木为火之母，火为木之子。而火又生土，故火又为土之母。所以，五行中任何一行都同时具有"我生""生我"的母与子的双重关系。五行相克关系，又称为"所胜""所不胜"。"我克"即是我"所胜"，"克我"即是我所不胜。如土克水，则土所胜者为水；木克土，则土所不胜者为木。因此，每一行又同时具有"所胜"（我克）和"所不胜"（克我）两方面关系。

由于五行中，每一行都有"生我""我生""克我""我克"四个方面，所以，每一行都与其他四行存在相生或相克关系。以木为例，木与火、水为相生关系，木与金、土为相克关系；又如土，土与金、火为相生关系，土与木、水为相克关系。五行缺一不可，无木则不能生火、制土，无水则不能生木、制火，等等。五行中缺少任何一行，都会引起五行运动整体的破坏。所以，五行是一个相互作用、相互影响的运动整体，而这一整体正是在相生与相克的作用下，处于相对平衡状态，从而决定着事物正常地发生、发展、变化，即所谓"生克制化"。

2. 乘侮胜复 前面所讲的五行之间的相生相克，是五行运动的正常变化，而五行的"乘侮胜复"，则是五行运动的异常变化，在人体即可发生疾病，在自然界即发生灾害。五行运动过程中出现"乘侮胜复"的异常变化，是由于某些原因导致五行中某一行偏亢（太过）或偏衰（不及）所引起的。

（1）相乘：即乘侮。相乘是以强制弱，以盛制衰，是五行中某一行太过，从而产生对所克一行克制过度的过程。出现五行相乘的原因有两个方面：①绝对偏亢：某一行由于某种原因导致其绝对偏盛，因而出现对其所克者克制过度，使被克者衰弱。如大怒之后，出现不思饮食，甚至腹胀、便溏等。肝属木，脾属土，肝木过亢，则克制脾土过度，从而引起脾土虚衰，不能运化水谷，故出现上述症状。这时的土衰是由于木过亢而克制土的结果，木属于绝对偏亢（太过）。这种木盛克土太过的现象即称为"木乘土"，为区别于"土虚木乘"，一般又称为"木盛乘土"。②相对偏亢：即某一行本来处于正常水平，但其所克的一行因其他原因偏衰，从而使克者相对偏盛，导致对所克一行的过度克制。如木本来不亢，其对土的克制是正常水平的，但由于土本身衰弱（不及），则木即相对亢盛，从而产生对土的过度克制，使已处于衰弱状态的土，进一步衰弱。这种情况也属"木乘土"，但为区别于"木盛乘土"，又称为"土虚木乘"。前者"木盛"是相乘的原因，后者"土虚"是相乘的原因。五行相乘，实质是一个相克过程，区别在于是否超过一定水平和限度。在一定限度之内即为相克，属正常变化；超过一定限度即为相乘，属异常变化。

（2）相侮：即是反克，又称反侮，是五行中某一行过亢，从而对原来"克我"者产生的反方向的对抗制约的过程。这种偏亢，或为绝对偏亢，或因另一方的虚衰而相对偏亢。如水克火，但当火过亢，超过了水对火的制约能力时，水不仅失去对火的制约反而出现火对水的反方向的对抗和制约，这就是反侮（反克），称为"火侮水"或"火盛侮水"。至于因水之偏衰，使火相对偏亢，致使火来侮水，则称为"水虚火侮"。

相乘与相侮在五行运动的异常变化中，常常同时出现。在五行出现相乘情况时，盛者即可反侮于"克己"者。如木盛乘土，土气必衰，土衰不能生金，则金衰，金衰不能制木，一方面致使木气更盛，另一方面亢盛之木即可反侮于金（木乘土侮金）。在五行出现相侮时也一样，盛者即可乘己之所胜（我克者）。火盛侮水，水不制火，则火无所制，必乘己之所胜者——金（火侮水乘金）。因此，相乘相侮是密切相关的。《素问·五运行大论》对此做了明确地阐述："气有余，则制己所胜，而侮所不胜；其不及，则己所不胜，侮而乘之，己所胜，轻而侮之。"

（3）五行胜复：胜、复又称胜气、复气。胜复的实质就是亢与制，但其中包含着两个制约的过程。胜是五行运动的异常变化，而复则是五行自身对异常变化的自我调节（制其胜），以达到五行的总体平衡，正如朱震亨《丹溪心法·亢则害承乃制》所说"气之来也，既以极而成灾，则气之乘也，必也复而得平"。张景岳《类经·运气》解释胜复说"彼来胜我，故子必起而报之，故谓之复"，"因胜而报者谓之复，胜复相仍，本无罅隙"。因为"凡有所胜，必有所败，有所败，必有所复，母之败也，子必救之"（《类经图翼·运气上》）。如水太过，则必乘（胜）于所克之火，使火衰弱，而火之子土，即起来对水加以制约。其中土（子）制水的过程就是复。所以《类经·运气》说"复者，报复之义"，即"子报母仇"。从中可以看出，胜复包含着两个制约的过程，一个是"彼来胜我"，一个是"子必起而报之"。

五行胜复在自然界气候变化中尤为明显。如大寒（凉）之后，必出现大热（温）；大热之后，必有大寒。闷热天气经过一定时间后，必随之而出现冷雨凉风。五行胜复程度是彼此相应的。有胜则有复，无胜则无复，胜甚则复甚，胜微则复微。

3. 五行的本化与兼化 五行的本化，是指五行中每一行自身基本属性所应出现的征象，为其本身所固有的表象。如，动摇不定即是木的变化，湿盛身体重着不移、臃肿胀满为土的变化，等等。兼化是指五行中出现二行以上的气化表现称为兼化。如高热（火）患者，同时出现恶寒战栗（水）之象，即为兼化。刘完素《素问玄机原病式·五运主病》说:"所谓五行之理,过极则胜己者反来制之。故火热过极,则反兼于水化。"刘完素《素问玄机原病式·六气为病》又说:"夫五行之理,微则当其本化,甚则兼有鬼贼。"

总之,五行之理,亢而不极则表现为本化,亢极则出现兼化。简言之:微者本化,甚者兼化。兼化的出现,大致有两种情形:一是兼其相生者即同气之化,二是兼其相克者即异气之化。如热(火)极生风(木),即是火极而兼木化。又如《素问玄机原病式·六气为病》"诸热瞀瘛……疼酸……""诸热瞀瘛"为火病,而"疼酸"为木病,木即为兼化。此由于火亢极则制金,金衰则不能制木,致使木旺而为兼化(火与木为相生关系)。火极似水,以及木极似金,金极似火等,即属《素问玄机原病式》中"己亢过极,则反似胜己之化",属相克及异气兼化。火极兼木化,则属于相生及同气兼化。一般说,同气兼化多见,异气兼化少见,二者有着本质区别。异气兼化中之兼化征象均为假象,如水极似火,则火为假象,实非真火。而同气兼化则本化与兼化实为两行本化相兼,如木、火多兼化,水、土多兼化,以五行化生之五气言,则风、热、燥多兼化,寒、湿多兼化。

总之,五行生克及互生互克是维持五行正常运动变化的决定因素。乘侮胜复则是五行运动变化的异常状态,及在异常状态下的自我调节过程。五行的本化与兼化则是五行自身的基本功能和属性在运动过程中表现出的征象。

三、五行学说在中医学中的应用

五行学说在中医学中,主要用于阐述人与自然界的整体关系、脏腑功能及其整体关系、五脏病理及相互影响,用于指导辨证,确定治法等。兹分述如下。

(一)论证人与自然是一个统一整体

五行学说认为,自然界中的万物均由木、火、土、金、水五种基本物质构成,而万物的发生、发展、变化,是在五行运动变化支配下出现的。人作为自然界中的一员,当然也不例外地受五行的支配。所以,既可用五行的基本属性去归类自然界的万物,也可用五行的基本属性归类人体。尽管自然界的事物和人体脏腑器官彼此之间是毫不相干的,但按不同的五行基本属性,都可以归纳于五行之内。这样,就建立了自然界内部和人体内部以五行为枢纽(中心)的整体联系,如五行中的"木",将自然界的东、风、青、春、酸等与人体的肝、胆等统一为一个整体。这是中医学天人一体观的理论依据之一。从这一思想出发,中医学认为,自然界的正常或异常的发展变化,都直接对人体的健康与疾病发生影响。如五行化生的五气(风、热、湿、燥、寒)直接影响着人体的健康和疾病的发生。

五行与各种事物的对应配属关系总结如下,见表2-1。

表 2-1 五行事物分类表

五行	木	火	土	金	水
五星	岁星	荧惑星	镇星	太白星	辰星
五方	东	南	中	西	北
五季	春	夏	长夏	秋	冬
五色	青	赤	黄	白	黑
五淫	风	热	湿	燥	寒
五味	酸	苦	甘	辛	咸
五臭	膻	焦	香	腥	腐
五气	生	长	化	收	藏
五脏	肝	心	脾	肺	肾
五腑	胆	小肠	胃	大肠	膀胱
五窍	目	舌	口	鼻	耳
五体	筋	脉	肉	皮	骨
五华	爪	面	唇	毛	发
五液	泪	汗	涎	涕	唾
五志	怒	喜	思	悲	恐
五神	魂	神	意	魄	志
五动	握	忧	哕	咳	栗
五声	呼	笑	歌	哭	吟
五音	角	徵	宫	商	羽
五谷	麦	黍	稷	稻	菽
五畜	羊	鸡	牛	马（犬）	猪
五菜	葱	葵	藿	薤	韭
五果	李	杏	枣	桃	栗
五虫	毛	羽	倮	介	鳞
五禽	虎	猿	熊	鸟	鹿
五神兽	青龙	朱雀	勾陈、螣蛇	白虎	玄武
八卦	震、巽	离	坤、艮	乾、兑	坎
天干	甲乙	丙丁	戊己	庚辛	壬癸
地支	寅卯	巳午	辰戌丑未	申酉	亥子
五运	丁壬	戊癸	甲己	乙庚	丙辛
六气	巳亥风木	子午君火、寅申相火	丑未湿土	卯酉燥金	辰戌寒水
六经	厥阴	少阴/少阳	太阴	阳明	太阳
生数	三	二	五	四	一
成数	八	七	十	九	六

（二）概括五脏气化的相互关系

按照五行生克制化的观点，五脏之间是相互促进和相互制约的，并以此维持五脏气化功能的协调平衡。

1. 按五行的相生顺序 木生火，肝（木）对维持心（火）的正常功能，有资助作用。肝藏血，心藏神，神赖血养，血藏于肝而养心神。火生土，则心对脾有资助作用，心主血，脾统血，二者相辅相成，才能血行正常。土生金，肺金恶燥，必得阴精以滋润，而脾能"散精，上归于肺"，即是补脾益肺治法（培土生金）的道理之所在。金生水，是指肺（金）有资助肾（水）的作用，肾主水的气化，而肺有"通调水道"的作用，以助水的气化，所以，肺即有生肾之义。水生木，肾藏阴精以滋养肝木，肾水不足，则肝阳（或火）即偏亢，或上炎，或化风内动，补肾阴（水）即可平肝木之亢。以上是以五行相生关系阐述五脏在气化（生理）方面的相互资助的整体关系。

2. 按五行相克顺序 肺制肝，肝制脾，脾制肾，肾制心，心制肺。肺的肃降，可以抑制肝的升发太过，如不使肝阳上亢。肝的疏泄条达，可以抑制脾气的壅滞，使脾维持正常的运化水谷的功能而不致停饮停食。脾主运化水湿，可以制止肾封藏过度而造成水饮停聚与泛溢。肾水可上济心火，不使心火过盛上炎。心火之温煦，可以抑制肺金的清肃太过。五脏就是在相互资助、相互制约的运动变化中，维持着正常的气化功能和整体平衡。

（三）概括五脏病变及其相互影响

1. 用五行基本属性概括五脏病变 木性升发、化风、动摇，故肝的病变可出现肝火（阳）上冲、内风、眩晕等症，所以《素问·至真要大论》说："诸风掉眩，皆属于肝。"火性炎热、上行，故心的病变可出现红肿热痛的疮疡，口舌生疮，咽喉肿痛及血热妄行的吐血、衄血等。土性主静，主化生，故脾的病变可出现水湿停留、脾气壅滞的痞满以及水谷不化之泄泻等。金性燥，主收敛、清肃，故肺的病变可出现肺燥咳嗽、气上逆之喘促、肺气壅遏之喘满等。水性寒，滋润而下行，主静主藏，故肾的病变可见水肿（下肢），肾阳不足之寒证，以及肾虚封藏失司的遗精、早泄、小便频数等。

2. 用五行概括五脏病变的相互影响（传受） 由于五脏是一个统一整体，所以任何一脏的病变，都可能影响他脏，即一脏病可以传至他脏。五脏病变相互传变有一定规律，按五行学说予以概括则分为相生关系的传变和相克（乘、侮、胜、复）关系的传变。

相生关系的传变包括"母病及子"和"子病犯母"这两个方面。母病及子是指五脏病变，从母脏传及子脏。如脾（土）病传肺（金），脾为母脏，肺为子脏（土生金），为脾病而及于肺。如脾虚不能运化水湿，聚而为饮，饮邪犯肺，发为咳嗽、喘促等，即为母病及子。以此类推。子病犯母（又称子盗母气），是指五脏病变由子脏传及母脏。如心（火）病传肝（木），木生火，肝为心之母，心病及肝，即为子病犯母。如心血不足，不能养肝，致使肝阳偏亢为病，即为子病犯母。余者类推。

相克关系的传变包括乘、侮、胜、复。乘、胜、复实质是一个，即克制太过。按五行相克顺序，肝乘脾、脾乘肾、肾乘心即肝病传脾、脾病传肾、肾病传心。侮则是反克，按五行相克顺序的反方向传变。如金克木，木气过亢则反克于金，中医学中的肝火犯肺（木火刑金），即为木侮金，是肝先病而后传之于肺。

五脏病在生克关系的传变中，五脏相生传变的母病及子，一般为病较轻浅易愈；子病犯母，一般为病深重难愈。五脏相克传变中，相乘传变为病多深重，相侮传变为病多轻浅。

应当指出，以五行学说概括五脏的生理、病理及其相互影响，只能说明五脏的部分，而不是全部生理功能和病理变化。

（四）用于指导辨证

1. 以五行归属四诊资料、确定病变所属脏腑 人体是一个统一的整体，体内的五脏病变必然反映到体表，而出现一系列证候。因此，可以通过在外的表现，推断五脏的病变，即《灵枢·本脏》所说"视其外应，以知其内脏，则知所病矣"。临床上，通过四诊可以获得内脏病变的"外应"之象，即病情资料，通过五行归类，初步推测病变所属脏腑。如患者面见青色，脉见弦象，即可初步确定属肝病，因为青属木色，弦亦属木，肝属木，所以属肝病。如见面赤、口苦、脉洪等，即可知为心火病证，因为赤属火，苦属火，洪脉亦属火，所以属心病。面黄、口甘等，为脾病，因为黄属土，甘亦属土，脾属土，所以为脾病。

在寸口脉上，左手寸、关、尺三部依次代表心（火）、肝（木）、肾（水），右手寸、关、尺依次代表肺（金）、脾（土）、命门（火）。从左手尺部向上，它们的相互关系是水生木，木生火，转到右手尺部是火生土，土生金，再转到左手尺部金生水，形成一个完整的循环。某个部位的脉太过或不及反映了五行中某行的过与不及，可以得到相应的诊断和治疗方案。

2. 以五行生克分析四诊资料，判断病证顺逆 病证与色脉相生者，主病向愈为顺。如肝（木）病，水生木，若得沉脉（水），为相生之脉，为顺，病证一般预后良好。若心病得肾（水）之沉脉，为相克之脉（水克火），为逆。脾病而面见青灰色，为木克土，为逆。即脏与色、脉相克者，一般预后多不良。总之，从脏腑病证与所现之色脉的相合、相生、相克与否，可以初步推断病证预后的善恶顺逆。

3. 以五行生克概括五脏病机 以五行亢害承制学说来分析概括脏腑病变机制，亦是中医学常用的病证分析方法。有关这方面的内容在前面已经陆续涉及了，以肝木为例说明了太过与不及与脾土（我克）和肺金（克我）的病理状态，见图2-3。临床常用五行归纳脏腑病机，如肝木乘脾、水（肾）不涵木（肝）、肝气犯胃（木克土）、肝气犯肺

（木侮金）、土不生金（脾肺两虚）、水亏火旺（肾水不足不能上济心火）等，都是中医学常用的分析病机和辨证的方法。

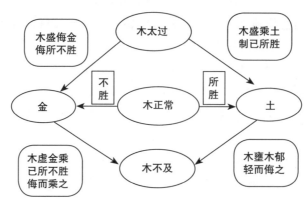

图 2-3　五行亢害承制示意图

（五）用于确定治疗法则

1. 用五行相生关系确定治疗原则　用五行相生关系确定治疗原则，主要是指母子补泻法，即《难经·六十九难》所说"虚则补其母，实则泻其子"的原则。所谓"虚则补其母"，即补本脏之母，用于本脏虚证。如肝木阴虚，不直接补肝，而是补其母——肾水，水能生木，从而达到补肝的目的。肺金不足，可补其母——脾土，土能生金，从而达到补肺的目的。所谓"实则泻其子"，即泻本脏之子，用于实证。如肝木气盛（阳亢等），可不直接泻肝，而是泻其子脏——心火，以达到泻肝之目的，因为子能令母虚，子夺母气，从而使其母脏之气得以平复。运用中，可根据实际病情，或单纯补母、泻子，或母子兼顾。在针灸学中，"虚则补其母"，则凡是某经虚证，即可单补其母经或本经母穴。如肝经虚证，则或补其母经——肾经合穴（水穴）阴谷，或补其本经合穴（水穴）曲泉。"实则泻其子"，则凡是某经实证，即可单泻其子经或子穴。如肝经实证，可取其子经——心经荥穴（火穴）少府，或本经荥穴（火穴）行间。

除"母子补泻法"外，用五行相生关系确定的治疗原则还有滋水涵木法、培土生金法、金水相生法等。滋水涵木是滋养肾水，以养肝木，又称滋肾养肝，用于肾阴亏损而肝阴不足，或肝阳偏亢之证。培土生金是补脾气以益肺气，即补脾益肺，用于脾虚肺虚之证。金水相生是补肺滋肾，用于肺肾阴虚之证，即《时病论》所说"金能生水，水能润金"，金水相生，肺肾同治。

2. 用五行相克关系确定治疗原则　用五行相克关系确定的治疗原则，主要是指抑强和扶弱两方面，即亢则平之，衰则益之，如抑木扶土、培土制水、佐金平木、泻南补北等。抑木扶土是疏理肝木，补益脾土，即调理肝脾，用于木盛乘土或木郁土壅之证。培土制水，是温补脾土，以制肾水，用于脾肾阳虚，不能化气行水之证，治当脾肾兼顾。

佐金平本，是清肃肺金以平抑肝木，用于肝火亢盛，肺失清肃之证。泻南补北，即泻南方火，补北方水，心属火，火在五方为南，水为北，肾属水，即滋阴降火法，用于肾水不足、心火亢盛之证。

五行学说在治疗中除上述应用外，还用于情志疾病的治疗，如悲能胜怒（金克木）、怒能胜思（木克土）、思能胜恐（土克水）等，就是用情志的五行所属和相克关系以情志治疗情志疾病。

（六）五行学说在医学其他领域中的应用

五行学说还用于对十二经脉及其井、荥、俞、经、合穴的五行归类。即手太阴经和手阳明经属金，足少阴经和足太阳经属水，足厥阴经和足少阳经属木，手少阴经和手太阳经属火，足太阴经和足阳明经属土，手厥阴经和手少阳经属火（相火）。十二经的井、荥、俞、经、合穴则根据经脉的阴阳有所不同，阳经始于井金，阴经始于井木。阴经的井、荥、俞、经、合穴分别属于木、火、土、金、水五行，而阳经的井、荥、俞、经、合穴则分别属于金、水、木、火、土五行。

《黄帝内经》还按不同属性把人归为木形人、火形人、土形人、金形人、水形人五种，并指出各自不同的生理、病理方面的特点（参见《灵枢·阴阳二十五人》）。

四、阴阳学说和五行学说的关系

阴阳学说和五行学说，都属于中国古代朴素的唯物主义哲学范畴。二者既各有自己的研究对象，又有不可分割的联系。阴阳学说研究的是事物的一般属性和运动规律，是把世界划分为阴阳两大部分进行分析研究的。五行学说研究的是事物的具体属性，并把世界划分为五大部分进行研究的。

虽然阴阳学说和五行学说各有自身的特点，但二者又是相互交叉联系的，阴阳中有五行，五行中有阴阳。由阴阳所概括的两大类事物，亦包含着五行归类。如一年四季，以阴阳言，则春夏属阳，秋冬属阴。而阳中之春夏，以五行言，则春属木，夏属火；阴中之秋冬，以五行言，则秋属金，冬属水等等。又如五行中木有阴木、阳木，火有阴火、阳火，土有阴土、阳土，金有阴金、阳金，水有阴水、阳水。因此，阴阳与五行是相互包含、密切联系的，其本源都是"气"。《春秋繁露·五行相生》对此做了比较恰当的概括，即"天地之气，合而为一，分为阴阳，判为四时，列为五行"。明·张景岳《类经图翼·运气上》认为阴阳与五行是"气"与"质"的关系，是相互依存的，"五行即阴阳之质，阴阳即五行之气。气非质不立，质非气不行。行也者，所以行阴阳之气也"。这是对阴阳和五行关系的更明确的认识。

阴阳学说和五行学说作为朴素的唯物主义和自发的辩证法的中国古代哲学学说，被引进中医学这门自然科学领域后，对中医学理论系统的形成和发展无疑起到了积极的促进作用，至今仍为中医学所广泛应用。阴阳学说和五行学说都认为世界是物质的，并在对立统一中运动变化。阴阳、五行学说，是中医学天人一体、脏腑及其所属器官组织一体的整体观的理论基础，也是人与自然界（天）形成有机整体联系的枢纽。

　　阴阳、五行学说由于受当时自然科学和生产力发展水平的限制，不可避免地存在着一定的局限性。所以，我们在应用阴阳、五行学说时，不应仅仅停留于阴阳、五行的抽象概念，公式化地机械搬用，而要从临床实际出发，灵活运用，从而进一步丰富中医的临床实践，并逐渐将其上升为理性认识，为中医学理论的发展做出贡献。

第三章　中医学的基本特点

中医学是古人仰观天、俯察地、观鸟兽之文和地之宜，通过近取诸身、远取诸物这种取类比象的方法，观察天象与地球运动规律对人体的影响，并在"恬惔虚无""正气内存"下对生命真相全面、深刻地进行内视而形成的学科，因此中医认识人体的生理、病理离不开人所处的自然界。

中医学认为，宇宙有自身的统一规律，宇宙中的任何事物都必须遵循这一规律。因此，作为存在于宇宙中的人也同样需要遵循宇宙的规律。人的生长和衰老，健康和疾病，都要从人与天地相应的整体观来考察。中医视人体为一个小宇宙，应从大宇宙来领略和把握小宇宙。《素问·宝命全形论》对人的定义是："夫人生于地，悬命于天，天地合气，命之曰人。"在当时没有科技的情况下，古人用取类比象的方法发现和探索自然与人体生命运动的规律是唯一的选择。这种方法时至今日也没有过时，仍然具有很强的指导意义。

大概在东汉时期，《黄帝内经》《神农本草经》《伤寒杂病论》《难经》等四大经典著作编撰成型，标志着中医理论基本框架建立，形成了一整套完整的、独特的体系，一直延续到今天，展现了强大的生命力。可以预见中医理论在生命科学的研究中将发挥越来越大的作用。

后世将中医学理论的基本特点概括为两点：一是整体观，二是辨证论治。

第一节　整体观

整体观就是统一性和完整性。中医学的整体观表现在：中医学客观地认识到并非常重视人体本身及其与自然界（天地）的统一性、完整性。它认为人体是一个有机的整体，构成人体的各组成部分之间，在结构、生理、病理上，是相互联系、相互协调、相互影响的；同时，也认识到人体与自然环境是息息相关的，人体的生长发育、健康与疾病，都受到自然环境的影响。这种人体自身的整体性和人体与自然环境的统一性的思想，称为整体观。整体观思想贯穿于中医学的生理、病理、诊法、辨证、治疗等各个方面，成为中医学理论的重要特点之一。

中医的整体观堪称现代系统论的雏形。与现代科学还原论思路截然不同，中医对人和疾病的研究遵循自己特定的方式。按现代系统论的观点，系统是由若干要素通过相互作用构成的具有确定性能的整体。人就是最典型的系统，对人和疾病的考察和调节应遵循系统规律，中医学的理论和方法正是符合了这种系统规律。

一、人体是一个有机整体

人体是由脏腑、组织、器官所组成。各个脏腑、组织、器官，都有着各自不同的生理作用。中医学认为人体是一个以五脏为中心，并通过经络系统把六腑、九窍、四肢、百骸等全身组织器官联系成有机的整体，并通过精、神、气、血、津液的作用，完成人体的整体功能活动。正因为脏腑、组织、器官之间存在着这种实质性的联系，决定了它们之间在生理上的相互联系，病理上的相互影响，即人体在生理、病理上的整体性，形成了中医学对疾病认识和治疗上的整体观。

中国古人在认识自然的过程中，创造了阴阳、五行理论，用来解释日月星辰四季变化，春生夏长秋收冬藏等自然现象的变化规律。中医在阐述人体自身及其与外界的关系时，也自然而然地借用这套理论来论述。这反映了中医与中国古代哲学的密切联系，即中医理论来源于中国古代哲学思想，也是中国古代哲学的重要内容之一。

中医学把握了人的"整体不等于部分之和"的特性，把注意的重点放在人的整体水平，把握了只存在于人的整体水平的一系列"系统质"，如气、神、藏象、经络、证等，注重的是"活的人""病的人""治人"。

近年来发展起来的全息生物学也从中医中获得灵感并对中医的许多理论进行了阐发。全息生物学重点强调局部可以反映整体，整体的功能状态可以在不同程度上通过经络系统传输到每一局部去，使每一个局部都能体现整体。局部可以探讨整体，影响整体，甚至从一个局部影响另一个局部。

（一）生理上的整体观

在整体观思想的指导下，中医学认为人体的脏腑、组织、器官之间，在生理上是一个统一的整体。特别是脏腑之间，在生理功能上是相辅相成和相反相成的。《黄帝内经》"阴平阳秘，精神乃治"和"亢则害，承乃制，制则生化"等理论，用阴阳学说论述了人体内部阴阳双方的对立统一的相互关系，用木、火、土、金、水五行生克关系来阐述肝、心、脾、肺、肾之间的生克制化关系。正是这种生克关系维持着脏腑及脏腑所属组织、器官之间协调的动态平衡。任何一个脏腑功能的太过和不及，都将破坏这种整体的平衡联系。而这种整体联系，又是在心的统一指挥下完成的，"心者，君主之官""主明则下安""主不明则十二官危"（《素问·灵兰秘典论》）。经络系统联络全身内外上下，把脏腑、经络、肢体、九窍等联系成一个有机整体。而气血津液理论和形神统一学说，则反映了功能与形体的整体性。这些都反映了中医学对人体生理的整体观思想。

（二）病理上的整体观

中医学不仅从整体观出发去探索人体正常生命活动规律，而且以整体观去认识、研究人体疾病的病理机制。由于人体脏腑、组织、器官在生理上的密切联系，必然决定了它们之间在病理变化上的相互影响，即每一脏腑、组织、器官的病变都不是孤立的存在。每一局部的病变都会影响整体，而整体病变又可反映于某一局部，即某一局部病变可能是整体病变的一部分。这一病理变化上的相互影响，如同生理上的相互联系一样，是通过经络系统、精神气血津液系统实现的。如某一肌表、经络的病变，可能是与其相关的脏腑病变的反映，或由脏腑病变延及其所属经络、器官。如肝病可影响于脾、肺，使脾、肺发病。如此等等，都说明了人体疾病病理变化的整体性，同时证明中医学在人体病理变化上的整体观是正确的。

（三）诊法与辨证的整体观

人体的内外上下各部是一个有机的统一整体，体内的病变就可通过经络系统反映于体表，这一脏腑的病变还可以影响与其相关的另一脏腑。因此，人们可以通过体表五官、形体、色脉的外在变化，推知体内的病变，这就是中医"司外揣内"的诊法的依据。

通过对外在信息的观察，中医不仅能够诊察器质性疾病，而且大多情况下也可以诊察功能性疾病，为早期干预重大疾病的发生赢得了时间。这是中医治未病能够实现的前提。

比如，中医通过观察患者舌体的大小、颜色、裂纹、齿印、斑点和舌苔的有无、厚薄、颜色、湿润等情况，可以了解身体的寒热、虚实，病邪的浅深、寒热性质，病情所在脏腑等。

通过寸口部位的脉诊，可以诊察病邪的性质、病位所在、身体虚实和具体脏腑组织的病变。

全息生物学的发展，也在一定程度上说明了中医通过望诊、切脉等手段诊察疾病的合理性和科学性。

（四）治疗原则上的整体观

人体是一个有机的整体。中医在疾病治疗上，是把局部病变作为整体的一部分去考虑的，既考虑局部病变，又不忘其与整体的关系，往往是局部与整体兼顾。如外科阳证疮疡的治疗，不是单纯在疮疡局部用药，而是从整体着眼，进行清热解毒治疗。又如口舌糜烂，心开窍于舌，心与小肠相表里，因此，治疗口舌糜烂，不是只着眼于舌的局部，是从清心泻小肠火的治法入手治疗口舌糜烂。急性肾炎水肿，不是去治疗肾脏，反而可以通过发汗清热去治疗。

对复杂疾病，中医也是从整体考虑，分别采用攻补兼施、表里同治、清上温下等治法。

在针灸治疗中，中医常常针刺下部的穴位治疗上部的疾病，或者针刺上部的穴位治疗下部的疾病，针刺左部的穴位治疗右侧的疾病，或者针刺右侧的穴位治疗左部的疾病，这就是《素问·阴阳应象大论》中的"从阴引阳，从阳引阴，以右治左，以左治右"，《灵枢·终始》中的"病在上者下取之，病在下者高取之"。如此等等，都是在整体观指导下确定的治疗原则。

二、人与自然界的统一性

人与自然界的统一性，即人与天地相应或人与天地相参的天地人一体，是中医学整体观的又一重要内容。人类生活于自然界中，自然界存在着人类赖以生存的必要条件。同时，自然界的变化又直接或间接影响人体，使人体产生一定程度的相应的反映。人类是为了适应自然界的变化逐步进化发展而来的。凡不能适应自然变化的物种则消亡了，如恐龙等许多动植物。《黄帝内经》用了大量的篇幅专门论述了"人与天地相应"的整体观思想。

（一）自然界的变化对人体生理的影响

1. 季节气候对人体的影响　由于地球的绕日公转运动，地球自转轴与绕日轨道存在23.5°的夹角。太阳在地面的高度角逐渐变化，从而形成了四时气象，一年之中有春温、夏热、长夏湿、秋凉、冬寒的正常季节气候变化。在这种季节气候变化之中，动植物表现为春生、夏长、长夏化、秋收、冬藏的相应变化。人体也毫不例外地受着季节气候变化的影响，而出现相应的生理性变化。如人在夏天皮腠就疏松而多汗少尿，冬天皮腠固闭而少汗多尿。《灵枢·五癃津液别》说"天暑衣厚则腠理开，故汗出"，"天寒则腠理闭，气湿不行，水下流于膀胱，则为溺与气"。又如，脉象也随着季节变化而出现一定的变化，春脉多弦，夏脉多洪，秋脉多浮，冬脉多沉。就总体来说，春夏脉象多浮大，秋冬脉象多沉小。脉象这种浮沉大小的变化，就是人体受到季节变化的影响发生的生理性改变。再如人体气血运行也与季节气候变化有关：春夏温热则气血流行较快而流利，秋冬寒凉则气血运行较慢而涩滞。《素问·八正神明论》说："天温日明，则人血淖液而卫气浮，故血易泻，气易行；天寒日阴，则人血凝泣而卫气沉。"

为说明自然气候变化的影响，中医创造发展了五运六气学说（简称"运气"），主要见于《素问》的《天元纪大论》《五运行大论》《六微旨大论》《气交变大论》《五常政大论》《六元正纪大论》《至真要大论》七篇。运气学说是中国古代研究气候变化及其与人体健康和疾病关系的学说，在中医学中占有比较重要的地位。对于自然界和人体的运作变化规律，古人经过长期的实验摸索和总结，认为物的变化即物化，后面的推动原动力是天体和地球的运转所带来的气场的变化，即气化的作用，即所谓的"在天成象，在地成形"。古人把这个气化和物化的关系规律总结为一个数学模型，就是五运六气。

所谓"运"，是运转的意思，就是天体的运行。五运即木运、火运、土运、金运、水运，是二十八宿的运转导致的星宿间的五气变化（见第一章第二节），每五年一变，所以这个运也叫中运、大运。但在一年之中也有五运的变化，这和太阳系木、火、土、金、水五颗行星的运动有关。这五颗星离地球近，对地球运行影响较大。运的年规律用天干表示，即天的主干支撑作用。由于这五颗星有太过和不及的影响，所以天干二五为十。古人从地面望天之气，发现以黄道周天二十八宿为一个腰带，木、火、土、金、水五个行星在特定的时间出现在天空特定的位置。每年十一月冬至前水星见于北方，正当冬气当令，万物蛰伏，地面唯有冰雪和水，水星的概念就是这样形成的。七月夏至后，火星见于南方，正当夏气当令，地面一片炎热，火星的概念就是这样形成的。三月春分，木星见于东方，正当春气当令，草木萌芽生长，木星的概念就是这样形成的。九月秋分，金星见于西方，正当秋气当令，万物萧疏凋谢，古人以金代表兵器，有杀伐之意，金星的概念就是这样形成的。五月土星见于中天，表示长夏湿土之气当令，木、火、金、水皆以此作为中点，木、火、金、水引起的四时气候变化，皆是从地面观察得来的，土星的概念就是这样形成的。由于气色的观察是在地面上也就是天和地之间观察到的，这个运也叫主运，是以木、火、土、金、水五行之气来概括一年五个季节气象变化的总称。

所谓的"气"，是指地球本身的吸收辐射能源的作用，是六种气候的推移。气的年规律用地支表示，为地球物理本身的支撑作用。六气即风、寒、暑、湿、燥、火，它们各见五行特征。由于暑和火基本属于一类，所以一般不列暑与火，而把火分为君火和相火两种。六气以人所处的地面为基点，人头上是天，人的下面是地，天上有司天之气，大地也是活的，地下有在泉之气，而天气和地气在阴阳属性上刚好是相反的。司天之气由于月亮这个天体的影响每年是变化的，月球围绕地球旋转，一是带动地球大气的运行，二是月亮对地球有辐射的作用。司天之气的变化刚好是一阴→二阴→三阴→一阳→二阳→三阳的循环。

由地支标识，每年的司天之气有规律的转换。古人的六十年甲子纪年，即是这一规律的一个气化循环。这个五运六气的气化规律是六十年一转的。《黄帝内经》有所谓的三合为治，即是综合天气、地气、中气的叠加影响，以五行生克的道理，总结运气的实际影响，再结合五行相生相克的数学模型，计算出物质的变化，包括气候、物产、生理、病理、人事，等等。

古人认为天地是一个大人体，人体是一个小宇宙。人体和太阳系是全息对应的，其基本规律是一致的。所以，每个人出生的年月时辰的运气对其体质和好发的疾病都有影响。每年每月的运气与当时疾病的发生和治疗也有关系。所以，运气学说的基本内容，是在中医整体观念的指导下，以阴阳五行学说为基础，运用天干地支等符号作为演绎工具，来推论气候变化规律及其对人体健康和疾病的影响的。

2. 昼夜对人体的影响　在昼夜晨昏的阴阳变化过程中，人体也发生相应变化。如人体阳气白天趋向于表，夜间趋向于里。《素问·生气通天论》说："故阳气者，一日而主外，平旦人气生，日中而阳气隆，日西而阳气已虚，气门乃闭。"又如人体卫气，昼行于阳经，夜行于阴经。《灵枢·大惑论》说："夫卫气者，昼日常行于阳，夜行于阴。"

上述论述，说明了昼夜变化对于人体生理的影响。

《黄帝内经》曾将一日比作一年，也有四时变化："以一日分为四时，朝则为春，日中为夏，日入为秋，夜半为冬。"这是按一日之中阴阳的消长情况，把一日分为四季。早上阳气生发为春季；中午阳气隆盛为夏季；下午阳气渐衰，阴气渐生为秋季；晚上阳气敛藏，阴气隆盛为冬季。人体的脉搏、呼吸、血压、体感随早晚阴阳的盛衰、四季的变化也会有相应的变化。

中医的子午流注学说是关于人体一日之中各脏所主之时和营卫之气在十二经脉运行的次序的理论。这一学说指出了人体生理如何随时间的变化而变化，还具体指出了某一特定时间内人体经穴开合的部位。

3. 地区方域对人体的影响 《素问·阴阳应象大论》说："天不足西北，故西北方阴也，而人右耳目不如左明也。地不满东南，故东南方阳也，而人左手足不如右强也。帝曰：何以然？岐伯曰：东方阳也，阳者其精并于上，并于上则上明而下虚，故使耳目聪明，而手足不便也。西方阴也，阴者其精并于下，并于下则下盛而上虚，故其耳目不聪明，而手足便也。"《素问·异法方宜论》说："黄帝问曰：医之治病也，一病而治各不同，皆愈何也？岐伯对曰：地势使然也。故东方之域，天地之所始生也。鱼盐之地，海滨傍水，其民食鱼而嗜咸，皆安其处，美其食。鱼者使人热中，盐者胜血，故其民皆黑色疏理。其病皆为痈疡，其治宜砭石。故砭石者，亦从东方来。西方者，金玉之域，沙石之处，天地之所收引也。其民陵居而多风，水土刚强，其民不衣而褐荐，其民华食而脂肥，故邪不能伤其形体，其病生于内，其治宜毒药。故毒药者亦从西方来。北方者，天地所闭藏之域也。其地高陵居，风寒冰冽，其民乐野处而乳食，脏寒生满病，其治宜灸焫。故灸焫者，亦从北方来。南方者，天地所长养，阳之所盛处也。其地下，水土弱，雾露之所聚也。其民嗜酸而食胕，故其民皆致理而赤色，其病挛痹，其治宜微针。故九针者，亦从南方来。中央者，其地平以湿，天地所以生万物也众。其民食杂而不劳，故其病多痿厥寒热。其治宜导引按跷，故导引按跷者，亦从中央出也。"这两段文字明确指出了地域对人体的影响。

地区气候的差异，地理环境和生活习惯的不同，在一定程度上，也影响着人体的生理活动。如江南多湿热，人体腠理多稀疏；北方多燥寒，人体腠理多致密。这是长期生活在这样的环境中，人体对地域影响的反映。同时，长期生活在一地的人们，一旦易地而居，开始总有些不适应之感，经过一定时间后，人体就会发生适应新环境的变化。这也是地域对人体的影响所致。

此外，天体（日月）运行，对人体的生理过程也有一定影响。比如，月亮的盈亏与女子的月经就有密切的关系。

中医学认为，人与天地相应。自然界对人体生理产生影响这一事实，是客观存在的。过去由于某些影响，将运气学说、子午流注学说等看成是封建迷信的东西，现在必须拨乱反正。这些学说其实是中医理论的重要组成部分，是最精华的部分。

（二）自然界的变化对人体疾病的影响

1. 季节气候对疾病的影响　四时气候的变化，是生物（包括人类）生存的重要条件之一，但有时也会成为生物生存的不利因素。人类适应外界变化的能力是有限的，如果气候出现异常变化（太过或不及），或人体调节功能低下，而不能对气候变化作出适应性调节，就会发生疾病，或使已发生的疾病出现相应的变化。如季节性多发病，或时令病的出现，就带有明显的季节性。又如某些宿疾，往往在一定的气候条件，或季节交接之际发作，如痹证、哮喘等。

在运气学说中，运气对人体疾病发生的影响，主要包括六气的病因作用、疾病的季节倾向、不同地区气候及天气变化对疾病的影响等。从发病的规律看，由于五运变化、六气变化、运气相合的变化，各有不同的气候，所以对人体发病的影响也不尽相同。五运六气的变化，总不外太过不及、生克制化几个方面。而人体病变的发生，也是这几个方面的问题。由于运气既有五运的太过不及，又有六气的司天、在泉、客主加临等不同情况，因而疾病的发生和流行也有规律可循。根据运气学说可以明确提出某气当令之年，有某病流行的预测。

2. 昼夜的变化对疾病的影响　大多数疾病，白天减轻，夜晚加重。因此，《灵枢·顺气一日分为四时》说："夫百病者，多以旦慧昼安，夕加夜甚。"有些疾病，常在午后或夜间周期性发热（潮热），或在上午头痛加重，这反映了阴阳学说中"阳主阴从"理论的正确。白天尤其是上午阳气旺盛，正盛邪退，病情好转；午后阳气渐衰，夜晚阳气归藏，邪盛正衰，病情加重。

子午流注学说可以根据疾病发病或症状加重的时辰，判断发病的脏腑，如子时和午时发生的疾病往往与肝胆有关。

由于中医学中的天人一体观的指导思想，使中医学不仅在认识人体生理、病理时，考虑自然界对人体的影响，而且在确定治疗原则和选方用药时，同样考虑到外界环境的影响。如《素问·八正神明论》就指出了"因天时而调血气"的原则："是以天寒无刺，天温无疑。月生无泻，月满无补，月郭空无治，是谓得时而调之。"这句话译成白话即是：因此，天气寒冷，不要针刺；天气温和，不要迟疑；月亮初生的时候，不可用泻法；月亮正圆的时候，不可用补法；月黑无光的时候，不可针刺。这就是所谓顺着天时而调治气血的法则。这些论述说明中医学早已注意到天体运行对人体的影响，这一思想是十分宝贵的。

第二节　辨证论治

辨证论治是中医学认识疾病和治疗疾病的基本原则，是中医学对疾病的一种特殊的研究和处理方法，也是中医学的基本特点之一。

辨证论治方法的产生来源于中医的医学观。中医的医学观是和中华民族传统的自然观一脉相传的，有以下五方面的特征。一是中医的思维方法是从整体到部分，以系统把握人体。中医认为人是自然界中的人，人是天地大系统中的一部分；强调天气为主，地气服从于天气，人气服从于天地之气，人的疾病与天地影响相关；从天地考察人，从人的整体考察局部；太阳和月亮的变化都会影响人体，要从自然整体把握人的疾病；辨证论治的理论基础是藏象和经络学说，这些学说也都是整体观察的结果，因此，辨证论治是以整体观为特征。二是时空观。中医认为人在不同时间、空间状态不同，因此，要从具体时间、空间状态考察疾病。三是有机系统论。中医认为病的变化不是简单的因果决定论，每个结果的出现有不同的原因。四是个体特异论。中医强调人的个性与特性，因体质禀赋不同，患病和治疗都不同，应从事物个性中认识具体事物。中医强调个案，讲辨证；而西医强调共性，认为特殊是普遍中的一例，讲辨病。五是守神为上说。中医认为精、气、神一体，从人体的功能表现来衡量人体，以功能恢复为第一。西医研究的是整体以下的系统，用元素分析法，以病因病理观概括疾病，从解剖实体入手，以相对稳定的"病"为认识疾病对象。中医以整体稳态观来论说疾病，研究整体以上的系统，用系统分析法，从功能观察入手，以不断变化的"证"为认识疾病的单元。这就导致了两种医学诊治体系的不同：西医是辨病论治，而中医是辨证论治。中医从整体状态来研究人体的系统特性，组成各种特定的类型，也就是在诊察患者的功能表现。这种表现亦称作功能态。由此，中医在论治的过程中，不是针对某一病因的特点，而是根据当时人体状态的特点进行调整。这即是辨证论治。

证，是机体在疾病发展过程中的某一阶段的病变部位、原因、性质以及邪正关系的概括。因此，证是反映疾病发展过程中，某一阶段的病变的本质，所以它比症状对疾病的揭示更全面、更深刻、更正确。

所谓辨证，就是运用中医学基本理论，将四诊（望、闻、问、切）所收集的资料（症状、体征），通过分析综合，对疾病进行诊断的过程。论治，又称施治，是根据辨证的结论，确定相应的治疗方法。辨证是确定治疗方法的前提和依据，论治是治疗疾病的手段和方法。辨证论治的过程，就是认识疾病和解决疾病的过程，是中医学理法方药在临床上的具体运用，也是临床医生所掌握的基础理论和治疗经验的综合运用过程。

下面简述辨证论治的内容。

一、本质辨证

"证"的含义指疾病的本质证据，而不是指疾病的局部症状或表面现象。由此可知，中医辨证不是感性现象的认症而是整体的本质辨证。辨证论治，不仅要分析认识患者表现的各种症状，还要因人、因时、因地制宜。《素问·方盛衰论》讲诊治患者要注意"诊可十全，不失人情"，要注意患者的体质禀赋、家庭社会环境和心理因素等。时间、空间因素也是辨证论治的内容之一。证是发病而表现在人体空间的证据；候是时间，是随时变化的情况。"证候"就是时间、空间的综合。"神转不回，回则不转"，就是把人与疾病视为连续变量，时间是不可逆转的参量，要因时制宜去论病。例如，感冒见发热恶寒、头身疼痛等症状，病属在表，但由于致病邪气和人体正气的对比不同，又可有风寒感冒和风热感冒两种不同的证，明证属风寒还是风热，才能确定运用辛温或辛凉解表的方法，予以恰当治疗。若由风寒转为风热，此时再去治风寒就行不通了。

二、审证求因

西医从检查病因入手分析病情，由因析果，中医则由果析因，这种由果析因的方法是由特定历史条件及特定思考方法造成的。在没有精确检查病因设备的条件下，古人通过整体反应这个"果"来分析病因，这种方法没有颠倒因果关系的次序，完全合乎因果联系的辩证法。中西医两种分析法都不否认原因在前、结果在后的客观规律，只是从不同角度来研究因果的辩证关系。我们还应看到，原因和结果的位置并非是固定不变的，而且在一定条件下可以互相转化的。如当正气不足时，外邪入侵则致病，此时正气不足和外邪入侵都是原因，而致病是结果。可患病之后，正气更亏，更难抵挡外邪入侵，此时原来致病这个果，又变成了因。对因果联系的辩证分析可充分说明，结果既是原因的产物，又能反作用于原因，而且在一定条件下，还能和原因交换位置。所以中医认为，从分析结果可以找到原因，审证可以求因。这种方法即使是在科学技术已高度发达的今天也非常必要。因为，在没用现代科学设备检查出患者的原因之前，患者多是根据"证"而前来就医的，医生就是根据"证"才初步划定可能的疾病范围，进一步检查病因，验证最初的分析。无论当代科学手段如何发达，总会有不知病因的病存在，攻克一批，可能又发现一批，这就需要运用审证求因的办法，对证下药。如果一定要找到因才考虑治病的话，那么有的患者则只好束手待毙了。因此，审证求因，不是权宜之计，而是过去、现在、将来必须遵守的辩证论治内容。

从方法论看，审证求因是系统的方法，是寻找输入信息的黑箱方法。它不是还原论或一次认识完成论，不是把整体肢解为部分或用简单事物说明复杂事物或用部分说明整体，而是把整个病变过程看作是一个系统，从综合辩证中去求因，根据黑箱的输出（果），来判定上一次的输入（因）。

三、证候

辨证论治也有证候分类的意义。随着临床实践的发展，中医病、证、症的概念逐渐明确。徐灵胎说："病之总者谓之病，而一病总有数证。"《伤寒杂病论》有太阳病、阳明病、少阳病、太阴病、少阴病，厥阴病等，在太阳病下有桂枝汤证、麻黄汤证等。《金匮要略》有黄疸病、水气病等，每一病下有若干证。关于"证"的含义，是古人根据证据的意义逐渐成为对证候的一种综合概括，包括病因、病位、病机、病性、病期、病势等。"症"字是由"证"字演化而来的一个俗字，古代"症""证"二字多通用，如汪昂在《医方集解·自序》中说："凡病必有症，症者证也。"但在现代多以"症"表示单个症状和体征，并不与证相混用。这样疾病就有了"病""证"和"症"三个层次了。辨证论治就是根据某病所出现的症状，而找出其证候的特征，从逻辑学上讲有分类的意义。

四、治随证转

在疾病的表现和演变中，症状的出现具有随机性，不是相同的证都出现同样的症状。症状往往难以定量，如清代医家叶天士说"盖病有见证，有变证，有转证，必灼见其初终传变，胸有成竹而后施之以方"。中医辨证论治不是在病名的框子下有固定的治则，而是"治"随"证"转，即"有是证，用是方"，证同则治同，证异则治异。"病"相同而"证"不同，则可同病异治；如果病虽不同，而"证"相同，则可采取异病同治。如同是感冒病，但由于发病季节不同，则有冬季感冒和暑季感冒之不同，同时其致病邪气也不完全一样，冬季感冒常感于风寒，暑季感冒则常夹有暑湿之邪，因而治法不同，即所谓"同病异治。"又如久痢脱肛、子宫下垂等，病虽不同，但均属中气下陷之证，故可采用相同的治法，即所谓"异病同治"。这种同病异治和异病同治，是在本质辨证和随证治之基础上的原则性和灵活性的统一。辨证论治是表现形式，治在证，证是本质。同病异治是重视证的个性，乃从其特殊本质而论；异病同治是从具有普遍性的"证"出发而用。同中之异和异中之同，表现为特殊与一般、个性与共性、绝对与相对的辩证关系，从这点看辨证论治是辩证法的一种运用。

五、处方用药

根据辨证的情况，可进一步立法、选方，再根据症状的随机性和患者的体质特征，因时、因地之异而加减药物，即《伤寒杂病论》中张仲景先师所说的"观其脉证，知犯何逆，随证治之"。

六、测转归，明传变，治未病

在本质辨证的基础上，还要能预测疾病的发展趋势，判断预后和转属，以便防止病情恶化。《黄帝内经》有"上工治未病"的论述。《难经》也说："上工治未病，中工治已病。"辨证论治中的治未病，不是无病预防，而是针对疾病转归以及防止病情恶化。程林在《金匮要略直解》中解释说："治未病者，谓治未病之脏腑，非治未病之人也。"

辨证论治的思维模式大致有两类，一类是证型模式法，另一类是主症扩展法。证型模式法是目前最常用的方法。中医将疾病概括出许多"证型"，如《伤寒杂病论》的六经辨证、脏腑辨证、六淫辨证等。当临床上遇到某个患者，可以把患者的具体表现概括为一个大致的证候向已知的证候模式去对号，如果基本符合，就可以确定基本的治疗大法，也能选出相应的方剂，然后再根据不同症状的差异去加减药物。例如，一患者见恶寒、头痛、项强而脉浮，我们马上可以根据六经辨证的方法向太阳病去对号，然后再进一步考虑细节和变化，加减药物。又如桂枝汤证在《伤寒杂病论》一书中，除 23 个本证外，还有 28 个变证，这些变证，都是以桂枝汤为模式的随证治之。主症扩展法是在没有参照模式的情况下，以一个主要症状或几个症状为主，然后确定主症的病势、病位，继而选方、议药。

　　辨证论治是有一定逻辑程序的。作为一种诊治疾病的过程，辨证论治总是要先问病史，继辨明证象，之后确定治则、立法、处方、用药，大体上分辨证和论治两大步。但辨证和论治是一个体系的不同方面，是一个完整的过程，又是随临床范畴的扩大而发展的，因此，不应该把辨与证分开或把论与治分开或者把辨证与论治分开。

第二篇

人体概论

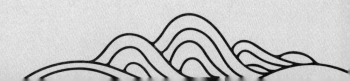

中医对人体生命活动的认识观可概括为整体观、对立统一观和恒动观。

中医学认为人是一个统一的整体，由脏腑、经络、气血津精三大部分组成。它们在人体中具有不同的生理功能，但相互之间又是密切联系的。其中，脏腑是人体生命活动的中心，而气血津精则是由脏腑功能活动所生成，也是人体进行生理活动的物质基础，通过经络输布全身，供给机体维持生命的需要，从而形成一个统一的有机整体。

对立统一规律是宇宙的根本规律。一切事物中包含的矛盾双方的相互依赖和相互斗争，决定一切事物的生命，推动一切事物的发展。所以，生命也存在于不断地自行产生矛盾并自行解决矛盾的过程中。这矛盾一停止，生命亦即停止。

这些复杂的矛盾过程，是互相斗争、相互依存、互相制约、互相联结的，而使人体成为一个完整的对立统一体。所以说："生之本，本于阴阳。"古人用阴阳的概念，来概括机体复杂的矛盾过程。所谓阴阳，是指一切事物都具有对立面的一个抽象概念，说明每一事物都有阴阳相对的矛盾性。在人体生理方面，诸如动与静、兴奋与抑制、强与弱、向上与向下、向外与向内，都是一个事物矛盾的两个方面。人体就是由阴阳所代表的两个方面矛盾的发展和变化。阴阳平衡，人体就处于健康的正常状态，阴阳一时出现不平衡，那就必然生病，治病就是为了平衡阴阳。

中医学认为人体既是一个内外关联相应的整体，又是一个恒动不息的有机体。整个生命都处于不断升降出入的运动变化之中。《素问·六微旨大论》强调："出入废则神机化灭，升降息则气立孤危。故非出入，则无以生长壮老已；非升降，则无以生长化收藏。是以升降出入，无器不有。故器者生化之宇，器散则分之，生化息矣。故无不出入，无不升降。"这种"无不出入，无不升降"的恒动不息的生命观，正是藏象学说对生命本质的深刻认识。

第四章　藏象学说

第一节　概　说

藏象学说，是在中医整体观的指导下，通过对人体生命现象的观察，运用阴阳五行理论，研究人体各个脏腑的生理功能、病理变化及其相互关系的学说。这一学说是中医学的基本理论之一。学习和掌握这一学说，对于从中医角度认识人体的生理功能和病理变化，进而指导临床实践，具有十分重要的意义。

"藏象"一词，首见于《黄帝内经》。《素问·六节藏象论》有："帝曰：藏象何如？"明·张介宾注曰："象，形象也。藏居于内，形见于外，故曰藏象。"黄帝和他的臣子们对之前的医药文化进行了集大成的工作，他们探讨了人体的内景（五脏六腑的形态、结构、功能，经络的循行，腧穴的位置和功能活动，阴阳、气血、津液、营卫等生命物质的生理活动、病理变化，四肢百骸与脏腑经络的联系等），并创造性地发明了"司外揣内"的方法。这个"司外揣内"的方法，是把他们亲眼看到的体内脏、腑、经、络、气、血、营、卫、精、津、液，以及神、魂、魄、意、志等人体结构的常态与变态，与人体外部可见、可测的表象联系起来，此后经过历代医家不断验证、阐发、充实，逐渐形成了中医独特的藏象学说。

藏象学说在研究人体脏腑功能变化时主要有以下两个特点。

一、整体观

中医藏象学说认为人体是一个以心为主宰、五脏为核心的有机整体，五脏的功能与自然界的四时变化有密切联系。

首先，人体各个脏腑虽各有所司，具有不同的生理功能，但心是人体生命活动的主宰，各个脏腑的功能活动，无不在心的统领下进行。《素问·灵兰秘典论》说"心者，君主之官也……故主明则下安……主不明则十二官危"，就突出强调了心对各个脏腑的统领作用。

其次，人体各个脏腑不是孤立的，每一脏腑都有着特定的络属关系。如心与小肠，心为脏，小肠为腑，二者互为表里，在经络上相互络属，生理上相互为用，病变时相互影响。在这种脏腑的相互关系中，五脏是起主导和决定作用的。如肾与膀胱是互为表里的一对脏腑，膀胱司开合、排尿液的作用主要决定于肾的气化功能。

再者，人体的五脏与形体诸窍有密切联系。如心与脉、心与舌、心与面、肺与皮毛、肺与鼻等都存在着特殊的联系。由于五脏与形体诸窍的这种特殊联系，使人体构成了一个内藏五脏六腑，外联四肢九窍的有机整体。

人体的五脏与构成人体的基本物质——精、气、血、津、液有着密切的联系。如肾藏精，肝藏血，肺主气，心主血等，都说明了精、气、血、津、液的生成、运用、贮藏与五脏的功能活动相关。

人体的五脏与人的精神、意识、思维活动密切相关。中医学将人的精神思维活动归纳为神、魂、魄、意、志五类，认为此五种精神活动为五脏所司，具有不同的生理基础和属性。如心藏神、肺藏魄、脾藏意、肝藏魂、肾藏志，反映了人体精神活动与五脏的具体关系。

人体的五脏与自然界季节的变化有着密切的关系。如心气通于夏、肝气通于春等，说明人体的五脏与一年中的四季变化有着内在的联系。

二、用阴阳五行模式概括脏腑功能关系

藏象学说运用阴阳五行理论对脏腑的功能属性进行了高度概括，用以说明它们的功能特点与相互关系。

藏象学说将人体的五脏六腑划分为阴阳两类，即五脏为阴，六腑为阳；在阐述每一脏腑的功能时，亦时常以阴阳分类，如心阴、心阳，肾阴、肾阳等。以阴阳来概括脏腑的功能可以起到提纲挈领的作用。如心为脏，在脏腑的阴阳分类中属阴，说明它以藏为主，具有主血、藏神的功能；在五脏的阴阳分类中，心居于胸中，为阳中之阳，说明它是一身阳气的统领；在心的具体功能活动中，心阳又代表了心温煦及推动血脉运行的功能，心阴则代表了维持这种功能的精血等有形物质。由此可见阴阳概括脏腑功能特点的作用。

藏象学说用五行理论来概括脏腑的功能属性，同时阐明它们之间的相互关系。如心属火，肺属金，心火与肺金之间有着相互制约的关系。在生理状态下，心火的温煦使肺金不寒，而不致清肃过度，肺金的肃降亦可抑制心火的亢炎；在病理变化时，心火的亢盛，会使肺失肃降而喘逆，同时肺金的肃降失调亦能影响心火的盛衰。据此可知，运用五行理论来概括脏腑的功能属性，阐明其相互关系亦能起到纲举目张的作用。

由于藏象学说具有以上两大特点，因此，尽管藏象学说中的脏腑与现代解剖学中脏器的名称基本相同，但二者是有着不同内涵。中医学中一个脏腑的功能，可能包括西医几个脏器的功能，而西医学一个脏器的功能，又可能分散在中医几个脏腑功能之中。"藏象"说的是五脏六腑的气化活动之根本属性及其与体表各部的联系、与体外自然界相通的关系。因此"藏象"的含义，远非现代解剖所见的脏器，也不仅仅是脏腑的生理活动与病理变化，而是人与自然大系统的有机联系。

了解藏象学说的特点，可以使我们在学习藏象学说的具体内容时，不仅可以了解各个脏腑的主要功能，同时还能掌握每一脏腑的功能与整体间的有机联系，掌握各个功能之间的相互关系，从而更好地掌握和运用这一基本理论，来指导临床实践。

第二节　脏　腑

脏腑，是人体内脏的总称。藏象学说按照脏腑生理功能的特点，将其分成脏、腑、奇恒之腑三大类。

《素问·五脏别论》说："所谓五脏者，藏精气而不泻也，故满而不能实。六腑者，传化物而不藏，故实而不能满也。所以然者，水谷入口，则胃实而肠虚；食下，则肠实而胃虚。故曰：实而不满，满而不实也。"这段话是说五脏的主要功能是藏精气，而六腑则主要是传化水谷，排出糟粕。脏与腑，存在着一阴一阳、一表一里、彼此相应的配

合关系。

一、心与小肠

（一）心

心位居胸中，有包络围护于外。心属火，内阴而外阳。心为血之主，神之居。其主要功能是主血脉，主神明，为五脏六腑之大主。其经脉为手少阴心经，下络于手太阳小肠经，心与小肠相表里。

1. 心的主要生理功能

（1）心主血脉：包括主血和主脉两个方面。《素问·五脏生成》说："诸血者皆属于心。"脉，即血脉，为血之府。《灵枢·决气》说："壅遏营气，令无所避，是谓脉。"血在心气的推动下，在脉管内运行不息。

（2）心主神明：又称心藏神。《素问·灵兰秘典论》说："心者，君主之官也，神明出焉。"

藏象学说不仅将人的精神、意识、思维活动归属于五脏，有"心藏神，肺藏魄，肝藏魂，脾藏意，肾藏志"的"五神藏"之说，还认为心在"五神藏"中起着决定的作用。因此，若心主神明的功能正常，则精神振奋，神志清晰。反之，则出现失眠、多梦、神志不宁等神不守舍的症状，甚至可出现狂妄、谵语，或健忘、神昏等重证。

心主血而藏神，血是神志活动的物质基础，故若心主血脉的功能异常，常可出现神志的改变。

（3）心为五脏六腑之大主：《素问·灵兰秘典论》说"心者，君主之官也，神明出焉……故主明则下安……主不明则十二官危"，即突出强调了心在脏腑中的统帅作用。

2. 心与形体诸窍的关系

（1）其华在面：其华在面，是指心的功能正常与否，可以从面部的色泽反映出来。

（2）在液为汗：《素问·宣明五气》说：五脏化液"心为汗"。张介宾《类经·疾病类》中说："心主血，汗为血之余。"又有"汗为心之液"之说。

（3）开窍于舌：《灵枢·经脉》说："手少阴之别……循经入于心中，系舌本。"心的疾患，常可从舌体上反映出来。此外，心包络、肝、脾、肾四经，均与舌本相通，若此四经有病，亦往往连及舌本。又有"舌为心之苗"之说。

（4）在志为喜：《素问·阴阳应象大论》说：心"在志为喜"。适度的喜有益于心，但若喜乐过度，则可使心神受伤。

3. 心与四时气候的关系　心气通于夏。《素问·六节藏象论》说："心者……通于夏气。"夏为君火当令，内合于心，故多见洪脉。

（二）小肠

小肠位于腹中，在五行亦属火，其经脉上络于心，与心互为表里。其主要功能是受盛化物，分泌清浊。

《素问·灵兰秘典论》说："小肠者，受盛之官，化物出焉。"所谓受盛，即受盛胃所腐熟的水谷；化物，即消化之意。胃所腐熟的水谷，经小肠进一步消化，以分成清、浊两部分，其清乃水谷之精微，其浊为消化后的糟粕及无用的水液。水谷之精微由脾转输各部，其糟粕下传大肠，无用的水液渗入膀胱以为尿液。临床上，如小肠泌别清浊失常而致的"水泻证"（指小便不利，而大便泻下稀水），常用"利小便即所以实大便"的方法治疗，就是依据这一原理。

（三）心与小肠的关系

心的经脉属心而络小肠，小肠经脉属小肠而络心，二者通过经脉的相互络属构成表里关系。在病理上，如心有实火，可移热于小肠，使小肠泌别清浊的功能失常，而见小便短赤、尿道灼热疼痛，甚至尿血的症状。小肠有热，亦可循经上熏于心，而见心烦、舌尖红赤、口舌生疮等症。

（四）西医对心的认识

心脏是一个中空的肌性器官，略成圆锥形，位于胸腔纵隔内，左右两肺及胸膜之间，约2/3在胸部正中线左侧，1/3在正中线右侧。心尖朝左前下方，在左侧第五肋间隙锁骨中线内侧，可用手扪得心尖的搏动，见图4-1、图4-2。

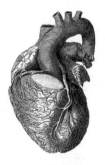 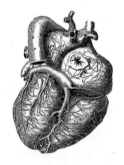

图4-1 心前面观　　　　图4-2 心后面观

心脏有四个腔，在上部的为左、右心房，下部为左、右心室。心房和心室之间以及心室和动脉之间有瓣膜隔开。左心房和左心室之间是两片瓣膜，叫二尖瓣。右心房和右心室之间是三片瓣膜，叫三尖瓣。二尖瓣和三尖瓣都有腱索与心室的乳头状肌相连。心室和动脉之间的瓣膜，叫半月瓣，即肺动脉瓣与主动脉瓣。心脏的外面有一个囊状的包膜，称为心包。心包可分两层，脏层和壁层。脏层紧贴心脏，即心外膜。脏壁两层之间称心包腔，正常时含少量浆液，以减少心搏动时的摩擦。

　　心脏和动脉血管及静脉血管相连。从左心室发出的称为主动脉，从右心室发出的称为肺动脉。回到右心房的是上腔静脉和下腔静脉。回到左心房的是肺静脉，血液循环系统概况，见图 4-3。

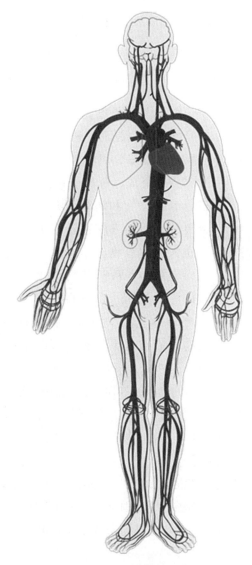

图 4-3　血液循环系统

　　血液循环系统由心脏和血管组成。心脏是推动血液循环的中心枢纽，血管是血液流通的管道，分布于全身。由心脏将血液输送到全身各处的血管叫动脉，将血液运送回心的叫静脉，动脉和静脉之间有肉眼看不到的毛细血管相连。根据血液在体内循环的途径不同，可分为体循环（大循环）和肺循环（小循环）。

1. 体循环　心脏收缩时，含有氧气及营养物质的新鲜血液（动脉血），自左心室流入主动脉，再沿各级分支到全身各处的毛细血管，完成物质交换后，动脉血变成了静脉血，最后由上、下腔静脉回到右心房。这一循环路径，称为体循环。

2.肺循环 从体循环返回右心房的血液，由右心房流入右心室，再由右心室经肺动脉到肺，在肺内分支成毛细血管包绕肺泡，行气体交换后，静脉血变成动脉血，再由肺静脉注入左心房。这一循环途径，称为肺循环。

由此可见，西医讲的心，只是推动血液流动的动力器官，中医的心实际包括了西医的心、脑、神经和循环系统等的功能。

（五）西医对小肠的认识

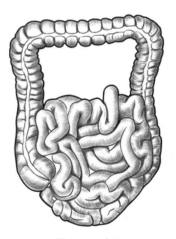

图4-4　小肠

小肠大略是指位于腹腔中部，上接胃，下连大肠的盲肠部分，是消化管中最长的部分，见图4-4。成人小肠长约5米，可分为十二指肠、空肠和回肠三部分。十二指肠最短，开始于胃幽门，呈"C"形弯曲。十二指肠有胆总管和胰腺管开口。空肠和回肠没有明显的分界线。回肠末端连接于大肠，连接处有回盲瓣，可防止大肠内容物向小肠逆流。小肠黏膜里有许多小肠腺，分泌小肠液，帮助消化食物。小肠是食物消化吸收的主要场所，食物在小肠一般停留3～8小时，经过充分的消化作用后，营养物质和水被吸收入体内，食物残渣输送至大肠。所以小肠的主要功能是"分别清浊"。

食物在小肠内接受小肠腺分泌的肠液、胰脏分泌的胰液和肝脏分泌的胆汁的作用。这些消化液呈碱性，能中和进入小肠的胃酸，并含有多种消化酶，使蛋白质、脂肪和糖类食物得到充分的消化，分解成小分子的产物，如氨基酸、脂肪酸和甘油、葡萄糖，即可被吸收进入体内，为机体所利用。

小肠的运动可使食物与消化液混合，有利于消化，并使经过消化的食物与小肠黏膜接触，有利于营养物质的吸收。小肠的蠕动则可使食物向前推进。如果小肠受到病变的刺激或其他原因使小肠蠕动加强，食物在小肠未被充分消化吸收，便被推送至大肠，而造成腹泻。

二、肺与大肠

（一）肺

肺居胸中，在诸脏腑之上，古人谓之华盖，天之象也，五行属金，乾之气也。肺主诸气，运行不息，天行之健也。肺的主要生理功能是主气，司呼吸，主治节，朝百脉，主宣发肃降、通调水道。

1.肺的主要生理功能

（1）肺主气、司呼吸：肺主气，是指人一身之气均为肺所主，故《素问·五脏生成》说："诸气者，皆属于肺。"肺主气，主要包括两个方面：一是主呼吸之气；一是主一身之气。

肺主呼吸之气，是指肺从自然界吸入清气，呼出体内浊气，以促进宗气的生成，调节气的升降出入，从而保证人体新陈代谢的顺利进行。故《素问·阴阳应象大论》说："天气通于肺。"

肺主一身之气，是指人体一身之气皆归属于肺，由肺所主。它主要体现在宗气的生成方面。宗气的生成，主要靠肺吸入的清气与脾胃运化的水谷之精气。因而，肺的呼吸功能正常与否，直接影响着宗气的生成，也影响着全身之气的生成。

（2）肺朝百脉、主治节：肺朝百脉，是说人之一身血脉，均朝会于肺，并通过肺气的调节和敷布，输布于全身。《素问·经脉别论》说："食气入胃，浊气归心，淫精于脉，脉气流经，经气归于肺，肺朝百脉，输精于皮毛。"

肺主治节，语出《素问·灵兰秘典论》："肺者，相傅之官，治节出焉。""相傅"，有辅佐、协助之意；"治节"，就是治理、调节。这句话是说，肺有协助、辅佐心对人体各脏腑的生理功能具有治理与调节的作用。

（3）肺主宣发肃降：肺主宣发：①是通过肺的气化作用，将浊气排出体外。②是宣发卫气，调节腠理的开合。③是将水谷精微与津液，布散全身。故《灵枢·决气》说："上焦开发，宣五谷味，熏肤、充身、泽毛，若雾露之溉。"若肺失宣发，可出现胸闷、喘咳、鼻塞、无汗等症。

肺主肃降，是指肺以清肃下降为顺。通过肺气的肃降作用，一可吸入自然界的清气，二可将肺吸入的清气及水谷精微、津液向下布散。若肺失肃降，则可出现气喘、咳痰、咯血等症。

肺的宣发与肃降，相反相成，既对立又统一。没有正常的宣发，则不能很好地肃降；反之，肃降不利，亦可影响正常的宣发。

（4）通调水道：肺在人体水液的代谢中，起着疏通与调节的作用，习惯上称为"通调水道"。肺宣发则使水津四布，腠理开合，汗液排泄；肃降则使水液下输膀胱，经肾之气化，排出体外。

2.肺与形体诸窍的关系

（1）在体合皮、其华在毛：《黄帝内经》中有"皮毛者，肺之合也"，"肺之合皮也，其荣毛也"的论述。肺的生理功能正常，则皮肤致密，毫毛润泽，汗孔开合正常，邪气难以侵入。同时，肺外合皮毛，故外邪侵犯皮毛，腠理闭塞，亦可影响到肺，而致喘逆等肺气不宣的病理变化。

（2）开窍于鼻、在液为涕：鼻是气体出入的通道，与肺相连，为呼吸之门户，故称

"鼻为肺之窍"。鼻的嗅觉作用，有赖于肺气和，呼吸利，故《灵枢·脉度》说："肺气通于鼻，肺和则鼻能知臭香矣。"正由于鼻为肺窍，所以肺有病变，则可见鼻塞、流涕、嗅觉异常等症。而外邪袭肺，亦多从口鼻而入。

（3）喉为肺之门：咽喉是呼吸的门户，又主发音。喉为肺系，肺之经脉循喉咙，故喉的通气与发声功能均与肺有关。肺主气，而声由气发，故前人有"肺为声音之门"的说法。若肺气充足，则喉的功能正常，而声音洪亮；若肺气虚弱，则声音低微；若肺气闭塞，则可出现声音嘶哑或失音的病症。

（4）在志为忧：中医学认为，忧与悲的情志变化与肺的功能密切相关。《素问·阴阳应象大论》说："在脏为肺……在志为忧。"《素问·举痛论》说："悲则气消。"忧悲二志，伤精耗气，故多影响肺主一身之气的功能。反之，当肺气虚时，则易产生悲伤与忧愁的情绪。

3. 肺与四时气候的关系 肺气通于秋，是说肺与秋季有关。《素问·六节藏象论》说："肺者……通于秋气。"秋为燥金，内合于肺，故脉多呈浮象。若逆于秋气，则多见肺疾。

（二）大肠

大肠居腹中，大肠属兑，得金之气，为肺之腑。肺气足则大肠之气自足，故大肠之主在肺。其主要功能为传化糟粕。

《素问·灵兰秘典论》说："大肠者，传导之官，变化出焉。"传导，即承传下导之意；变化，乃是将糟粕变化为粪便之意。大肠承受小肠泌别清浊后的食物残渣，再吸收其中有用之津，使粪便成形，经肛门（亦称"魄门"）排出体外。

大肠的传导功能，是胃腑降浊功能的继续，又与肺金的肃降功能相关。此外，大肠的传导作用，还与肾的气化功能有关，故有"肾司二便"之说。

（三）肺与大肠的关系

肺与大肠通过经脉的络属构成表里关系。肺气的肃降，有助于大肠的传导，大肠传导功能正常，亦有益于肺的肃降。若大肠实热，腑气不通，则可使肺失肃降，而现胸满、喘咳之症。如肺失肃降，津液不能下达，可见大便秘结。若肺气虚弱，运行无力，可出现气虚便秘，或固摄无权，可见大便溏泻，等等。肺与大肠是同一系统的主与从的关系，大肠与肾属于协同关系，在大便通畅方面相互协作。

（四）西医对肺的认识

肺为呼吸系统的重要器官，位于胸腔内，分居纵隔两侧，见图4-5。每侧肺上端为肺尖，略高于胸廓上口。下端为肺底，位于膈肌上面。左肺分上、下二叶，右肺分上、中、下三叶。两肺的内侧面有肺动脉、肺静脉、支气管和神经等出入肺脏，它们出入肺的部位叫肺门。周围有许多淋巴结叫肺门淋巴结。

左右支气管进入肺后，反复分支，最后的细小支气管与很多肺泡相连，形状好像一串葡萄。每一粒半圆形小泡即为肺泡，其壁很薄，布有丰富的毛细血管网。肺泡内充满空气，与毛细血管网内的血液进行气体交换。许多互相连接的肺泡组成一个肺小叶，多个肺小叶构成一个肺叶。

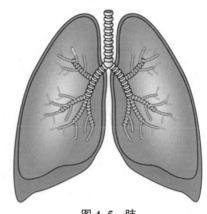

图 4-5 肺

由于呼吸肌（肋间肌和膈肌）的收缩和舒张，使胸腔节律性的扩大和缩小，称为呼吸运动。当胸腔扩大时，肺也随着扩大，空气就被吸入肺，称吸气。当胸腔缩小时，肺也随着缩小，肺中的气体就有部分被呼出，这叫呼气。呼吸肌的运动受神经调节，调节呼吸运动的基本神经中枢在延脑。正常人每分钟呼吸 16～18 次。

主要由胸廓运动来完成的呼吸运动叫胸式呼吸，主要由膈肌运动来完成的称腹式呼吸。

气体交换是指肺泡中的气体成分不断得到更新，把细胞中代谢产物——二氧化碳排出体外，空气中的氧气运入细胞。

根据物理学原理，某种气体总是从其压力高处向压力低处扩散。从肺动脉运来的静脉血（二氧化碳含最高），经过肺泡（氧含量高），二氧化碳扩散入肺泡，氧气扩散入血液。肺静脉把含氧量高的血，带回左心。

从主动脉运来的动脉血（氧含量高）经过全身组织细胞（二氧化碳含量高），动脉血中氧气扩散到组织细胞，组织中的二氧化碳扩散到动脉血中回到右心，经右心再送到肺进行气体交换，如此往返，达到气体交换的目的。

中医的肺包括西医的肺、鼻、咽、喉等器官的功能和部分精神情志的作用，而西医的肺是指呼吸活动中气体交换的主要场所。近年来发现肺组织内存在一种具有神经内分泌功能的细胞，因此肺还有内分泌功能。

（五）西医对大肠的认识

大肠比小肠短而粗，分盲肠、结肠和直肠三部分，见图 4-6。盲肠是大肠的起始部，与回肠相通，盲肠末端有一蚯蚓样的突起，叫作阑尾（蚓突）。我们通常所说的阑尾炎就是指这里发炎。盲肠位于右髂窝内，阑尾连于盲肠后内侧壁，长 2～20cm，一般为 7～9cm。阑尾的位置不固定。阑尾根部的体表投影，在右髂前上棘与脐连线的中、外 1/3 交界处。

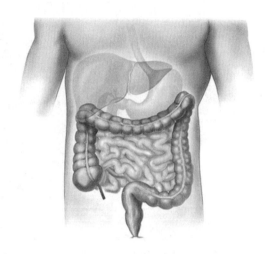

图 4-6 大肠

结肠接盲肠，是大肠中最长的部分，分为升结肠、横结肠、降结肠、乙状结肠。直肠是大肠最末一段，它的开口叫肛门。肛门周围有括约肌。直肠黏膜下有丰富的静脉，如果这些静脉充血扩张，向管腔内突起即形成痔（痔疮）。肛门内的黏膜形成许多纵行皱襞，皱襞间的小凹叫直肠窦，里面容易藏匿细菌，可引起肛门附近的组织发炎化脓和形成瘘管。

大肠与小肠的外形区别有三：①大肠表面有三条纵行的结肠带。②大肠壁有囊状膨出，称结肠袋。③食物的消化和吸收在小肠中已基本完成，大肠的作用主要是吸收水分，传导糟粕。小肠送来的水谷渣滓，经过大肠将变为粪便从肛门排出。大肠传导功能失常，就会出现肠鸣、腹泻、便秘等症状。

大肠的黏膜内有大肠腺，能分泌黏液，黏液能保护黏膜和润滑粪便以利于排便。大肠内的细菌能使食物残渣发酵，分解产生一些有毒物质，但也可合成一些维生素，如维生素 E 和维生素 K。

三、脾与胃

（一）脾

脾属土，坤之德也。五行非土不能资生，五脏非脾不能运行。脾中之阳气健，乃能消化胃中水谷，而运其精气于肺；津气足乃能运行胃中水谷，而输其浊秽于小肠、大肠、膀胱。脾胃一升一降，乃其本能，而诸经自受其益。

脾居膈下，位于中焦，为阴中之至阴。其经脉为足太阴脾经，属脾络胃，与胃互为表里。

由于脾胃总司人身水谷的受纳、腐熟与运化，故《素问·灵兰秘典论》称之为"仓廪之官"；又因人身气血之化生，均有赖于脾胃所生之水谷精微，故又称脾胃为"后天之本""气血生化之源"。

1. 脾的主要生理功能

（1）脾主运化：即营运转输和化生。化，乃化生之意。脾主运化，这种功能主要表现在运化水谷精微与运化水湿两方面。

1）运化水谷精微：《素问·经脉别论》"饮入于胃，游溢精气，上输于脾，脾气散精，上归于肺"，是指饮食物中之精华，有赖脾的转输与布散方可灌溉四旁。若其运化功能失常，常可出现食少纳呆、腹胀便溏的病症，久之还可见倦怠无力等气血亏损的病变。

2）运化水湿：是指脾对水液的转输与布散具有重要的作用。故《素问·至真要大论》说："诸湿肿满，皆属于脾。"脾属土而主运化，若水湿停聚，会影响脾的运化功能，临床上称为湿困脾土。脾虚湿困与湿困脾阳，二者常互为因果。

（2）脾气主升：脾气主升，是指脾具有"升清"的运动特点，即脾将水谷精微上输心肺，以化生气血，营养周身。若脾气不升，则水谷精微不能运化，气血生化不足，可见倦怠乏力、头晕；浊气停滞于中则可出现腹胀等证；若脾气下陷，则可见脱肛、久泻或阴挺等病证。

（3）脾主统血：是指脾具有统摄血液在脉道中运行的功能。脾对血液的统摄作用，是由脾气或脾阳来完成的。若脾气健运，则气血充盈，血循脉道而行；若脾失健运，脾气匮乏，则气对血固摄无权，从而导致出血，习惯上称为脾不统血。脾不统血常可见到便血、肌衄、崩漏等不同症状。

2. 脾与形体诸窍的关系

（1）脾主四肢肌肉、其华在唇：脾主运化，为气血生化之源。人身肌肉，皆有赖脾运化之水谷精微的濡养，方可丰满强健。若脾失健运，则肌肉消瘦，软弱无力，甚至痿废。

《素问·五脏生成》说："脾之合肉也，其荣唇也。"若脾气健运，则口唇红润光泽；若脾虚久病，口唇的色泽多萎黄无华。

（2）开窍于口、在液为涎：脾开窍于口，是说人口味的正常与否，与脾密切相关。若脾气健运，则口味正常；反之，脾失健运，则食欲不振、饮食无味；若脾有湿热，则有口甜、口腻等异味。

涎为口津，其质清稀。《素问·宣明五气》中的"脾为涎"，即是说，涎液化生于脾。在正常情况下，涎液存于口中，而不溢出口外。若脾气虚，常可见到涎液流出口外的症状。

（3）在志为思：思，即思虑，是人体精神意识思维活动的一种。思为脾之志，但与心主神明有关。正常的思虑，是机体生理活动的一种表现形式。若思虑过度，则影响气血的正常运行，会导致气滞和气结，产生脘腹痞闷、头目眩晕的症状。

3. 脾与四时气候的关系 脾主长夏。长夏，是指农历六月。长夏有两说：一指农历六月；一指春夏秋冬每季的最后十八天。脾主长夏，就是说脾的功能活动，与六月的气候有一定的关系。《素问·藏气法时论》说："脾主长夏。"长夏之时，正当溽暑季节，湿热交蒸，最易影响脾的运化功能，而出现洞泄一类的疾病。

此外，脾属土，治中央，常以四时养四脏，旺于每季的最后十八天，故又有"脾旺四时"之说。这种认识，强调了脾与四时气候的关系，认为春、夏、秋、冬四季，虽与肝、心、肺、肾相关，但都与脾气相通。四季之末，脾气旺盛，肝、心、肺、肾四脏方能得养。中医有"四季脾旺不受邪"之说。

"脾主长夏"与"脾旺四时"这两种观点从不同角度强调了脾与四时气候的关系。前者主要从病理角度说明长夏气候对脾运化功能的影响；后者则从生理角度说明四时气候促进脾的运化功能，从而使其他四脏得到濡养。

（二）胃

胃居中焦，与脾以膜相连。胃的主要生理功能是受纳和腐熟水谷，其特点是以降为顺，喜润恶燥。

1. 胃主受纳、腐熟水谷　胃的主要作用是受纳和腐熟水谷。饮食入口，经过食道，容纳于胃，故称胃为"太仓""水谷气血之海"。胃的受纳、腐熟功能正常，则食欲正常、饥饱有时；若其失常，则见食欲不振、胃脘作痛等症状。

脾胃对水谷的腐熟与运化，对于维持人体的生命活动至关重要。临床上诊治疾病，亦十分重视胃气，常把"保胃气"作为重要的治疗原则。故有"人以胃气为本""有胃气则生，无胃气则亡""胃气一败，百药难施"的说法。

2. 胃气主降　胃为"水谷之海"，饮食入胃，胃气下降，水谷方能下行，故有"胃气以降为顺"的说法。如果胃失通降，则可出现脘腹胀痛、大便秘结等症；若胃气上逆，则可出现嗳气、呃逆、恶心、呕吐等症。

3. 胃喜润恶燥　胃为阳土，性喜湿润。邪气入胃，易从阳化热，灼伤胃阴，胃阴受损，则呈燥象，故有"胃喜润而恶燥"之说。临床上将食热互结、口渴欲饮、口舌干燥、大便燥结等症归属于胃，治疗常用急下存阴；对于胃热炽盛、胃阴亏损之证，多注意滋阴养胃。这些治法均是针对胃的这一特性所制定的诊治法则。

（三）脾与胃的关系

脾与胃同居中焦，经脉相互络属，构成表里关系。

脾胃的生理可以用六个字概括，即纳与化、升与降、燥与润。在生理上，脾胃相互维系，相互制约；在病变时，脾胃相互影响，彼此波及。如脾失运化，则胃不受纳，而出现食少纳呆、不思饮食的症状。反之，若食滞胃脘，胃失通降，同样可以影响脾的升清与运化，常可出现腹胀、泄泻等症状。

（四）西医对脾的认识

脾脏为长椭圆形实质器官，位于左季肋部，正常时在左侧肋弓下方不能摸到。脾脏质软而脆，受暴力打击时容易破裂。见图 4-7。

脾脏是一个淋巴器官，能制造淋巴细胞。脾脏内有许多网状内皮细胞，具有吞噬能力，能吞噬外来的细菌和异物，也可吞噬衰老的红细胞和红细胞的碎片。

（五）西医对胃的认识

胃是消化道膨大的部分，位于上腹部，大部分偏左侧。胃上端与食管连接处叫贲门，有贲门括约肌，可以阻止食物倒流到食管和口腔中去。胃下端与十二指肠相连处叫幽门，此处有幽门括约肌。胃可分为胃底、胃体和幽门部三部分。胃的凹缘较短叫胃小弯，凸缘较长叫胃大弯。胃小弯与幽门部都是溃疡病的好发部位。见图 4-8。

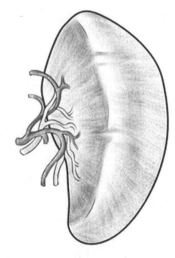 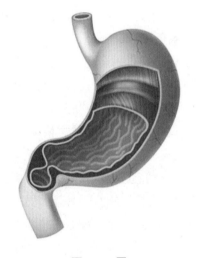

图 4-7　脾　　　　　　　　　　　图 4-8　胃

胃黏膜内的胃腺分泌胃液，内含盐酸和胃蛋白酶，能杀菌和消化蛋白质。胃有吸收功能，能吸收水分和酒精。食物进入胃后，经胃的蠕动将食物充分拌和，并加以初步的消化后送到小肠。如果幽门有了病变而变狭窄，阻止食物进入小肠，食物就会停留在胃部。饮食不当或冷热不适，都会影响胃的功能。

四、肝与胆

（一）肝

肝位于腹部，横膈之下，右胁之内。肝为刚脏，主动，主升。故《素问·灵兰秘典论》说："肝者，将军之官，谋虑出焉。"肝的主要生理功能是主藏血和主疏泄。

1. 肝的主要生理功能

（1）肝主藏血：肝藏血是指肝具有贮藏血液和调节血量的生理功能。人体内的血液分布，常随着各种不同的生理状况而改变，这种血量的改变，主要取决于肝的贮藏与调节。《素问·五脏生成》说："故人卧血归于肝。"由于肝对血液有贮藏和调解作用，所以人体各部分的生理活动，均与肝密切相关。故《素问·五脏生成》说："目受血而能视，足受血而能步，掌受血而能握，指受血而能摄。"

（2）肝主疏泄：肝于五行属木，具有升发、开泄的生理特点，后世将肝的这种生理特点总结为肝主疏泄。肝主疏泄的功能，主要表现在以下三个方面。

1）调畅气机：如果肝的疏泄功能正常，则气机通畅，气血和调，经脉通利，各个脏腑的功能活动就正常。如果肝的疏泄功能异常，或由于肝的疏泄功能减退，而形成气机不畅、肝气郁结的病理变化，就会出现胸胁胀痛的病症。若肝的升发太过会形成肝气上逆，或肝阳上亢的病理变化，而出现头目胀痛、面红目赤、心烦易怒等病理现象。由于气的升降出入运动，直接影响到血与津液的输布与运行，故肝的疏泄功能异常，常会导致血与津液的病变。如肝气郁结，可形成血瘀、癥瘕，在妇女可导致经行不畅、痛经等症。同样，肝郁气滞，亦可产生痰、水等病理产物，出现痰核、鼓胀等症状。

2）促进脾胃的运化功能：如肝的疏泄功能异常，影响脾的升清功能，则会出现腹胀、肠鸣、泄泻等症状；若影响胃的降浊功能，则可出现胃脘作痛、嗳气不舒、恶心呕吐等症状，临床上称为"肝木乘土"。

3）调畅情志：人的情志活动，属于心主神明的生理功能，但与肝的疏泄功能密切相关。肝失疏泄常表现出抑郁与亢奋两种。若肝气郁结，多出现郁郁不乐、闷闷欲哭的症状。若肝气上逆或者升发太过，则出现急躁易怒、失眠多梦的症状。肝的疏泄功能正常与否，还可以影响女子月经，男子性功能障碍、遗精、早泄等。

肝藏血而主疏泄，藏血是疏泄的基础，疏泄是藏血的功能表现。肝的疏泄功能全赖血之濡养，肝血的濡养作用，有赖肝的疏泄才能发挥，二者密切相关。后世医家将肝的这两个功能概括为"肝体阴而用阳"。"体阴"是言肝藏血，"用阳"是指主疏泄。"体阴"与"用阳"相互协调，则肝的生理功能方可正常发挥。若二者失调，则肝病发生，出现"肝阴不足"或"肝阳上亢"的证候。

2. 肝与形体诸窍的关系

（1）肝主筋、其华在爪：筋即筋膜，附着于骨而聚于关节，是联结关节、肌肉的一种组织。肝主筋，是说人体之筋膜有赖肝血的濡养。若肝血虚则筋膜失养，常可出现手足拘挛、肢体麻木或震颤、屈伸不利等症。

（2）开窍于目、在液为泪：肝开窍于目，是说肝与目的关系十分密切，肝的功能变化常可反映于目。在临床上如肝阴不足，则两目干涩或视物不清；肝火上炎，则目赤肿痛；肝阳上亢，则头晕目眩；肝风内动，则可见目斜上视。

除肝开窍于目以外，中医学还认为，五脏六腑之精气皆上注于目，故目与五脏六腑均有联系。《灵枢·大惑论》说："五脏六腑之精气，皆上注于目而为之精。精之窠为眼，骨之精为瞳子，筋之精为黑眼，血之精为络，其窠气之精为白眼，肌肉之精为约束。"此说明五脏之精气上达于目，其中，瞳子为肾精所注，黑眼为肝精所注，眼络为心精所注，白眼为肺精所注，眼睑为脾经所注。故眼部的变化亦可反映出五脏的盛衰，中医眼科学的"五轮学说"肇始于此。

肝开窍于目，泪出于目，泪有濡润与保护眼睛的功能。在正常情况下，泪液的分泌，仅濡润而不外溢，但在病理状况下，则可见泪液分泌的异常。如肝阴不足，则泪液分泌减少，而见两目干涩；若肝经湿热，则可见目眵增多或迎风流泪等症。

（3）在志为怒：怒是七情之一。肝在志为怒，是说怒这一情志变化与肝密切相关。肝为刚脏，其性升发，怒则气上，有助肝主升发疏泄之职。但如若大怒，可使肝之阳气升发太过，耗伤肝阴，故又有"大怒伤肝"的说法。反之肝阴不足，肝气升发疏泄太过，则又易于发怒。

3.肝与四时气候的关系 肝气通于春，春为风木，内通于肝，故春季脉多见弦。若逆于春气，则多伤于肝。

（二）胆

胆为六腑之一，又属奇恒之腑。胆的主要生理功能为贮精汁，助运化，主决断。

1.贮精汁、助运化 胆内藏清净之液，故称为"中精之府"。因其他五腑均贮藏或传化水谷糟粕等浊物，只有胆之精汁不浊，故又为奇恒之腑。所谓奇恒之腑，即似脏非脏，如似脏应该藏精气而不泻，但胆可以排出胆汁；似腑而不受盛五谷。胆的精汁来源于肝，胆与肝，同属风木，均具有升发疏泄之能。其对脾胃的运化亦具有调节的作用，能协助脾胃升降，以促进水谷的运化。在临床上，如胆气上逆则口苦、咽干；若肝胆疏泄失常，则胸胁苦满；若木乘脾土，则心烦喜呕、不欲饮食、腹胀便秘。

2.胆主决断 《素问·灵兰秘典论》说"胆者，中正之官，决断出焉"，是说胆在人体的精神意识思维活动中，占有相当重要的地位，起到不偏不倚的决断作用。在正常情况下，人对事物判断准确，处理果断，标志着胆主决断的功能正常。如若胆腑有病则往往出现精神、情志的异常，如胆火上炎，则惊悸烦躁、易急易怒；若胆气不足，则失眠多梦、易惊易恐。

此外，胆主决断的功能，对于防御和消除某些精神刺激的不良影响，维持气血的正常运行，亦起到重要的作用。如胆气壮者，虽受到剧烈的精神刺激，亦不会发病，纵然发病，亦恢复较快。而胆气怯弱之人，稍受刺激，每易发病，且病势重而难愈。

"凡十一脏取决于胆"，语出自《素问·六节藏象论》。此语有两层意义：①人体中胆气升发，则十一脏相从而功能协调旺盛，详见李东垣《脾胃论》和《素问·四气调神大论》。②胆主决断的功能及其体现出来的"气以胆壮，邪不可干"的作用，可以减轻甚至避免外界环境中的各种刺激因素对人体的不利影响，从而防止疾病的发生，并使内脏功能的协调状态得到维护。从这个意义上说，十一脏的功能，取决于胆主决断。

（三）肝与胆的关系

肝居胁下，胆附于肝，经脉互为络属，构成表里关系。肝藏血而主升发疏泄，胆贮精汁而主降，中医有"肝气宜升，胆气宜降"之说，二者同属风木，共司疏泄，关系极为密切。由于肝病常影响于胆，胆病亦常波及于肝，故临床上常见肝胆同病，如肝胆火旺、肝胆湿热等。另外，肝主谋虑，胆主决断，共同起到调节情志活动的作用。

（四）西医对肝的认识

1. 解剖结构

（1）肝的位置：肝脏大部分位于右上腹部，小部分位于中上腹部，受肋骨保护。上面隆起紧贴膈肌，下面凹入，随膈肌运动而移动。

当最大呼气时，肝的上界右叶最高点在右锁骨中线上位于第四肋间隙，正中线上平胸剑关节。肝的下界，自左向右先与右侧肋弓平齐（四岁以下小儿一般都露于肋弓下），到右第八、第九肋软骨结合处出肋弓，在正中线可达剑突下 2～3cm，再向上向左与肝上界左端相接。见图4-9。

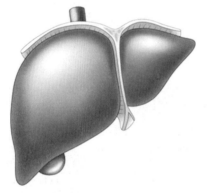

图4-9 肝

（2）肝和胆囊的形态：肝似楔形，上面隆突，被腹膜形成的肝镰状韧带分为两叶，右叶大，左叶小。肝的下面凹凸不平，中间部为肝门，有肝管、门静脉和肝动脉。

（3）肝的内部结构

1）肝小叶：在组织学结构上，肝脏由无数肝小叶构成。各肝小叶彼此之间被纤维结缔组织所隔开。在结缔组织内（即肝小叶之间）有肝动脉、肝管和门静脉的细小分支，三者并行，被结缔组织包围。

2）肝脏的细胞：构成肝实质的细胞主要有两种：一是肝细胞，具有分泌胆汁的功能；二是肝血窦壁内的网状内皮细胞，又叫星状细胞，为机体网状内皮系统的重要组成部分。

3）胆道系统：肝细胞排列成索状，两行肝细胞之间即为毛细胆管。由肝细胞分泌的胆汁，首先进入毛细胆管，由毛细胆管汇合成小的胆管，最后总汇成肝管，经肝门出肝脏。

4）肝脏的血液循环：肝脏有两条输入血管，即肝动脉和门静脉。肝动脉和门静脉进入肝脏后，再分支成小血管，最后二者互相吻合形成肝血窦。肝血窦在肝细胞索之间，充满着血液。肝血窦的血液汇集成小静脉，最后成肝静脉而出肝脏，注入下腔静脉。

2. 肝脏的生理功能　肝脏是机体内重要的脏器之一，具有多方面的生理功能。

（1）产生胆汁：胆汁是由肝细胞产生的，是一种具有苦味的黄绿色碱性液体。它的主要成分除水外，还有胆盐、胆色素、胆固醇、卵磷脂以及其他无机物，但不含消化酶。

胆盐可促进脂肪的消化和吸收。胆色素则是红细胞破坏后的产物，不参与消化过程，仅作为排泄物排出体外。当衰老的红细胞破坏后，血红蛋白经过网状内皮细胞分解，形成胆红素，这种胆红素必须在肝脏内经过转化，才能由粪便或尿中排出。如果肝脏功能障碍或胆汁排出受到阻碍，则胆红素不能进行正常的代谢，血液中胆红素含量增加，可通过毛细血管扩散到皮肤和黏膜，使皮肤黏膜等处呈黄色，称为"黄疸"。

肝细胞不断生产胆汁，经由肝管－胆囊管而进入胆囊。胆囊具有贮存和浓缩胆汁的作用，当肠内消化时，通过神经反射使胆囊收缩，胆汁便被排入小肠。所以，肝和胆的关系是很密切的。

（2）肝藏血：肝脏是人体内最大的贮血库。肝血窦扩张时，可以容纳大量血液，而当身体一旦急需时（如在急性失血情况下），肝血窦收缩，又可将其所贮存的血液释放入外周循环。

此外，肝脏还能合成凝血酶原和凝血因子Ⅰ，与血液凝固机制有关。

（3）肝脏含有丰富的酶：酶与体内的新陈代谢过程有密切关系。经过消化吸收的营养物质，一般都需经过肝脏的加工改造，才能为机体所利用，许多重要的代谢过程，也多是在肝脏内进行的。

（4）肝脏的防御和解毒功能：肝脏是机体主要的解毒器官。例如，氨基酸代谢所产生的氨，对机体有毒，但绝大多数的氨在肝脏合成尿素，然后随尿排出。如果肝脏功能严重障碍，体内氨的含量升高，可引起昏迷（肝昏迷的主要原因）。其他如细菌的毒素和来自体外的有毒物质，也可经过肝脏解毒而排出体外。某些药物（如奎宁、鸦片）在肝脏进行代谢，某些激素（如性腺、甲状腺和肾上腺的激素）可从胆汁排出，抗利尿肽和醛固酮可为肝脏所破坏。

肝脏的网状内皮细胞，具有吞噬功能，并能产生抗体。它还能产生丙种球蛋白。

由上述可见，肝有防御外侮、抵抗病邪的功能，因此有肝为将军之官的说法。

（5）产热：肝脏是机体重要的产热器官，人体在安静时，约有1/3的热量是来自肝脏。

中西医对肝脏功能的认识有相同的地方。比如肝藏血的功能，双方的认识是一致的；对于肝脏在消化系统的重要性上，双方的认识也是一致的。而对于肝主情志的功能，中医方面讲述得比西医透彻。

（五）西医对胆的认识

胆囊呈梨形，紧贴在肝的下面，如图4-10。胆囊有贮存和浓缩胆汁的作用，以胆囊管和肝管汇合成胆总管，胆总管与胰管联合开口于十二指肠乳头。胆总管与胰管会合进入十二指肠处，平滑肌增多，成为括约肌。胆囊底常突出于肝下缘，并朝向腹壁，体表位置相当于右肋下缘与右腹直肌交角处。患胆囊炎时，可在此处发现压痛。

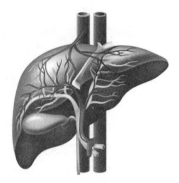

图4-10 胆

五、肾、膀胱及命门

（一）肾

肾位于腰部，左右各一。《素问·脉要精微论》说："腰者，肾之府。"肾属水，象乎坎。肾在诸脏腑中，至为重要，内藏"先天之精"，为脏腑阴阳之本，故称为"先天之本"。它的主要功能是藏精，主生殖，主水，主纳气。

1. 肾的主要生理功能

（1）肾藏精，主生长发育与生殖：肾藏精，是说肾对人体之精气具有封藏的作用，这是肾最主要的生理功能。

"精"是构成人体的基本物质，也是人体生命活动的物质基础。肾中所藏之精包括"先天之精"和"后天之精"。其"先天之精"禀受于父母，与生俱来，是构成人体的原始物质。"后天之精"，来源于脾胃运化的水谷之精微，此精微转输五脏六腑，化为脏腑之精气，此精气除维持各脏腑功能活动外，所余部分，藏之于肾。

肾中所藏的"先天""后天"之精，二者密切相关。"先天之精"的补充，有赖于"后天之精"的不断供养；"后天之精"的化生，又依赖于"先天之精"的资助。二者相互依存，相互补充，共同组成肾中之精，以促进人体的生长、发育，进而产生"生殖之精"，以繁衍后代。

肾中所藏之精，为人生命之源，对人体的生长、发育与生殖，起着极为重要的作用。

《素问·上古天真论》说："女子七岁，肾气盛，齿更发长；二七而天癸至，任脉通，太冲脉盛，月事以时下，故有子；三七，肾气平均，故真牙生而长极；四七，筋骨坚，发长极，身体盛壮；五七，阳明脉衰，面始焦，发始堕；六七，三阳脉衰于上，面皆焦，发始白；七七，任脉虚，太冲脉衰少，天癸竭，地道不通，故形坏而无子也。丈夫八岁，肾气实，发长齿更；二八，肾气盛，天癸至，精气溢泻，阴阳和，故能有子；三八，肾气平均，筋骨劲强，故真牙生而长极；四八，筋骨隆盛，肌肉满壮；五八，肾气衰，发堕齿槁；六八，阳气衰竭于上，面焦，发鬓颁白；七八，肝气衰，筋不能动。

八八，天癸竭，精少，肾脏衰，形体皆极，则齿发去。"此段论述，指出了人体的生、长、壮、老、已的自然规律与肾中精气的盛衰密切相关。

其次，论中明确指出人体齿、骨、发的生长状况，是观察肾中精气盛衰的标志，它亦是判断人体生长发育和衰老的标志。由于肾中精气的盛衰，直接影响到人体的生殖功能，所以当肾藏精的生理功能发生病变时，常会导致生殖功能的种种病变，而对于性功能和生殖功能的病变，采用治肾的疗法，多获良效。同时，由于肾中精气的盛衰，直接影响到人体的生长和发育，出现种种病理变化。对于这些病变，常用补肾填精的方法进行治疗，亦每可收到良效。

肾中之精，对各个脏腑的功能活动起着极其重要的作用。精气之间是可以而且能够相互转化的。此外为了更好地说明肾中精气的生理功能，常将肾中精气的功能活动，概括为肾阴与肾阳两个方面。它把肾精对各个脏腑组织所起的滋养、濡润作用称为肾阴，把对各个脏腑起到的温煦、促进作用称为肾阳，并将其称为元阴与元阳、真阴与真阳。肾中阴阳是人体各脏腑阴阳的根本，肾阴乃一身阴液之源，肾阳乃一身阳气之根，二者同居肾中，故有"肾为水火之宅"的说法。在正常情况下，肾阳与肾阴，相互制约，相互为用，维持着肾及各个脏腑的阴阳相对平衡，即所谓"阴平阳秘，精神乃治"。

当此平衡受到破坏时，常可形成肾阳虚与肾阴虚。同时，肾阴与肾阳失调可以影响其他脏腑，亦可见到其他脏腑的阴阳失调。如心阴失去肾阴的滋养，则可出现心火上炎的证候。

另一方面，由于肾精需五脏精气的濡养，方可充盛，若五脏功能失调，日久必累及肾，使肾中精气匮乏，而致肾的阴阳失调，故有"久病伤肾"的说法。

此外，若肾中精气虚损，而其阴阳失调之证尚不明显时，临床上常称为"肾精不足"与"肾气虚"。肾精和肾气的病理概念有轻重不同和阴阳差别，临床上要注意辨别。

（2）肾主水：肾主水是指肾的气化功能，对人体津液的输布与排泄，起着极其重要的作用。

人体津液的代谢，主要与脾之运化、肺之宣降、肾之气化有关。其中，尤以肾之气化功能，最为重要。肾中阳气的蒸腾气化作用，在水液的代谢中起着决定的作用。脾、肺二脏均赖肾阳的温煦，方可运化、宣降；三焦的通调，膀胱的开合，更与肾阳的气化功能直接相关，故有"肾主水液"的说法。如肾中精气充足，肾之气化功能正常，则关门通利，小便正常。若肾之气化功能失常，则关门不利，膀胱开合失司，出现尿少、水肿等症状，或出现小便清长、尿多尿频的症状。

（3）肾主纳气：肾主纳气，是指肾有摄纳肺所吸入之清气的作用。人体的呼吸，虽为肺所主，但必须依赖肾的摄纳作用，方可令清气及于下焦，使呼吸调匀。肾主纳气的功能，实质上是肾主封藏的功能在呼吸运动中的具体体现。如若肾气不足，摄纳无权，则会出现呼多吸少、气急而喘的病症，临床上称为"肾不纳气"。

2. 肾与形体诸窍的关系

（1）肾主骨生髓、其华在发：肾主骨、生髓的生理功能，是指肾中精气对骨髓的充盈、骨骼的生长发育具有重要的作用。当肾精充足时，骨髓充盈，骨骼强健，四肢轻劲有力，行动敏捷。若肾中精气不足，则骨髓空虚，骨骼失养；在小儿可见囟门迟闭、骨软无力的症状；在老人或肾虚者，可见骨质脆弱，易于骨折，或折后较常人难愈。此外，人之牙齿，与骨同出一源，故有"齿为骨之余"之说。牙齿亦由肾中精气所充养，故肾中之精充沛，则牙齿坚固。若肾精不足，在小儿则牙齿缓生，在成人则牙齿松动早脱。同时，亦应指出的是，胃与大肠之经，亦络于齿，故临床中牙齿病变，亦与此两腑相关，辨证时应该注意。

发之生长，有赖于精血。肾其华在发，是指肾精充盈，则头发润泽。发之荣枯，固然需要肾精的充养，同时亦需血液的濡润，故有"发为血之余"之说。由于精能化血，故精乃是头发荣枯之关键。如若精血充沛则发长而光泽。若精血虚衰，则发白脱落，或枯槁无华。

（2）肾开窍于耳及二阴：肾开窍于耳，是说耳的听觉能力，与肾中精气的盈亏密切相关。肾中精气充盈，则听觉灵敏。如若肾中精气虚衰，则可见听力不敏、耳鸣耳聋的病症，故有"肾开窍于耳"的说法。在此应该指出，虽然肾与耳密切相关，但除此之外，其他脏腑亦与耳的听力有关。如心与耳，心主身之血脉，耳之听力正常，有赖于气血的濡养，若血脉空虚或血行不利，亦可出现听觉的失常。此外，肝、胆、胃肠及三焦之经皆行于耳，故这些脏腑的病变，亦可引起耳鸣、耳聋，临床辨证时亦应注意。

二阴，即前阴与后阴。前阴主排尿与生殖，后阴主排泄粪便。肾与前后二阴关系密切，故有"肾司二便"之说。

尿液的排泄虽在膀胱，但须依赖肾的气化才能完成。故尿频、遗尿、尿少以及小便失禁及癃闭，均与肾的气化功能失常有关。

人的生殖功能，亦为肾所主，已见前述。在此还应指出，前阴除与肾有关外，与肝、脾、胃、膀胱等脏腑均有关。其中肝经循阴器，故肝经脉气终绝，便有囊缩之证。前阴又为宗筋所聚之处，故阳痿不举之证与肝有密切关系。脾家湿热下注，亦可有疝气、癃闭之证。胃为水谷之海，主润宗筋。若阳明虚，则不能润养宗筋，则宗筋痿软。

后阴即肛门，或称魄门，其排泄粪便的功能虽为大肠所主，但亦与肾之气化有关。如肾阴不足，可使肠液枯而便秘；肾阳虚损，又可因气化无权而出现阳虚便秘或泄泻；肾失封藏，则可见久泻滑脱。此外，后阴与肺、脾、肝等脏亦相关，故《黄帝内经》称魄门为"五脏使"。其中肺与大肠相表里，若肺热则大肠不利而便秘，或生痔疮。脾胃气虚，固摄无权可见脱肛。肝失疏泄，亦可见大便燥结或痛泻，等等。

（3）在液为唾：唾为口津中较黏稠者。若咽而不吐，具有滋养肾中精气的作用。若多唾久唾，则损耗肾精。

（4）在志为恐：肾在志为恐，是说恐惧这一情志活动与肾相关。肾主藏精，若精气充盈，则对惊恐一类刺激的耐受力强；若精气不足，则易于惊恐。同时，过度的惊恐，亦会损伤肾主闭藏的功能，此时可出现下焦胀满，甚至遗屎、遗尿。

3. 肾与四时气候的关系　肾气通于冬。冬为寒冰，内通于肾，故冬令脉多见沉。若逆于冬气，则多伤于肾。

（二）膀胱

膀胱属肾水之腑。《素问·灵兰秘典论》云："膀胱者，州都之官，津液藏焉，气化则能出矣。"膀胱位于下腹部，为储尿的器官。膀胱的主要功能是贮尿与排尿。

膀胱的贮尿与排尿功能，主要依靠肾的气化作用。膀胱的病变，主要表现为尿频、尿急、尿痛；或见小便不利，尿有余沥，甚至尿闭；或为遗尿，甚至小便失禁等。

（三）肾与膀胱的关系

肾与膀胱通过经脉互为络属，构成表里关系。肾主水液而司二便，膀胱贮尿液而司开合，二者关系极为密切。若肾气充足，气化正常，则膀胱开合有度，使人体水液代谢正常。若肾气不足，气化失常，则膀胱开合失度，可出现小便不利或失禁，或遗尿、尿频等症。

（四）命门

命门一词，首见于《黄帝内经》。自《难经·三十六难》提出"肾两者，非皆肾也，其左者为肾，右者为命门"之说后，遂为后世医家所重视，对命门的部位及生理功能，提出种种不同见解，现归纳摘录如下，以供参考。

1. 右肾为命门说　肾有两枚，左肾为肾，右肾为命门之说，始自《难经》。自此以后，主"右肾为命门"说的有晋代的王叔和、元代的滑寿及明代的李梴等人。

2. 两肾俱称命门说　明确指出这一观点的是明代的虞抟。他在《医学正传》中说："两肾总号为命门。"其后，明代的张景岳亦从此说。

3. 两肾之间为命门说　此说首倡于明代的赵献可。他在《医贯》中说："命门在人身之中，对脐附脊骨，自上数下，则为十四椎，自下而上，则为七椎。"此外，赵氏认为命门的功能，就是真火，主持人体一身之阳气。其后，清代医家陈修园、林珮琴、张璐等均从此说。

4. 命门为肾间动气说　此说虽然认为两肾之间为命门，但其间非水非火，而只是存在着一种原气发动之机，同时认为命门并不是一个具有形质的脏器，提出此说的是明代的孙一奎。他在《医旨绪余》中说："命门乃两肾中间之动气，非水非火，乃造化之枢纽，阴阳之根蒂，即先天之太极。五行由此而生，脏腑以继而成。"

以上各家对命门的认识见解不同。从形态言，有有形与无形之论；从部位言，有右肾与两肾之间之辨；从功能言，有主火与非火之争。但他们对命门的主要生理功能是没有分歧的，对于命门的生理功能与肾息息相通也是没有分歧的。肾为五脏之本，内寓真阴和真阳，人体五脏六腑之阴都由肾阴来滋助，五脏六腑之阳又都由肾阳来温养。故肾阳即命门之火，肾阴即命门之水。肾阴、肾阳，亦即真阴、真阳和元阴、元阳。古代医家所以称之曰命门，只是为了强调肾中阴阳的重要性而已。

（五）西医对肾的认识

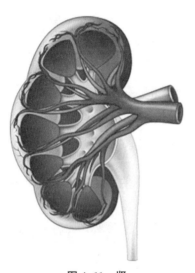

图 4-11　肾

1. 肾脏的结构　肾脏位于腹后壁脊柱的两旁，左右各一。左肾的位置比右肾稍高。肾的内侧有一个深凹陷，叫作肾门，是肾脏的血管神经和输尿管出入的地方。肾脏的表面有两层膜，外层是脂肪膜，内层是纤维膜，都是保护肾脏的。见图 4-11。

将肾脏剖开，可以看到肾脏分内外两层。外层叫皮质。内层叫髓质。中央是空腔，叫肾盂。

构成肾脏的基本单位叫肾单位。在显微镜下，可以看到每一个肾单位是由肾小体和肾小管组成的。肾小体是由肾小球（毛细血管所形成的球状血管网）和包在它外面的肾小囊所组成。肾小囊分两层，两层之间的囊腔与肾小管相通。许多肾小管汇聚成集尿管，开口于肾盂。

每一个肾脏约含有 100 万个以上的肾单位，这些肾单位在平时只有一小部分在工作，所以肾脏的贮备力量是很大的。

每个肾脏具有一条粗大的肾动脉，来自腹主动脉，入肾后分为许多支，再分为入球小动脉进入肾小囊，形成肾小球，最后又合成出球小动脉离开肾小囊。出球小动脉离开肾小囊后，又分支成毛细血管网，围绕在肾小管的周围，最后再汇聚成肾静脉而出肾。

2. 肾脏的泌尿功能　肾脏的重要功能之一就是泌尿。尿的生成分为两个步骤。

首先是肾小球的滤过作用。血液自入球小动脉流经肾小球时，血浆中的水分和其他物质，除了大分子蛋白质以外，由于滤过作用而至肾小囊的囊腔中，形成原尿，每天约有 170L。肾小球的这种滤过作用主要是由血压来推动的。肾小球的血压较高，它超过了血浆的胶体渗透压和肾小囊内的压力，所以使原尿生成。反之，如果肾小球血压降低，就会使尿生成减少。血浆胶体渗透压和肾小囊内压力的改变，也将影响尿的生成。此外，肾小球毛细血管壁和肾小囊通透性改变，也会影响尿的生成。

尿生成的第二步是肾小管的重吸收作用。当原尿流经肾小管时，98%～99% 的水分以及对身体有用的物质（全部的葡萄糖，大部分氨基酸和钠，以及一部分钾、氯和磷酸盐等）可被肾小管重新吸收回血液，剩余的水和残余的物质浓缩成尿。肾小管的重吸收作用受内分泌的调节。一个是脑下垂体后叶所分泌的垂体后叶素。它能促进肾小管对水分的重吸收，但不影响无机盐的排泄。当体内水分减少时，血液渗透压增加，便刺激垂体后叶分泌这种激素，而使重吸收回血液的水分增加，保持体内渗透压平衡。如果垂体后叶发生功能障碍，可使水分大量从尿中排出，而造成尿崩症。另一个是肾上腺皮质分泌的醛固酮。当机体内体液的容量减少时，特别是当肾血流减少时，醛固酮的分泌便增多，它能促使肾小管对钠和水分的重吸收，也可促进钾的排出。如果醛固酮分泌过多，可造成钠和水在体内滞留，形成水肿。

肾脏能适应进食、饮水、新陈代谢等各方面的情况，而排出不同浓度和不同数量的尿液，以维持体内水盐代谢的平衡，并能根据体内酸碱平衡的情况，而控制酸性物质和碱性物质的排出比例，以调节体内的酸碱平衡。

中西医对肾的认识有很多相同之处。如西医所认为的肾能分泌促红细胞生成素，刺激骨髓造血，能产生活性维生素 D_3，调节钙磷代谢，影响骨密度，与中医所讲"肾主骨生髓"是一致的。再如西医的肾是产生尿的器官，帮助清除体内的毒素、废物及过多的水分；中医认为肾主水液、司二便，其中就着重讲了肾与膀胱相互协助排尿的功能。但是中医认为肾主生殖的功能，在西医中属于内分泌方面，不属于肾的功能范畴。所以，中西医对肾的认识是既有相通的方面，也有不同之处。

（六）西医对膀胱的认识

膀胱是一个储尿器官，是由平滑肌组成的一个囊形结构，位于骨盆内，其后端开口与尿道相通。膀胱与尿道的交界处有括约肌，可以控制尿液的排出。膀胱空虚时，其内黏膜面呈现许多皱襞，唯其底部有一三角形的平滑区，称膀胱三角，其两侧角为左、右输尿管口，下角为尿道内口。两输尿管口之间有呈横向隆起的黏膜皱襞，称输尿管间襞，是寻找输尿管口的重要标志。膀胱三角是膀胱镜检时的重要标志，也是结石和结核等的好发部位。见图4-12。

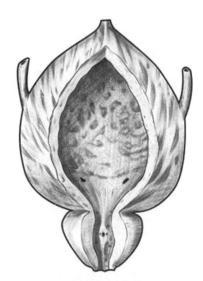

图4-12 膀胱

在男性，膀胱底部是和直肠间接相连的，中间有精囊、输精管壶腹及直肠膀胱筋膜，输尿管靠近精囊所在处进入膀胱。在女性，膀胱后面是与子宫膀胱间隙相连，但和子宫体是隔开的。在这一腹膜间隙下面，膀胱是与子宫颈、前阴道壁直接相连的。在输尿管外侧，膀胱与前层阔韧带相连，子宫体和底位于膀胱之上。

六、三焦、心包及膜原

（一）三焦

三焦为六腑之一。由于三焦的某些具体概念不够明确，再加《难经》中有"有名而无形"之说，遂引起后世医家的争论。这些争论主要集中在形态上，如有"三焦有名无形说""三焦有名有形说"等，但对三焦的生理功能的认识是比较一致的，均认为三焦的主要生理功能是主持诸气、疏通水道。目前，对于三焦形态上的意见尚未统一，还需作进一步的学术探讨。这里主要介绍中医学所说的三焦在生理、病理上的实际意义。

1. 三焦的主要生理功能

（1）主持诸气：三焦总司人体的气机和气化。三焦是气升降出入的通道，又是气化的场所，故有主持诸气，总司全身气机与气化的功能。元气，是人体最根本的气。元气根于肾，通过三焦而充沛于全身。故《难经·三十八难》说三焦"有原气之别焉，主持诸气"。

（2）为水液运行之道路：《素问·灵兰秘典论》说："三焦者，决渎之官，水道出焉。"决，疏通之意；渎，沟渠。决渎，即疏通沟渠。这就是说，三焦有疏通沟渠、运行水液的作用，是水液运行的道路。若三焦功能正常，则水道通利，水液的运行正常；若三焦不利，则水道不通，水邪泛滥，则可出现肿胀等证。

三焦主持诸气、疏通水道的两种功能，是相互关联、相互为用的。水液的运行有赖气的升降出入，而气的运行又须依附于血与津液。

由于三焦有主持诸气、疏通水道的功能，但在上、中、下三个不同的部位上又有所区别，故古人又有"上焦如雾，中焦如沤，下焦如渎"的不同描述。下面分别加以介绍。

1）上焦如雾：上焦主要包括心、肺两脏，主要有宣发，敷布，使水谷精微、卫气布散全身的作用。故《灵枢·决气》说："上焦开发，宣五谷味，熏肤充身泽毛，若雾露之溉。"

2）中焦如沤：中焦主要包括脾、胃两脏。脾与胃主受纳、腐熟水谷，有运化水谷精微的生理作用。这一腐熟运化水谷的状态，犹如沤化发酵水谷，泌其糟粕，升其精华。故《灵枢·营卫生会》将其概括为"中焦如沤"。

3）下焦如渎：下焦主要包括肾、膀胱、大肠、小肠等脏腑。这些脏腑具有泌别清浊、排泄水液与糟粕的作用。此种排泄水液、糟粕的状态，犹如水沟排水一般。故《灵枢·营卫生会》说："下焦如渎。"

西医没有三焦的名称，故没有此脏器。

（二）心包

心包络，简称心包，又可称"膻中"，是心外围的包膜，具有保护心的作用。外邪侵袭于心，包络代心受邪。故《灵枢·邪客》说："诸邪之在于心者，皆在于心之包络。"在经络学说中，手厥阴心包经与手少阳三焦经相为表里，故心包络属于脏。

（三）膜原

膜原一词最早在《素问·举痛论》中有记载："寒气客于肠胃之间，膜原之下，血不得散，小络急引故痛，按之则血气散，故按之痛止。"王冰注曰，膜原"谓膈募之原系"。现在对膜原分为广义和狭义两种理解。

1. 广义膜原　泛指伏邪在体内潜伏的部位。清代医家周学海提出"伏邪皆在膜原"说。他认为人感受四时不正之气，变为伏邪潜伏于体内，附着于"膜原"部位。此膜原为广义之膜原，即伏邪在体内潜伏之所。

2. 狭义膜原　为内外交界之地，乃一身之半表半里，居于卫表肌腠之内，五脏六腑之外的膜及膜所围成的空腔样结构。膜原与肠胃相联系，上连于宗筋。它既是外邪侵入体内的必由途径，又是体内邪气排出体外的必经通路。

现代胡天雄在《素问补识》中形容膜原"如腹膜、网膜之膜系"者也。

西医认为腹膜为覆盖于腹、盆腔壁内以及腹腔、盆腔脏器表面的一层薄而光滑的浆膜，由间皮和少量结缔组织构成，呈半透明状。腹膜包括脏层和壁层，它们之间相互折返移行，形成许多结构，这些结构不仅对器官起着连接和固定的作用，也是血管、神经等进入脏器的途径。根据结构和部位的不同，腹膜分为网膜、系膜和韧带三种，其间含有神经、血管，或淋巴管、结缔组织等。

第三节　奇恒之腑

奇恒之腑包括脑、髓、骨、脉、胆、女子胞等六个脏器组织，它们在形态上多为中空而与腑相似，在功能上主藏精气，与五脏的功能特点相似。故《素问·五脏别论》说："此六者，地气之所生也，皆藏于阴而象于地，故藏而不泻，名曰奇恒之腑。"奇恒之腑中除胆以外，与五脏都没有表里配合的关系，亦无五行属性，这是不同于五脏六腑的又一特点。

其中，胆已在六腑中进行了介绍，故在此从略。

一、脑

（一）中医之脑

脑，又名髓海、头髓。脑居颅内，由髓汇集而成。在气功学上，脑又称泥丸、昆仑、天谷。脑深藏于头部，位于人体最上部，其外为头面，内为脑髓，是精髓和神明高度汇集之处，为元神之府。

脑是人体中一个极为重要的器官，与生命关系极大，不可受伤。《素问·刺禁论》

有："刺头中脑户，入脑立死。"脑的功能与人的视觉、听觉、肢体运动以及一切精神活动有关。

（二）西医对脑的认识

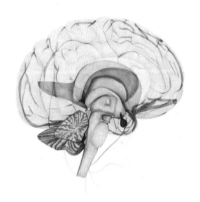

图4-13　大脑

大脑分为左右对称的两个半球。如果用刀把大脑切开，可以看到大脑表面有一层呈灰色的结构，这是神经细胞体的集中地，称大脑皮层。皮层的下面是白色的髓质，是由神经纤维构成，在白色的髓质中也有由神经细胞体集积而成的神经核。见图4-13。

大脑半球表面具有很多皱褶，皱褶凹陷而成的缝称为沟或裂，隆起的部分称为回。

根据实验研究和临床实践证明，大脑的功能是很重要的，它管理和调节机体各系统的功能。

1. 大脑对躯体运动的调节　躯体一切随意动作，都受大脑半球的管理。大脑半球管理躯体运动的途径有二。

（1）锥体系：由中央前回发出纤维束，经过延脑交叉（左侧交叉到右侧，右侧交叉到左侧），直接下行到脊髓，管理肌肉的精细动作。临床上发现，大脑出血引起对侧肌肉瘫痪，称为偏瘫。

（2）锥体外系：由大脑发出纤维，经过大脑髓质中的神经核和脑干等处，多次交换神经元，然后下行至脊髓，管理肌肉群的合作运动。如此系统受到损害，引起肌肉运动不协调。

2. 大脑皮层的感觉分析功能　机体接受内外环境的刺激，最后都传到大脑皮层，经过大脑皮层的分析综合，产生相应的感觉。如听觉传至大脑颞叶，视觉传至大脑枕叶，躯体感觉传至中央后回。内脏的感觉也都传至大脑皮层，但无特定的区域，因此内脏病变发生痛觉时，一般不能明确指出疼痛的部位。

3. 大脑皮层对内脏活动的调节　人体内脏的活动，也都受到大脑皮层的管理。因此，如果大脑皮层功能不正常时，也会引起内脏活动的障碍而发生疾病。

二、髓

（一）中医之髓

髓藏于骨腔，为肾精所化生。髓可分为脑髓、脊髓、骨髓三部分，主要功能是滋养骨骼，补益脑髓。若髓海空虚，骨骼失养，则出现筋骨委软、脑眩耳鸣等症状。

（二）西医对髓的认识

1. 脊髓 脊髓是一条长圆形的神经组织，位于脊椎管内，通过颅底部的枕骨大孔与脑干相连，下端终于第二腰椎上缘（男性终于第 1 腰椎上缘，小儿终于第 3 腰椎上缘），故临床进行腰椎穿刺时应在第 3 与第 4 或第 4 与第 5 腰椎之间进行。脊髓由灰质和白质构成。灰质在中央，呈蝴蝶形，后角中含中间神经元，前角含运动神经元。白质在四周，由上、下纤维束组成。见图 4-14。

脊髓是神经上、下传导的通路。躯干和四肢的感觉（包括皮肤的感觉和身体姿势的感觉）经脊髓内的神经束上传到脑干以至大脑，由脑发出的支配躯体运动的神经束经过脊髓而下传。脊髓则通过脊神经与躯干、四肢的皮肤、肌肉相连。如脊髓因疾病或外伤而遭破坏，则躯干和四肢的感觉和运动都会发生障碍。

脊髓也是实现某些反射的低级中枢。例如骨骼肌的两端附着于骨骼上，由于肌肉受到牵张，刺激了肌肉和肌腱内的感受器，通过脊髓中枢可反射地引起该肌肉发生持续的紧张性收缩，使肌肉保持一定的紧张性，这种反射叫肌紧张反射。如轻叩股四头肌肌腱引起的伸膝反射，就是肌紧张反射的一种表现。在正常时，脊髓的功能受大脑的控制，故四肢、躯干的肌肉保持正常的紧张性，如果脊髓因某种原因和大脑断绝了联系（例如脑出血或脊髓外伤），则下部的脊髓功能不正常，可出现肌紧张增强、膝反射亢进，称为上运动神经元麻痹（紧张性瘫痪）。而如果脊髓神经细胞因某种原因而遭受损害（例如脊髓灰质炎），则出现肌肉松弛、张力减低，膝反射消失，称为下运动神经元麻痹（弛缓性瘫痪）。此外，排尿反射、排便反射也都是通过脊髓中枢而实现的。脊髓神经见图 4-15。

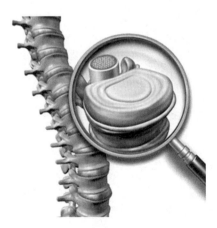

图 4-14　脊髓

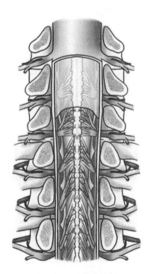

图 4-15　脊髓神经

2. 骨髓 在活体内，长骨的骨髓腔和一切骨松质的网眼内都充满着骨髓。成人的骨髓有两种：一种是黄骨髓，主要是脂肪组织，充满在长骨的骨髓腔中；一种是红骨髓，充满在骨松质的网眼内。红骨髓有造血功能，能产生各种血细胞。胎儿和幼儿的骨髓都是红骨髓；随着年龄的增长，一部分红骨髓变为黄骨髓，失去造血功能；成年之后，只有长骨两端、短骨和扁骨内部充有红骨髓，具有造血功能。如果因感染、某些药物中毒（例如磺胺、氯霉素、苯）、放射性照射、肿瘤细胞的破坏等，都可使骨髓造血功能发生障碍。

三、骨

（一）中医之骨

骨即人体的骨骼，其性坚刚，能支持形体，保护内脏，为人身之支架。骨有赖骨髓的濡养，才能维持其坚刚之性。若精髓亏损，骨失所养，则不能久立，甚至痿废。

（二）西医对骨的认识

人体由 206 块骨头，构成人体的支架，见图 4-16。骨的形状不同，可分为长骨、短骨和扁骨等。每块骨都由骨质、骨髓和骨膜三部分构成。

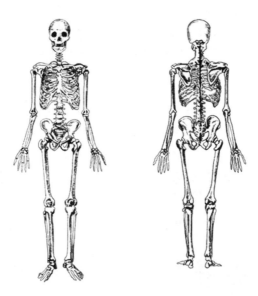

图 4-16 骨骼

把每块骨锯开，可看到两种骨质。骨的外面一层是骨密质；内部为骨松质，呈蜂窝样，由许多骨小梁以一定方向交织而成。长骨骨干呈管状，中间的空腔叫骨髓腔。骨密质和骨松质都由骨组织构成。

长骨的两端膨大，叫骨骺。成年前，骨干与骨骺之间有骺软骨，长骨长度的增长即靠骺软骨的不断生长和骨化。在 15 ～ 22 岁之间，骺软骨先后转化成骨，骨干与骨骺才融合成一块骨，长骨才停止增长。

　　骨的外面包有一层结缔组织膜，名叫骨膜。骨膜有丰富的血管和神经，所以骨膜与骨的营养有关。骨膜内层在幼年时期参与骨的成长，在成年之后处于静止状态，但对骨的再生仍很重要。如果有较大面积的骨膜剥离，骨就会坏死。

　　骨为一种坚硬的结缔组织，由细胞、纤维和基质组成。骨内含水分、有机质及无机盐（主要是钙盐和磷盐）。在生长发育过程中，机体需要从外界获得足够的钙和磷，以供骨质生长的需要。维生素 D 能促进钙、磷在肠道中吸收，提高血钙与血磷的浓度，维生素 D 还能促进成骨作用。日光中的紫外线照射皮肤，可使皮肤中产生维生素 D。因此，食物营养（钙和磷以及维生素 D）和日光，是骨正常生长的必要条件。如果缺少这些必要条件，可致软骨病或骨质疏松症，在小儿则发生佝偻病，容易引起骨折或畸形。

四、脉

（一）脉的概念

脉即血脉，为气血运行的隧道。

（二）脉的主要生理功能

1. 约束和促进气血　使气血循着一定轨道和一定方向运行。

2. 运载气血　输送饮食物的精华以营养全身。

　　脉为血府，以气为本。气行则血行，气滞则血凝。血病多由气，气病常及血。因此，脉的搏动，不仅可以反映出脉中气血的多少，运行的迟速，亦可反映出气血间的关系正常与否。因血气的多少，运行的迟速，又与内脏活动有关。所以用"切脉"来推断病理变化，是中医诊断疾病的主要方法之一。

（三）西医对脉的认识

1. 动脉系统的解剖　动脉和心室相连，是将血液运送到全身各器官的血管。动脉管壁由弹力纤维和平滑肌构成，所以富有弹性（特别是大动脉）和收缩性（特别是小动脉）。

　　（1）肺动脉：短而粗，由右心室发出，分为左、右肺动脉入肺。

　　（2）主动脉：由左心室发出，是体循环的血管主干，分支到全身各部。

2. 静脉　静脉是把血液运回心脏的管道，它起于毛细血管，由小静脉慢慢汇合成大的静脉，最后流回心房。

　　（1）肺静脉：左、右肺静脉最后注入左心房，详见心脏解剖图 4-2。

（2）体静脉：身体各部的静脉可分为浅、深两种。深静脉多数与动脉伴行，其名称与伴行的动脉名称相应。浅静脉又称皮下静脉，不与动脉伴行。由于浅静脉位置浅表，透过皮肤容易见到，临床上常作为输液、取血、注射药物的部位，如贵要静脉、头静脉、肘正中静脉、隐静脉、颈外静脉，以及小儿的头皮静脉等。

（3）门静脉：由脾静脉和肠系膜上静脉汇合而成一支短而粗的静脉，叫门静脉。它上行到肝门处，又分为左右两支进入肝脏，在肝脏内反复分支成为毛细血管，与肝动脉分支的毛细血管互相汇合，成为肝静脉。

门静脉收集胆囊、胃、小肠、大肠、胰和脾的血液。门静脉中的血液含有丰富的营养物质。

3. 毛细血管的生理特征 全身各处组织，除了毛发、指甲和角膜、晶状体之外，都有毛细血管，数量极多。

毛细血管管壁极薄，只有一层内皮细胞，因此，血液中除血细胞和大分子的蛋白质以外，许多营养物质，如葡萄糖、无机盐、水和氧气等，均可自由透过而进入组织间隙，形成组织液，组织代谢产物又可通过毛细血管而进入血液。毛细血管的这种特性，称为毛细血管的通透性。

身体各处的毛细血管数量极多，但在静止时，大多数毛细血管是关闭的。当局部活动增强，造成缺氧和代谢产物积聚时，便可引起毛细血管扩张。细菌和毒素的刺激，也可引起毛细血管扩张和通透性增加。

五、女子胞

（一）中医之女子胞

女子胞，又称胞宫、子宫，具有主月经和孕育胎儿的功能。

子宫主月经来潮和孕育胎儿的功能与肾气的充盈，与心、肝、脾三脏，以及冲、任二脉有着密切地关系。

1. 肾中精气的作用 肾中精气的充盈与否，直接影响着女子月经的来潮与月经的闭绝。

2. 冲任二脉的作用 冲任二脉，同起于胞中。冲脉与肾经并行，与阳明脉相通，能调节十二经脉的气血，故有"冲为血海"之称。十二经脉气血充盈，溢入冲、任二脉，经过冲、任的调节，注入胞宫，而发生月经。

幼年时期，肾中精气未盛，"天癸"未至，任脉未通，冲脉未盛，故没有月经。人至老年，由于肾中精气渐衰，"天癸"衰竭，冲、任二脉气血亦衰，而出现月经紊乱，以至绝经。临床上，若冲、任二脉失调，则可出现经期紊乱等证。

3. 心、肝、脾三脏对女子胞的作用 心主血，肝藏血，脾为气血生化之源而统血。此三脏对全身血液的化生和运行均有调节作用。月经的来潮与周期以及孕育胎儿，均离不开气血的充盈和血液的调节。

综上所述，子宫的生理功能与肾、心、肝、脾，以及冲、任二脉密切相关。

（二）西医对子宫的认识

子宫，位于盆腔中央，膀胱与直肠之间。子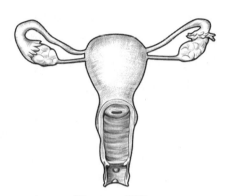
宫形如倒梨形，上部称子宫底，中部为子宫体，
下部为子宫颈。内有子宫腔和子宫颈管。颈管外
口开于阴道。见图 4-17。子宫壁分为三层：外
层为腹膜，中层为平滑肌，内层称内膜。青春期
至更年期，非妊娠子宫内膜有周期性的增殖、分
泌、脱落流血（月经）的改变。妊娠时子宫内膜
发生复杂的变化，形成胎盘。

图 4-17 子宫

子宫的功能有二：主月经和主胞胎。

1. 主月经 成年女子的子宫内膜在卵巢内分泌激素的作用下，发生周期性的脱落和
再生。脱落的子宫内膜和流出的血液从阴道排出，这种变化约每 28 天发生一次，故称
为月经。45 至 50 岁，卵巢功能逐渐衰退，月经就会停止，称更年期。

一个月经周期，一般可分为三个阶段。

（1）排卵前期：这一期也称作增生期或卵泡期。由月经流血停止时算起，历时约
10 天。在这期开始时，子宫内膜上皮因破损流血初愈，所以先修补，并暂时休息，随
后子宫内膜又渐渐增生，血管和腺体都增加，但腺体还不开始分泌。

在卵巢内，这一期正是新卵泡逐渐发育并趋于成熟的过程。前面已经讲过，卵泡的
上皮细胞可分泌雌激素，此种激素便是促进子宫内膜增殖的原因。

在这一期之末，卵泡达到成熟而破裂，卵子即排出，这是月经周期中最重要的现象
之一。因此，排卵日期约在上、下两次月经来潮时的正中间，也就是在下次月经第一天
之前约 14 天。但要指出，人类的排卵时间并不是严格固定的。

（2）妊娠前期：这一期也称作分泌期，或黄体期，历时约 13 ～ 14 天，介于排卵之
后和下次月经来潮之前的这一段时间。当卵子排出后，卵泡变成黄体，黄体又能产生一
种激素，叫孕激素。由于孕激素的作用，子宫内膜显著增长，血管滋生，腺体加大，并
开始有分泌物。到这一期之末，子宫内膜的增长达到极点。倘若卵子受精，则子宫内膜
将继续增厚，进入妊娠期的特殊状态。如未受孕，则进入月经期。

（3）月经期：如排出的卵子未受精，黄体只能维持 2 周左右，就开始萎缩，失去
分泌黄体酮的能力。由于卵巢内分泌减少（黄体酮和雌激素的分泌都减少），增长的
子宫内膜便发生崩溃、脱落流血，即月经来潮。月经期历时 4 ～ 5 天，总共流血量约
50 ～ 200mL。

由上可知，月经周期的变化，与卵巢内分泌功能有密切关系，而卵巢的活动，又受

脑下垂体前叶内分泌的调节。因此，如果脑下垂体－性腺内分泌功能紊乱，就可以引起月经不正常。此外，神经系统也可影响月经周期的变化，如人的情绪和精神因素的改变，都可导致正常月经周期发生改变。

2. 主胞胎 子宫是孕育胎儿的场所。卵子受精后约经过 8 天左右，便被固定而掩埋在子宫内膜内。在全部妊娠期中，子宫发生很多变化，其中包括肌肉细胞的继续增大，血管继续滋生以及子宫内膜的复杂变化并形成胎盘。

胎盘的主要功用有二。

（1）实现胎儿和母体的物质交换：母血中的氧气和其他营养物质通过胎盘进入胎血，再由胎儿的脐静脉流向胎儿，胎儿血中的二氧化碳和代谢产物，则经胎盘进入母血，再通过母体排出体外。

（2）产生对维持妊娠具有重要作用的几种内分泌物质：包括雌激素、孕激素和绒毛膜促性腺激素。这些激素使母体和胎儿保持最适宜的状态，有利于妊娠。这些激素可从尿中排出，所以检查母体尿中是否有绒毛膜促性腺激素存在，可以作为妊娠诊断的依据。

（三）男性生殖器官

男性生殖器包括睾丸、附睾、输精管、射精管、精囊腺、前列腺、阴茎等。男性生殖器官的功能是产生精子，通过性交输送精子到女性生殖道与卵子结合。

1. 睾丸 位于阴囊内，左右各一个，胎儿时位于腹腔内，以后逐渐下降，穿过腹壁的腹股沟管，最后进入阴囊。睾丸表面覆盖两层鞘膜，一层紧贴在睾丸表面（脏层），一层贴在阴囊壁（壁层）。二者之间为鞘膜腔，腔内有少量液体。临床上所见的睾丸鞘膜积液就是鞘膜腔内的液体增多。

睾丸内部结构主要是曲细精管和睾丸间质。曲细精管是产生精子的地方。间质细胞能分泌雄性激素。雄性激素可以促进生殖器的正常发育，维持正常性功能和促进男性特征的出现，例如生长胡须、声音变粗、肌肉发达等。

2. 附睾、输精管、射精管 附睾在睾丸的后上方，主要是贮存精子。输精管和精囊腺的排泄管合并为射精管，穿过前列腺，开口于男性尿道。在推行计划生育工作中，结扎输精管，可以切断精子运送的途径，达到绝育的目的，而又不影响身体健康。

3. 前列腺和精囊腺 前列腺像栗子一样大，包围在尿道上部。在一些老年人，前列腺常常变大，压迫尿道，可以引起排尿困难。精囊腺位于前列腺的后上方。射精时，附睾中的精子经输精管到射精管，与精囊腺、前列腺分泌的液体混合成精液，经尿道排出体外。

第四节　脏腑关系

一、五脏的相互关系

人体五脏之间，存在着密切的联系，它们相生相克，共同维持着各个脏腑生理功能的协调与平衡，从而保证着人体生命活动的正常进行。下面我们介绍五脏之间相互联系的十种关系。

（一）心与肺

心与肺同居胸中，心主血，肺主气，故心与肺的关系，实际上是气与血相互依存、相互为用的关系。其中肺气助心以行血，心血载肺气以布周身。肺主气而司呼吸，从自然界吸入的清气与水谷精微合成宗气，宗气贯心脉以推动血液的运行。

（二）心与脾

心主血，脾为气血生化之源，脾气旺盛，则气血生化有源，心有所主。心属火而脾属土，心阳温煦，脾土化生，方可使脾尽其运化之职。

此外，心主血脉，脾统血，二者在血液的运行上亦相互为用。若脾不统血，血液妄行则会造成心血不足之证。

（三）心与肝

心主血，肝藏血。人之血，肝藏之，心行之，二者配合，则血运正常。

心主神明，肝主疏泄而调节情志，故两脏与精神、意识、思维活动密切相关。若情志有伤，多化火伤阴，临床上心肝火旺与心肝两虚常相互影响或同时并见。

（四）心与肾

心位于上焦而属阳，其性属火；肾居下焦而属阴，于五行属水，内寄相火。心火宜降，肾水宜升，水火既济，心肾相交。若心火不降，肾水不升，则阴阳失调，出现心肾不交的证候。

此外，心主血，肾藏精，精能生血，血能化精，精血互生。故临床上肾精亏损与心血不足常可互为因果。

（五）肺与脾

脾与肺的关系主要表现在气与水液代谢两个方面。人体气的生成，主要依赖肺的呼吸与脾的运化，肺所吸入的清气和脾胃所运化的水谷精微，是组成气的主要物质基础。

因此，肺的呼吸功能和脾的运化功能是否健旺与气的盛衰密切相关。

脾主运化水湿，肺主通调水道，二者相互协调，共同完成水液的代谢。如若脾失健运，或肺失宣降，均可造成水液的停聚，而成痰饮之患。故有"脾为生痰之源，肺为贮痰之器"的说法。

（六）肺与肝

肺与肝的关系主要表现在气机的调节方面。肺居上焦，为阳中之阴脏，其气清肃下行；肝居膈下，为阴中之阳脏，其气升发上行。肝升肺降，调节着全身的气机，使升降功能正常。若肝升太过，或肺降不及，则多致气火上逆，而出现咳逆上气，甚则咯血等病症。相反，若肺失肃降，燥热内盛，亦可影响肝，使肝失条达，疏泄不利。临床上可见在咳嗽的同时，出现胸胁满痛、头晕面赤等症。

（七）肺与肾

肺与肾的关系，主要表现在水液代谢与呼吸运动两个方面。肾主水液，肺主宣发肃降和通调水道。人体内水液经过肺气的宣降，营运周身并下输膀胱，故称"肺为水之上源"。下输膀胱之水，经肾阳之蒸腾气化，升清降浊，以主持水液代谢。如此，肺肾配合，共同维持水液代谢的平衡。

肺司呼吸，肾主纳气，肺的呼吸功能需要肾的纳气作用来协助，方能正常进行。只有肾气充盈，吸入之清气方可经肺肃降，下纳于肾，故有"肺为气之主，肾为气之根"之说。

此外肺肾阴液亦相互资生，称为金水相生。肾阴为人一身阴液之本，故肾阴能滋助肺阴。而肺主肃降，能使肺之阴精下输于肾，使肾精得养。故有"金能生水，水能润金"之说。

（八）脾与肝

肝主疏泄，脾主运化，故肝脾两脏的关系首先表现在疏泄与运化上，肝之疏泄可使脾升而胃降，后世有肝气升脾气也升，胆汁降胃气也降，脾以升为顺，胃以降为常。这种脾胃升降的实质是肝胆升降正常有序的反映。肝胆升降正常有序使脾胃气机畅达，健运不息。另外脾主运化，化生气血，脾气健运，则水谷之气可滋养肝阴，使肝木得养，而能升发疏泄。

其次，肝藏血，脾统血，又为气血之源。故脾气健运，生血有源，且行于脉中，则肝有所藏。若脾虚，气血生化无源，或脾不统血，均可导致肝血不足。

正是由于肝脾两脏关系极为密切，生理上相互为用，病变时相互影响，故有"见肝之病，知肝传脾，当先实脾"之说。

（九）脾与肾

脾为后天之本，肾为先天之本。脾主运化水湿，肾主水。故脾与肾的关系主要表现在先后天的相互资生与水液代谢两方面。

首先，脾之健运，有赖肾阳的温煦，而肾中精气亦有赖脾所运化的水谷精微的充养，故二者相互资生，相互促进。在发生病变时，脾、肾亦常相互影响，互为因果。若肾阳不足，不能温煦脾阳，会导致脾阳不振；若脾阳久虚，亦可累及肾阳，而成脾肾阳虚之证。

其次，脾主运化水湿，肾主水，二者在水液代谢上，亦相互配合，协同其他脏腑，共同完成水液代谢。若脾虚不能运化水湿，则水湿停聚，不仅损伤脾阳，亦可使肾阳衰微。若肾虚不能主水，水液潴留，亦可累及脾阳，使脾失健运。

（十）肝与肾

肝与肾关系极为密切。肝藏血，肾藏精，精血之间相互资生、相互转化，故有"肝肾同源""乙癸同治"之说。在生理状态下，肾精滋养于肝，使肝之阴血充足，以维持肝阴、肝阳的平衡；肝血滋养于肾，使肾精充盈，以维持肾之阴阳的平衡。

此外，肝主疏泄，肾主闭藏，二者之间存在着相互制约、相反相成的关系。这主要表现为女子的月经来潮和男子排精的生理功能。若二者失调，则可出现女子月经周期失调，经量过多或闭经；男子遗精滑泄，或阳强不泄等症。

上面所说的脏与脏的十大关系是最基本的关系，此外，还有三脏、四脏之间是什么关系。如肺、脾、肾三脏在人体水液代谢中关系十分密切，肺为水之上源，上焦得通，津液得下，脾运化水湿，肾主水，可以主持全身水液代谢是否正常，前人归纳为"水的代谢，其标在肺，其制在脾，其本在肾"。

此外，脏与脏还有生克乘侮的关系。如肾（水）之精以养肝，肝（木）藏血以济心，心（火）之热以温脾，脾（土）化生水谷精微以充肺，肺（金）清肃下行以助肾（水），这就是按五行学说的相生规律，说明五脏相互资生的关系。又如肺（金）清肃下降，可以抑止肝阳上亢；肝（木）条达，可以疏脾土的壅滞；脾（土）的运化，可以制止肾水泛滥；肾（水）的滋润，可以防止心（火）的亢烈；心（火）的阳热，可以制约肺金的清肃太过。这就是用五行学说相克规律说明五脏相互制约的关系。这是正常的生理关系，在病理情况下五脏也可以相互影响。如肝病传脾是木乘土，脾病也可以影响肝是土侮木；肝病影响心是母病及子，肝病影响肺为木侮金，肝病影响肾为子病及母。后世根据五行的生克乘侮规律，在临床上又制订了很多具体的治疗方法，如培土生金、滋水涵木、扶土抑木、壮水制火、益火生土，等等。

同时还有五脏功能的升降出入关系。

气是构成人体和维持生命活动的精微物质，而气的升降出入是人体生理活动的基本形式。《素问·六微旨大论》曰"升降出入,无器不有。故器者生化之宇,器散则分之,生化息矣,故无不出入,无不升降",进而又指出在生命过程中,"非出入,则无以生长壮老已;非升降,则无以生长化收藏"。没有升降出入则没有脏腑的生理功能,也就没有生命,故又曰:"出入废则神机化灭,升降息则气立孤危。"人体脏腑的生理功能,无非是升其清阳,降其浊阴,摄入所需,排出所弃。一般来说,五脏是贮藏精气的,宜升;六腑是传化水谷的,宜降。就五脏而言,心肺在上,在上者宜降。心主血,要将血输送至全身上下;肺主气,要将气肃降于全身上下。肝肾在下,在下者宜升。肝藏血、肾藏精,精血都要上输至脑,濡养脑髓。脾胃居中,通联上下,为升降的枢纽。五脏之中每一脏都有升降出入,我们随便举哪一个脏都可以说明之。以"心"来说明,心位于胸中,主血脉和藏神。主血脉是谓心气可以推动血液在脉管里运行不息,以供应全身的需要,上可至头面巅顶之"升",下能够达两脚之"降"。同时,血液也是神志活动的主要物质基础。如《素问·八正神明论》说"血气者,人之神也"。如心血充足可以荣华于面,表现为神识清晰,精力充沛,满脸红光,思维敏捷,感情丰富,语言清晰,动作矫健,这就是心血足,心藏神,荣华在面所能表现"出"的气象。既然人的精神意识思维活动的物质基础是后天所化生的水谷精微物质,故心之"入"既包括水谷精微的摄"入",又包括大气中清气的吸"入"。所以说心的生理功能包括了"升降出入"各个方面,其他脏腑莫不如此。

二、六腑的相互关系

六腑的生理功能虽然各不相同,但它们的主要功能是传导化物。它们之间的关系是在饮食物的消化、吸收和排泄过程中的相互联系与密切配合。

饮食入胃,经胃之腐熟,下传于小肠,通过小肠的化物,泌别清浊。其清者为水谷精微,经脾运化,以营运全身;其剩余水液,渗入膀胱;其浊者为糟粕,下传大肠。其渗入膀胱的水液,经气化排出体外。进入大肠的糟粕,经过大肠的燥化,形成粪便,由肛门排出体外。

在饮食物的消化、吸收和排泄过程中,还有赖于胆的升发与疏泄,以助饮食物的消化。此外,三焦为水谷传化的道路,并为元气之别使,推动着传化的正常运行。故《灵枢·本脏》说:"六腑者,所以化水谷而行津液者也。"由于六腑传化水谷,需要不断地受纳、化物、传导和排泄,虚实更替,宜通而不宜滞,故有"六腑以通为用""六腑以通为顺""腑病以通为补"的说法。

三、奇恒之腑与五脏的关系

骨与五脏的关系与髓相同,胆与五脏的关系上文已经论述,故在此仅谈论脑、髓、脉、女子胞与五脏的关系。

（一）脑与五脏的关系

脑的功能隶属于五脏，五脏功能旺盛，精髓充盈，清阳升发，窍系通畅，才能发挥其生理功能。

（二）髓与五脏的关系

《素问·痿论》曰："肾主身之骨髓。"髓由肾精所化生。脾胃为后天之本，气血生化之原，故《灵枢·五癃津液别》"五谷之津液，和合而为膏者，内渗于骨空，补益脑髓"，故髓的盈亏与脾胃有关。气、血、精、髓可以互生，故髓与五脏皆相关，其中以肾为最。

（三）脉与五脏的关系

首先，心主血脉，心与脉在结构上直接相连，息息相通。另外，肺朝百脉；肝主藏血，调节血量，防止出血；脾主统血，使血液不溢于脉外。所以，脉的生理功能与心、肺、肝、脾等有密切关系。

（四）女子胞与脏腑经络的关系

女子以血为本，经水为血所化，而血来源于脏腑。在脏腑之中，心主血；肝藏血；脾统血，脾与胃同为气血生化之源；肾藏精，精化血；肺主气，朝百脉而输精微。它们分司血的生化、统摄、调节等重要作用。故脏腑安和，血脉流畅，血海充盈，则经候如期，胎孕乃成。

女子胞的生理功能主要与心、肝、脾、肾以及冲任二脉有关。这是因为其主持月经、孕育胎儿的功能无不与血、精有关。而心主血，肝藏血，脾统血，肾藏精，任主胎胞，冲为血海。

此外，女子胞与冲脉、任脉、督脉、带脉以及十二经脉，均有密切关系。其中，以冲脉、任脉、督脉、带脉为最。

精室与肾相通，为肾之外系。督脉、任脉、冲脉同起于此。精室的主要生理功能是产生生殖之精和分泌排泄精液，故精室的功能主要与肝、肾二脏，及督脉、任脉、冲脉的关系密切。

第五章 气、血、津（液）、精的功能及相互关系

气、血、津（液）、精是构成人体的基本物质，是脏腑、经络等组织器官进行生理活动的物质基础。

气，是不断运动着的精微物质；血，主要是指血液；津液，是人体一切正常水液的总称；精是储藏在肾中的先天之物，可转化为气血。从气、血、津、精的相对属性来分，则气具有推动与温煦等作用，故属阳；血与津、精具有濡养、滋润等作用，故属阴。

第一节 气

一、气的基本概念及分类

（一）气的基本概念

气，是古人对自然现象的一种朴素认识。我国古代朴素的唯物主义认为，气是物质世界的本源，宇宙间的一切事物，包括人的生命活动，都是由气的运动变化所产生的。

气是构成人体和维持人体生命活动的最基本物质。

气具有很强的活力，具有不断运动的特性，对人体生命活动具有推动和温煦的作用。

（二）气的分类

人体的气，由于其来源组成、分布和功能特点的不同，有着不同的名称。其中主要有以下几种。

1. 元气 又称"原气""真气"，是人体诸气中最基本、最重要的气，是人体生命活动的原动力。元气来源于肾，为先天之精所化，又赖后天水谷精气的滋养和补充。元气通过三焦分布全身，内而脏腑，外而肤腠，无处不达。元气具有激发和推动脏腑组织功能活动的作用。因而，元气充沛，则脏腑功能旺盛，身体就强健而少病；若元气不足，则脏腑功能低下，身体虚弱而多病。

2. 宗气 又称"大气"，由肺吸入的清气与脾胃化生的水谷之精气结合而成。宗气聚积于胸中，走息道以行呼吸，贯心脉以行气血。故临床上常可在"虚里"处来测知宗气的盛衰。

3. 营气　是与血共行于脉中之气。营气由脾胃运化之水谷精微所化生，分布于脉中，成为血液的组成部分而营运周身。

由于营行脉中，随血运行，营养全身，与血关系极为密切，故营血常相提并论。

4. 卫气　是人体阳气的一部分，由肾中先天之精所化，又经中焦水谷精气充养，再经肺之宣发而敷布周身。卫气行于脉外，运行于皮肤分肉之间，熏于肓膜，散于胸腹。

卫气的功能有三个方面：一是护卫肌表，防御外邪；二是温煦脏腑，润泽皮毛；三是司汗孔开合。

营气和卫气，都以水谷精气为其主要来源，但营行脉中，卫行脉外，营主内守而属阴，卫主卫外而属阳，二者必须协调，不失其常，才能维持正常的腠理开合，以抗御外邪。如若营卫不和，则腠理开合失调，而抗御外邪的能力减弱。

人体之气，除以上四种外，还有"脏腑之气""经络之气"等。这些气均为元气所派生，元气分布于某一脏腑或某一经络，即成为某一脏腑或某一经络之气。它既是构成各脏腑、经络的基本物质，又是推动和维持各脏腑经络进行生理活动的物质基础。

二、气的生成

人体的气，主要来源于三个方面：一是禀受于父母的先天之精气；二是水谷所化生的精气；三是吸入的自然界的清气。先天之气藏于肾，为肾精所化；水谷之精气，依赖脾胃运化水谷而化生；自然界的清气则由肺司呼吸而摄入。此三者相互结合，而构成人体之气。

在气的生成过程中，脾胃运化功能尤为重要。因脾胃所化生的水谷之精气，不仅是人体之气的主要成分，而且，先天之精气，亦需水谷精气的濡养，才可充盈；肺需依赖水谷精气的充养，方可主气而司呼吸，吸入清气。故《灵枢·营卫生会》说："人受气于谷。"

三、气的生理功能

气的生理功能，主要有六个方面。

（一）推动作用

气对人体的生长发育，各脏腑组织的功能活动，血的生成与运行，津液的生成、输布和排泄等，均起着激发与推动作用。若气的这种作用减弱，则生长发育能力减弱，脏腑功能衰退，或出现血行不利、水湿停聚的病变。

（二）温煦作用

气属阳，对人体的脏腑、经络等组织器官，以及血与津液，都具有温煦作用。若气的温煦作用失常，可出现畏寒怕冷、四肢不温、脘腹冷痛、寒凝血瘀等症状。

（三）防御作用

气有卫护肌表，防御外邪的作用。若气的防御作用减弱，则抗病力下降，机体易受邪气的侵袭。

（四）固摄作用

气的固摄作用，是指气对血、津液等具有控制、统摄的作用。气固摄血，可使血行于脉中而不外逸；气固摄汗液、尿液，使其有节制的排泄；气固摄精液，使其不无故外泄。若气的固摄作用减弱，可出现气不摄血、气不摄津、气不固精等证候。

（五）营养作用

气的营养作用是指气具有营养人体各组织器官的作用。脾胃所化生的水谷精气，营养各组织器官，是各组织器官生理活动所必需的营养物，如营气。

（六）气化作用

气化，是指通过气的运动而产生的各种变化。具体地说，气化是指精、气、血、津液各自的新陈代谢及其相互转化。例如气、血、津液的生成，都需要由饮食物转化为水谷之精气，然后再化生成精、气、血、津液等；津液经过代谢，转化成汗与尿液等，都是气化作用的具体表现。如气化功能失常，则能影响到气、血、津液的新陈代谢，影响饮食物的消化吸收，及汗液、尿液和粪便等的排泄，从而形成各种病变。

气的六个功能，密切配合，相互为用，维持着人体正常的生命活动。

四、气的运行

气的运行，称作"气机"。气运行的基本形式是升、降、出、入。气的升降出入运动，是人体生命活动的根本，它贯穿于生命过程的始终。若气的升降出入运动一旦止息，也就意味着生命活动的终止。

气的升降出入，是通过脏腑的生理活动表现出来的。例如，心肺在上，在上者宜降；肝肾在下，在下者宜升；脾胃居中，为升降之枢纽。再如，肺司呼吸，主宣发肃降，其呼气是出，吸气为入，宣发为升，清肃为降。所以无论是每个脏腑的功能活动，还是五脏六腑的相互作用，实质上都是气之升降出入的具体体现。

气的升降出入之间的相对平衡，才能维持人体正常的生理功能活动。升降出入平衡失调，就会影响五脏六腑的协调统一而发生种种病变。如气的运行阻滞，称为"气滞"；气的上升太过或下降不及，称为"气逆"；气的上升不及或下降太过，称为"气陷"；气不能内守而外逸，称为"气脱"。以上等等，均为气升降出入紊乱所产生的病变。

第二节 血

一、血的基本概念

血，是构成人体和维持人体生命活动的基本物质之一，具有营养和滋润的作用。血运行于脉道之中，周流全身。若血溢于脉外，即为出血，亦称"离经之血"。

二、血的生成

血液主要来源于水谷精微，而水谷精微的化生，有赖于脾胃的运化，所以说脾胃为气血生化之源。此外，在血的化生过程中，还要通过营气和心肺的作用，方可化生为血。

此外，精与血之间存在着相互资生与转化的关系。血能生精养精，精能化血生血。精藏于肾，血藏于肝。若肝血充盛，则肾有所藏，精有所资；若肾精充盈，则肝有所养，血有所充。

三、血的生理功能

血具有营养和滋润全身的生理功能。血在脉中循行，内至脏腑，外达皮肉，如环无端，运行不息，对全身脏腑、组织、器官起着营养和滋润的作用，以维持人体正常的生理活动。故《素问·五脏生成》说："目受血而能视，足受血而能步，掌受血而能握，指受血而能摄。"若血不足，失其滋润、濡养的作用，则可出现两目昏花、面色无华、肌肤干枯、关节不利等症。

此外，血是人体精神活动的主要物质基础。若血虚、血热或血瘀，均可出现不同程度的精神情志失常的病变，轻则失眠、多梦、烦躁，重则神志恍惚、惊悸不安，或谵语、狂妄、昏迷不语。

血与精有互生的作用，即血能促进精的生成，精也能生血，故曰"精血同源"。

四、血的运行

血在脉道中循行不息，流布全身，环周不休，以营养周身。血的正常运行，是脏腑共同作用的结果，其中与心、肺、肝、脾的关系更为密切。心主血脉，心气推动血的运行；肺朝百脉，循行周身的血都要汇聚于肺，通过肺气宣降，敷布全身；肝主藏血，可储藏和调节血量；脾气统血，使血行脉道之中而不溢脉外。所以血的循行，主要是在此四脏的相互协调下共同完成的。若此四脏功能失调，均可导致血行的失常。若心气虚，血行无力，可见血瘀；肺气虚，可出现气血两虚及血瘀；肝不藏血，脾失统摄，可出现吐血、衄血、便血等血不归经的证候。

五、西医对血的认识

血液是由液态的血浆与具有细胞形态的有形成分所组成。正常情况下，血浆约占全血体积的 55% ~ 60%，有形成分约占 40% ~ 45%；血液的容量也比较恒定，占成人体重的 6% ~ 8%。若体重 60kg 左右的人，有 4 ~ 5L 血液。

（一）血细胞

血细胞有红细胞、白细胞及血小板。体内造血器官是骨髓、脾脏和淋巴结的网状组织。在机体需要时，成熟了的血细胞按比例进入血液循环。它们也经常衰老损坏，生血与灭血保持着动态的平衡。因此，血液中的各种血细胞的计数变动不大，只在病理状况下方变动。

1. 红细胞 红细胞在骨髓中生成。在红细胞的发育过程中，细胞质中的血红蛋白逐渐增多，细胞核逐渐缩小，成熟的红细胞则无核。红细胞进入血液循环可生存 100 ~ 120 天，衰老的红细胞主要是在网状内皮系统消除。红细胞破裂后，血红蛋白分解脱下的血红素几乎全部转变为胆红素。

血红蛋白是一种含铁的蛋白质，它容易和某些气体结合，主要在肺部与吸入的氧结合成氧合血红蛋白，动脉血液因而呈鲜红色。血液流到组织中，氧合血红蛋白又放出氧变回血红蛋白，故静脉血液呈暗红色。

血液中的红细胞计数减少或血红蛋白含量低于正常时，便叫作贫血。

2. 白细胞 白细胞比红细胞大，有细胞核。根据含有的颗粒、形态和染色的不同，可以分为嗜中性、嗜酸性及嗜碱性的白细胞，淋巴细胞和单核细胞。嗜中性白细胞与单核细胞较活跃，它们能借变形运动而渗出血管来吞噬细菌等异物。故白细胞具有保护人体的功能。

3. 血小板 血小板是一种圆或椭圆形不规则的无核细胞。它的主要功用与血液凝固有密切关系。

（二）血浆与血清

全血除去有形成分，得到的浅黄色略带浑浊的液体便是血浆。离开血管的全血或血浆，不加抗凝剂都会自行凝固，静置数小时后，凝块收缩渗出的澄清浅黄色又不会凝固的液体，叫作血清。血浆与血清的区别是血浆中含有凝血因子Ⅰ。

在正常生理状况下，血浆的各种化学成分比较恒定，当体内的代谢过程异常，才会有较长期或较大范围的变动。血浆的化学成分主要是水、蛋白质、非蛋白氮（包括尿素、氨基酸、氨、胆红素等非蛋白质的含氮物质）、不含氮的物质（如葡萄糖、乳酸、酮体等）、脂类、无机盐（如钙、无机磷、钠、氯、钾等）及气体（主要是二氧化碳）。其中与临床有关的正常值请查阅相关书籍。这里只着重讨论血浆蛋白质。

血浆中含的蛋白质有很多种类，其中白蛋白（又叫清蛋白）约占 2/3，球蛋白约占 1/3，其他蛋白质的含量很少，如凝血因子 I 及某些激素。体内生成血浆蛋白质的主要器官是肝脏，因此，肝脏疾病患者的血浆蛋白质含量可减少。

血浆与组织间液的总渗透压（包括离子、分子及胶体渗透压）相差不大。离子及小分子可以透过毛细血管壁，所以，血浆及组织间液中的离子渗透压虽然很大，但对血液与组织间液之间的水平衡，几乎没有调节作用。蛋白质不能透过毛细血管，血浆中蛋白质浓度又比组织间液大，故血浆的胶体渗透压比组织间液大，有把组织间液的水分吸入血液的能力，而有调节水的平衡的作用。

维持血浆的胶体渗透压主要是白蛋白，其次是球蛋白。球蛋白与免疫作用有关，凝血因子 I 与血液凝固有关。

第三节　津　液

一、津液的基本概念

津液是人体一切正常水液的总称，亦是构成人体和维持人体生命活动的基本物质。

津液包括各脏腑、组织的正常体液和正常的分泌物，包括胃液、肠液、唾液、关节液等，习惯上也包括代谢产物中的尿液、汗液、泪液等。故《读医随笔·气血精神论》曰："汗与小便，皆可谓之津液，其实皆水也。"津液以水分为主体，含有大量营养物质，是构成人体和维持人体生命活动的基本物质。《罗氏会约医镜》曰："人禀阴阳二气以生，有清有浊。阳之清者为元气，阳之浊者为火。阴之清者为津液，阴之浊者即为痰。"

在体内，除血液之外，其他所有正常的水液均属于津液范畴。津液广泛地存在于脏腑、形体、官窍等器官组织之内和组织之间，起着滋润濡养的作用。同时，津能载气，全身之气以津液为载体而运行全身并发挥其生理作用。津液又是化生血液的物质基础之一，与血液的生成和运行也有密切关系。

二、津液的生成

（一）津与液

津与液同属水液，来源于饮食，由脾胃运化而生成。一般说来，津是指体液中清稀的部分。它流动性强，布散于体表皮肤、肌肉和孔窍，并能渗注于血脉，起滋润作用。液是指体液中质地黏稠的部分。它流动性小，灌注于骨节、脏腑、脑、髓等组织，起濡养作用。由于津与液可以相互转化，故津与液常可并称。

（二）五脏化液

1. 五脏化液的概念　中医将汗、涕、泪、涎、唾五种分泌物或排泄物称为五液。五液由五脏所化生，即心为汗，肺为涕，肝为泪，脾为涎，肾为唾。

2. 五脏与五液的关系　五液属津液范畴，皆由津液所化生。但五脏是藏象学说的核心，故将汗、涕、泪、涎、唾分属于五脏。五脏与五液的关系是津液代谢过程中，整体调节与局部调节的统一。

（1）汗为心之液："阳加于阴谓之汗"是说汗液为津液通过阳气的蒸腾气化后，从玄府排出的液体。因为汗为津液所化，血与津液又同出一源，因此有"汗血同源"之说。血又为心所主，汗为血之液，气化而为汗，故有"汗为心之液"之称。

（2）涕为肺之液：涕是由鼻分泌的黏液，有润泽鼻窍的功能。鼻为肺之窍，五脏化液，肺为涕。肺的生理功能正常时，鼻涕润泽鼻窍而不外流。

（3）涎为脾之液：口津中较清稀的称作涎。涎具有保护和清洁口腔的作用。在进食时，涎分泌较多，还可湿润和溶解食物，使之易于吞咽和消化。在正常情况下，涎液上行于口，但不溢于口外。若脾胃不和，则往往导致涎液分泌急剧增加，而发生口涎自出等现象，故说脾在液为涎。

（4）泪为肝之液：肝开窍于目，泪从目出。泪有濡润、保护眼睛的功能。在正常情况下，泪液的分泌，是濡润而不外溢的，但在异物侵入目中时，泪液即可大量分泌，起到清洁眼目和排除异物的作用。在病理情况下，则可见泪液分泌异常。如肝的阴血不足，泪液分泌减少，常现两目干涩；如风火赤眼，肝经湿热，可见目眵增多、迎风流泪等。此外，在极度悲哀的情况下，泪液的分泌也可大量增多。

（5）唾为肾之液：唾与涎同为口津。口津中较稠者为唾，较稀薄者为涎。脾之液为涎，肾之液为唾。唾除了具有湿润与溶解食物，使之易于吞咽，以及清洁和保护口腔的作用外，还有滋养肾精之功。因唾为肾精所化，多唾或久唾则易耗肾精，所以气功家常吞咽津唾以养肾精。

三、津液的生理功能

（一）滋润濡养

津液以水为主体，具有很强的滋润作用，富含多种营养物质，具有营养功能。津之与液，津之质最轻清，液则清而晶莹，厚而凝结。精、血、津、液四者在人之身，血为最多，精为最重，而津液之用为最大，内而脏腑筋骨，外而皮肤毫毛，莫不赖津液以濡养。

分布于体表的津液，能滋润皮肤，温养肌肉，使肌肉丰润，毛发光泽；体内的津液能滋养脏腑，维持各脏腑的正常功能；注入孔窍的津液，使口、眼、鼻等九窍滋润；流入关节的津液，能温利关节；渗入骨髓的津液，能充养骨髓和脑髓。

（二）化生血液

津液经孙络渗入血脉之中，成为化生血液的基本成分之一。津液使血液充盈，并濡养和滑利血脉，使血液环流不息。故《灵枢·痈疽》曰："中焦出气如露，上注溪谷，而渗孙脉，津液和调，变化而赤为血。"《脾胃论·用药宜忌论》曰："水入于经，其血乃成。"

（三）调节阴阳

在正常情况下，人体之阴阳处于相对的平衡状态。津液作为阴精的一部分，对调节人体的阴阳平衡起着重要作用。脏腑之阴的正常与否，与津液的盛衰是分不开的。根据体内的生理状况和外界环境的变化，人体通过津液的自我调节使机体保持正常状态，以适应外界的变化。如寒冷的时候，皮肤汗孔闭合，津液不能借汗液排出体外，而下降入膀胱，使小便增多；夏暑季节，汗多则津液减少下行，使小便减少。当体内丢失水液后，则多饮水以增加体内的津液。《灵枢·五癃津液别》曰"水谷入于口，输于肠胃，其液别为五，天寒衣薄则为溺与气，天热衣厚则为汗"，人体由此调节机体的阴阳平衡，从而维持人体的正常生命活动。

（四）排泄废物

津液在其自身的代谢过程中，能把机体的代谢产物通过汗、尿等方式不断地排出体外，使机体各脏腑的气化活动正常。若这一作用受到损害或发生障碍，就会使代谢产物潴留于体内，而产生痰、饮、水、湿等多种病理变化。

四、津液的运行

（一）津液的代谢

《素问·经脉别论》中的"饮入于胃，游溢精气，上输于脾，脾气散精，上归于肺，通调水道，下输膀胱，水精四布，五经并行"，是对津液代谢的简明概括。在这一代谢过程中，小肠的泌别清浊、大肠的传导变化、三焦的通利水道亦十分重要。

（二）津液的输布

津液的输布主要依靠脾、肺、肾、肝、心和三焦等脏腑生理功能的综合作用而完成的。

心主血脉，《侣山堂类辨·辨血》曰"中焦蒸水谷之津液，化而为血，独行于经隧"，《灵枢·痈疽》曰"津液和调，变化而赤为血"。心属火，为阳中之太阳，主一身之血脉。津液和血液赖心阳之动力，方能正常运行，环周不休。

脾气散精，脾主运化水谷精微，通过其转输作用，一方面将津液上输于肺，由肺的宣发和肃降，使津液输布全身而灌溉脏腑、形体和诸窍；另一方面，脾又可直接将津液向四周布散至全身，即脾有"灌溉四旁"之功能，故《素问·厥论》谓"脾主为胃行其津液"。

肺主行水，通调水道，为水之上源。肺接受从脾转输而来的津液之后，一方面通过宣发作用将津液输布至人体上部和体表；另一方面，通过肃降作用，将津液输布至肾和膀胱以及人体下部形体。

肾主津液，正如《素问·逆调论》所说"肾者水脏，主津液"。肾对津液输布起着主宰作用，主要表现在两个方面：①肾中阳气的蒸腾气化作用，是胃"游溢精气"、脾的散精、肺的通调水道，以及小肠的分别清浊等作用的动力，推动着津液的输布。②由肺下输至肾的津液，在肾的气化作用下，清者蒸腾，经三焦上输于肺而布散于全身，浊者化为尿液注入膀胱。

肝主疏泄，使气机调畅，三焦气治，气行则津行，促进了津液的输布环流。

三焦为"决渎之官"，气能化水布津，三焦对水液有通调决渎之功，是津液在体内流注输布的通道。

津液的输布虽与五脏皆有密切关系，但主要是由脾、肺、肾和三焦来完成的。脾将胃肠而来的津液上输于肺，肺通过宣发肃降功能，经三焦通道，使津液外达皮毛，内灌脏腑，输布全身。

（三）津液的排泄

津液的排泄与津液的输布一样，主要依赖于肺、脾、肾等脏腑的综合作用，其具体排泄途径如下。

1. 汗、呼气 肺气宣发，将津液输布体表皮毛，被阳气蒸腾而形成汗液，由汗孔排出体外。肺主呼吸，肺在呼气时也带走部分津液。

2. 尿液 尿液为津液代谢的最终产物，其形成虽与肺、脾、肾等脏腑密切相关，但尤以肾为最。肾之气化作用与膀胱的气化作用相配合，共同形成尿液并排出体外。肾在维持人体津液代谢平衡中起着关键作用，所以说"水为至阴，其本在肾"。

3. 大便 大肠排出的水谷糟粕所形成的粪便中亦带走一些津液。腹泻时，大便中含水多，带走大量津液，易引起伤津。

综上所述，津液代谢的生理过程，需要多个脏腑的综合调节，其中尤以肺、脾、肾三脏为要，故《景岳全书·肿胀》曰："盖水为至阴，故其本在肾；水化于气，故其标在肺；水惟畏土，故其制在脾。"若三脏功能失调，则可影响津液的生成、输布和排泄等过程，破坏津液代谢的平衡，从而导致津液生成不足，或环流障碍，水液停滞，或津液大量丢失等病理改变。其中，尤以肾的功能最为关键。故《素问·逆调论》曰："肾者水脏，主津液。"津液生成不足或大量丢失而伤津化燥，甚则阴液亏虚，乃至脱液亡阴，其治宜滋液生津、滋补阴液、敛液救阴。津液停聚则为湿、为饮、为水、为痰，其治当以发汗、化湿、利湿（尿）、逐水、祛痰为法。

五、西医对组织液的认识

西医没有津液这一名词，但有组织液。血液中的液体滤出毛细血管成为组织液，把氧气和养料带给组织，而组织液又可回到血管，把组织代谢中产生的二氧化碳和其他废物带回血液而排出体外。组织液为什么能出入毛细血管？前面已经说过，毛细血管具有通透性。因此，组织液出入毛细血管，主要取决于压力的差别。在毛细血管内外，影响组织液生成的压力有四种。

1. 毛细血管的血压　促使组织液渗出毛细血管。

2. 组织液的渗透压　是一种吸水的力量，能吸引液体渗出毛细血管。

3. 组织液的压力　促使组织液进入血管。

4. 血浆渗透压　吸引液体返回血管。

这四种压力中，毛细血管的血压与组织液的渗透压是促使液体渗出血管的，组织液的压力与血浆渗透压是促使液体返回血管的。因此，组织液出、入毛细血管取决于这两种力量的对比。

在毛细血管靠近动脉端，其血压较高，因此它克服了组织液的压力和血浆渗透压的抵抗，使血浆滤出毛细血管而成为组织液；在毛细血管靠近静脉端，由于毛细血管血压下降，于是组织液得以返回血管。

在正常时，组织液的生成及流回静脉量基本相等。如果因某种原因使组织液生成增加或组织液回流障碍，就造成组织液积集，称为水肿。

组织液一部分返回毛细血管，一部分进入淋巴管而成为淋巴液。

淋巴管以稍膨大的盲端起于组织间隙，互相吻合成网，并逐渐汇集成淋巴管。全身淋巴管最后汇集成两条（胸导管和右淋巴管），注入左右颈内静脉和锁骨下静脉交角处，而回流入静脉血。

淋巴在流向心脏的过程中，要通过许多淋巴结，如腋窝淋巴结、腹股沟淋巴结、颈淋巴结、肺门淋巴结、肠系膜淋巴结等。淋巴结是灰红色或淡黄色椭圆形小体，能制造淋巴球，还能消灭侵入体内的细菌和异物，对身体有保护作用。当身体某部发生病变时，细菌、毒素、寄生虫或癌细胞可沿着淋巴管转移到该部淋巴结，引起淋巴结肿大。

第四节　精

一、精（精气）的基本概念

精（精气）在中医学上，其义有五。

（一）精泛指构成人体和维持生命活动的基本物质

正如《素问·金匮真言论》曰："夫精者，身之本也。"精包括先天之精和后天之精，禀受于父母，充实于水谷之精，而归藏于肾者，谓之先天之精；由饮食物化生的精，称为水谷之精。水谷之精输布至五脏六腑等组织器官，便称为五脏六腑之精。泛指之精又称为广义之精。

（二）精指生殖之精

生殖之精即先天之精，系禀受于父母，与生俱来，为生育繁殖，构成人体的原始物质。正如《灵枢·决气》曰："两神相搏，合而成形，常先身生，是谓精。"生殖之精又称为狭义之精。

（三）精指脏腑之精

脏腑之精即后天之精。脏腑之精来源于摄入的饮食物，通过脾胃的运化及脏腑的生理活动，化为精微，并转输到五脏六腑，故称为五脏六腑之精。

（四）精是指精（狭义之精，生殖之精）、血、津、液的统称

《读医随笔·气血精神论》记载有"精有四：曰精也，曰血也，曰津也，曰液也"，故精为生命物质气、血、精、津、液的概称。

（五）精指人体正气

《素问·通评虚实论》曰："邪气盛则实，精气夺则虚。"《类经·疾病类》又云："邪气有微甚，故邪盛则实；正气有强弱，故精夺则虚。"

总之，在中医学的精、气、血、津液学说中，精或称精气是一种有形的，多是液态的精微物质。其基本含义有广义和狭义之分。广义的精，泛指构成人体和维持生命活动的精微物质，包括精、血、津、液在内。狭义的精，指肾藏之精，即生殖之精，是促进人体生长、发育和生殖功能的基本物质。

二、精的生成

人之精根源于先天而充养于后天。《景岳全书·脾胃》曰："人之始生，本乎精血之原；人之既生，由乎水谷之养。非精血，无以充形体之基；非水谷，无以成形体之壮。"从精的来源言，则有先天与后天之分。

（一）先天之精

人之始生，秉精血以成，借阴阳而赋命。父主阳施，犹天雨露；母主阴受，若地资

生。男女媾精，胎孕乃成。《颅囟经》曰："一月为胞胎，精气凝也；二月为胎形，始成胚也。"

《灵枢·经脉》说："人始生，先成精。"《景岳全书·小儿补肾论》曰："精合而形始成，此形即精，精即形也。"父母生殖之精结合，形成胚胎之时，便转化为胚胎自身之精，此乃禀受于父母以构成脏腑组织的原始生命物质。《幼幼集成》记载："胎成之后，阳精之凝，尤仗阴气护养。故胎婴在腹，与母同呼吸，共安危。"胚胎形成之后，在女子胞中，直至胎儿发育成熟，全赖气血育养。胞中气血为母体摄取的水谷之精而化生。因此，先天之精，实际上包括原始生命物质，以及从母体获得的各种营养物质，主要秘藏于肾。

（二）后天之精

胎儿月足离怀，出生之后，赖母乳以长气血，生精神，益智慧。《景岳全书·妇人规下》云："妇人乳汁冲任气血所化。"脾胃为水谷之海，气血之父。《幼幼集成》有："水谷之精气为营，悍气为卫，营卫丰盈，灌溉诸脏。为人身充皮毛，肥腠理者，气也；润皮肤，美颜色者，血也。所以水谷素强者无病。"《景岳全书·先天后天论》曰："以人之禀赋言，则先天强厚者多寿，先天薄弱者多夭。后天培养者寿者更寿，后天斫削者夭者更夭。"脾胃为后天之根本，人之生赖水谷精微以养，脾胃强健。《存存斋医话稿》所谓："饮食增则津液旺，自能充血生精也。"脾胃运化水谷之精微，输布五脏六腑而成为五脏六腑之精，以维持脏腑的生理活动，其盈者藏于肾中。《程杏轩医案》曰："肾者主水，受五脏六腑之精而藏之，是精藏于肾，非精生于肾也。譬诸钱粮，虽储库中，然非库中出，须补脾胃化源。"《素问·六节藏象论》曰："肾者，主蛰，封藏之本，精之处也。"人体之精主要藏于肾中，有先天和后天之分。《景岳全书·脾胃》曰："命门得先天之气也，脾胃得后天之气也，是以水谷之精本赖先天为之主，而精血又必赖后天为之资。"两者相互依存，相互促进，借以保持人体之精气充盈。

三、精的生理功能

精是构成人体和维持人体生命活动的精微物质，精能生气，气能生神，精满则气壮，气壮则神旺，神旺则身健，身健而少病，内则五脏敷华，外则肌肤润泽，容颜光彩，耳目聪明，老当益壮。

（一）繁衍生殖

生殖之精与生俱来，为生命起源的原始物质，具有生殖以繁衍后代的作用。这种具有生殖能力的精称为天癸。男子二八天癸至，精气溢泻；女子二七而天癸至，月事应时而下。精盈而天癸至，则具有生殖能力。男女媾精，阴阳和调，胎孕方成，故能有子而繁衍后代：俟至老年，精气衰微，天癸竭而地道不通，则丧失了生殖繁衍的能力。由此可见，精是繁衍后代的物质基础，肾精充足，则生殖能力强；肾精不足，就会导致生殖能力低下。故补肾填精是临床上治疗不育、不孕等生殖功能低下的重要方法。

（二）生长发育

人之生始于精，由精而成形，精是胚胎形成和发育的物质基础。人出生之后，犹赖精的充养，才能维持正常的生长发育。随着精气由盛而衰的变化，人则从幼年而青年而壮年而步入老年，呈现出生、长、壮、老、已的生命运动规律。先天之精不足可见小儿生长发育延迟，出现五迟、五软等；后天不注意摄生，大量消耗人体之精，后天之精补充不足则可见机体功能过早减退、早衰等。

（三）生髓化血

肾藏精，精生髓，脑为髓海。故肾精充盛，则脑髓充足而肢体行动灵活，耳目聪敏。精盈髓充则脑自健，脑健则能生智慧，强意志，利耳目，轻身延年。故防治老年痴呆多从补肾益髓入手。《素问·阴阳应象大论》曰"肾生骨髓"，髓居骨中，骨赖髓以养。肾精充足，则骨髓充满，骨骼因得髓之滋养而坚固有力，运动轻捷。齿为骨之余，牙齿亦赖肾精生髓而充养，肾精充足则牙齿坚固而有光泽。肾精不足则可见骨骼失养、骨质疏松、牙齿松动脱落等。生髓不足可见头晕神疲、智力减退。

精生髓，髓可化血。《景岳全书·血证》曰："人之初生，必从精始……血即精之属也，但精藏于肾，所蕴不多，而血富于冲，所至皆是。"精足则血充，故有精血同源之说。临床上用血肉有情之品，补益精髓可以治疗血虚证。

（四）濡润脏腑

人以水谷为本，受水谷之气以生。饮食经脾胃消化吸收，转化为精。水谷精微不断输布到五脏六腑等全身各组织器官之中，起着滋养作用，维持人体的正常生理活动；其剩余部分则归藏于肾，储以备用。肾中所藏之精，既贮藏又输泄，如此生生不息。《怡堂散记》曰："肾者，主受五脏六腑之精而藏之，故五脏盛乃能泄，是精藏于肾而非王于肾也。五脏六腑之精，肾实藏而司其输泄，输泄以时，则五脏六腑之精相续不绝。"中医有"久病必穷肾"之说，故疾病末期常补益肾之阴精以治。

四、精的运行

（一）精的储藏

先天之精，储藏于肾。部分先天之精与后天之精一起经脾气的转运输送到各脏腑组织，化为脏腑之精，供给脏腑生理活动的需要。

（二）精的疏泄

1. 精分藏于各个脏腑之中，濡养脏腑，并化气以推动和调控各脏腑的功能。
2. 精化为生殖之精，而有度的排泄，女子以排卵，男子以排精，以繁衍生命。

第五节　气血津（液）精之间的相互关系

一、气与血的关系

气属阳，血属阴。《难经·二十二难》说："气主煦之，血主濡之。"气与血之间，同时存在着"气为血之帅""血为气之母"的密切关系。这种关系可具体分为气能生血、气能行血、气能摄血与血为气之母四个方面。

（一）气能生血

气能生血，是说气与血有着生化的关系。血的生成，是气与气化功能的结果。血的主要成分，来源于脾胃所化生的水谷精气，而水谷精气，又通过脾、心、肺等脏的气化作用，变化而赤形成血。所以说：气能生血。气旺则化生血的功能亦强；气虚，则生化无源，可导致血虚。

（二）气能行血

血属阴主静，血的运行，有赖于气的推动。气行则血行，气滞则血瘀。血的运行，主要依靠心气的推动，肺气的宣发肃降，肝气的疏泄条达。所以，若气虚则血行无力；气滞则血脉瘀阻；气机逆乱，则血行无序，或血随气升，出现面红、目赤，甚至吐血、衄血；或血随气陷，出现少腹坠胀、下血、崩漏等症。

（三）气能摄血

气能摄血是说气对血具有固摄作用，气可使血行于脉中而不外溢。若气虚固摄无权，则可导致各种出血的病症，如便血、崩漏、肌衄等。

以上三方面均是"气为血之帅"的具体表现。

（四）血为气之母

血为气之母，是说血能载气，气必须依附于血而存在，气需血的滋养。故又有"血为气舍"之说。若气失依附，则浮散而外溢，出现"气脱"之证。所以，临床中常见血虚者，气亦易虚；血脱者，气亦随脱。

二、气与津液的关系

气和津液的关系，与气血关系相近。气对津液的生成、输布和排泄，起到了气化、温煦、推动与固摄的作用。而气在体内的存在，又需依附于津液。

（一）气能生津

津液的生成，有赖于脾胃化生的水谷精气。故脾胃之气健旺，则津液生化有源；脾胃气衰，则津液不足，临床可上见气津两伤之证。

（二）气能行津

津液在体内的输布以及化为汗、尿，全赖气的升降出入运动。由于脾的运化水湿，肺的宣发肃降，肾的蒸腾化气，才能保证津液的正常代谢。如若气的升降出入失常，则津液的输布与排泄亦随之受阻，而出现水湿的停聚，临床上称为"气不行水"或"气不化水"。反之，由于水湿的停滞，亦可造成气机的不畅，于临床上常称为"水停气滞"二者常互为因果，从而形成水湿、痰饮等疾患。

（三）气能摄津

津液的代谢，不仅有赖于气的推动与气化，同时亦有赖于气的固摄。只有气的固摄作用正常，津液才不致无故外逸。若气固摄无权，势必导致津液的外泄，出现多汗、漏汗、多尿、遗尿等证。

（四）津能载气

由于气附于津液而运行体内，所谓"津能载气"，所以当津液大量外泄时，亦可出现"气随津脱"的病证。

三、血与津液的关系

血与津液，皆为水谷精气所化生，津液又是血的组成部分，二者关系至密，故有"津血同源"之说。

四、精与气、血、津液的关系

精与气、血、津液之间都是可以相互生化的，不过略有不同。中医认为精属阴主静，气属阳主动，气的运动不息能促进精的化生，气的固摄作用又能固摄精液，使精聚而充盈，不致无故耗损外泄。精也能化气，藏于肾中的先天之精化为元气，水谷之精可以化生为营气。

后天之精和血都是由饮食中的水谷精微化生和充养的，因此有"精血同源"的说法。精和血可谓一荣俱荣，一损俱损，精盈则血旺，精亏则血少，反之亦然。精与津液也是类似的关系，后天之精和津液都是源于饮食水谷，生成于脾胃，合在一起就是水谷精微。

第六章 经　络

《黄帝内经》载："经脉者，人之所以生，病之所以成，人之所以治，病之所以起。"经脉"伏行分肉之间，深而不见，其浮而常见者，皆络脉也"，并有"决生死，处百病，调虚实，不可不通"的特点，故针灸"欲以微针通其经脉，调其血气，营其逆顺出入之会，令可传于后世"。由此可见，经络理论对指导中医各科实践有着决定性的作用。

第一节　经络的发现及概念

一、经络的概念

（一）经络的发现

经络学说是中医学基础理论的核心之一，源于远古，服务当今。在两千多年的医学长河中，一直在保障中华民族的健康方面发挥着重要的作用。关于经络是如何发现的，我们现在常见的说法是：经络学说是我国劳动人民通过长期的医疗实践，不断观察总结而逐步形成的。据文献记载分析，经络学说的形成，可能通过以下途径。

1. "针感"等传导的观察　针刺时会产生酸、麻、重、胀等感应，称为"针感"，这种"针感"常沿着一定路线向远处传导。古代医家经过长期观察，逐步理解到人体各部有复杂而又有规律的联系通路，从而提出经络分布的轮廓。

2. 腧穴疗效的总结　通过长期的针灸实践，发现主治范围相似的腧穴往往有规律地排列在一条路线上。古代医家把作用相似的穴位归纳分类，逐步形成经络的路线。

3. 体表病理现象的推理　在临床实践中发现某一脏器发生病变，在体表相应部位可有压痛、结节、皮疹、色泽改变等现象。对体表部位病理现象的观察分析也是发现经络系统的途径之一。

4. 解剖、生理知识的启发　古代医家通过解剖，在一定程度上认识了内脏的位置、形态及某些生理功能。观察到人体分布着许多管状和条索状结构，并与四肢联系，观察到某些脉管内血液流动的现象等，这些观察对认识经络有一定的启发。

近年，马王堆汉墓出土了《阴阳十一脉灸经》和《足臂十一脉灸经》。这两部先于《黄帝内经》的文献，论述经脉均有脉无穴，且十一脉彼此孤立，不成网络，与《黄帝内经》有关经络的论述有着显著的不同。基于此，孟昭威在《经络学说的起源形成及其展望》中提出了"由感传现象开始，逐渐发展到穴位"，即先有感传线路，后有穴位的由线到点的观点。

《灵枢·邪气脏腑病形》记载经脉十二，络脉三百六十五。从这句话我们可以知道，在《黄帝内经》成书之前，经络早已是古代医家必晓之理。明代医学大家李时珍在《奇经八脉考》中指出："内景隧道，惟反观者能照察之。"现代刘精微在《经络学说的起源及经络实质之我见》中阐述了经络起源于古代延年益寿的气功的理由。他的主要观点是，先人们为了祛病延年，一定会向往或追求"恬惔虚无"和"精神内守"，很可能在"静中"迈进了"气功"的门槛，在气功练习中，通过意念的贯注，使其气运转于任、督二脉，调整呼吸，凝心一志，则气合全身，在练功时，使真气有规律地在任、督二脉中循行，相互贯注如环无端地运行，这就是经络的起源。

由于史料的匮乏和缺失，对经络起源及其理论构建过程中的具体历史事件和认识的具体过程，我们今天已难以追溯和再现。我们现在能做的就是运用好前人给我们留下的瑰宝，好好利用它为我们中华民族的健康保驾护航。

（二）经络的概念

经络是运行气血、联系脏腑和体表及全身各部的通道，是人体功能的调控系统。经络学也是人体针灸和按摩的基础，是中医学的重要组成部分。

这些年中医一直对经络的实质有许多探讨，经络是细胞群、体液、组织液之间交换能量的通道，并且形成低电阻、神经信息和生物电信号的网络丛群。

（三）经络的生理功能

中医把经络的生理功能称为"经气"。其生理功能主要表现在以下四个方面。

1.沟通表里上下，联系脏腑器官　人体由五脏六腑、四肢百骸、五官九窍、皮肉筋骨等组成，它们各有独特的生理功能。只有通过经络的联系作用，这些功能才能达到相互配合、相互协调，从而使人体形成一个有机的整体。

2.通行气血，濡养脏腑组织　气血是人体生命活动的物质基础，必须通过经络才能输布周身，以温养濡润各脏腑、组织和器官，维持机体的正常生理功能。

3.感应传导　经络有感应刺激、传导信息的作用。当人体的某一部位受到刺激时，这个刺激就可沿着经脉传入人体内的有关脏腑，使其发生相应的生理或病理变化。而这些变化，又可通过经络反应于体表。针刺中的"得气"就是经络感应传导功能的具体体现。

4.调节脏腑器官的功能活动　经络能调节人体的功能活动，使之保持协调、平衡。当人体的某一脏器功能异常时，可运用针刺等治疗方法来进一步激发经络的调节功能，从而使功能异常的脏器恢复正常。

二、经络的命名及组成

经络是经脉和络脉的总称。"经"的原意是"纵丝",有路径的意思,简单说就是经络系统中的主要路径。"经"存在于机体内部,贯穿上下,沟通内外。"络"的原意是"网络",简单说就是主路分出的辅路。"络"存在于机体的表面,纵横交错,遍布全身。《灵枢·脉度》中"经脉为里,支而横者为络,络之别者为孙",是将脉按大小、深浅的差异分别称为"经脉""络脉"和"孙脉"。经络的主要内容有十二经脉、十二经别、奇经八脉、十五络脉、十二经筋、十二皮部等。其中属于经脉方面的,以十二经脉为主;属于络脉方面的,以十五络脉为主。它们纵横交贯,遍布全身,将人体内外、脏腑、肢节连成一个有机的整体。

体表与内脏联系的经络,主要有十二条,称为十二经,这是经络的主体。每条经有一相应的脏腑联系,即:手少阴–心、足厥阴–肝、足太阴–脾、手太阴–肺、足少阴–肾、手厥阴–心包、手太阳–小肠、足少阳–胆、足阳明–胃、手阳明–大肠、手少阳–三焦、足太阳–膀胱。

凡属于脏而行走于四肢内侧为阴经;属于腑而行走于四肢外侧为阳经。经过上肢的称手经,经过下肢的称为足经。

阴经(脏)与阳经(腑)互为表里,相互间还有络脉联系,成为具有内外联系的统一体,比如,手太阴肺经与手阳明大肠经相表里。互为表里的经脉在生理上密切联系,病变时互相影响,治疗时互相为用。

第二节　十二经脉

十二经脉是经络系统的主体,具有表里经脉相合,与相应脏腑络属的主要特征。十二经脉也称为"正经",包括手三阴经(手太阴肺经、手厥阴心包经、手少阴心经)、手三阳经(手阳明大肠经、手少阳三焦经、手太阳小肠经)、足三阳经(足阳明胃经、足少阳胆经、足太阳膀胱经)、足三阴经(足太阴脾经、足厥阴肝经、足少阴肾经)。

从十二经的循行起止点我们可以找出经络循行的规律,即:手三阴由胸走手;手三阳由手走头;足三阳由头走足;足三阴由足走腹。

十二经脉流注的顺序依次为:手太阴肺经→手阳明大肠经→足阳明胃经→足太阴脾经→手少阴心经→手太阳小肠经→足太阳膀胱经→足少阴肾经→手厥阴心包经→手少阳三焦经→足少阳胆经→足厥阴肝经。这个流注次序也可以用顺口溜来记忆:肺大胃脾心小肠,膀肾包焦胆肝续。

一、十二经脉的循行路线

（一）手太阴肺经（共 11 穴，见图 6-1）

手太阴肺经起于中焦，向下联络大肠，回绕过来沿着胃的上口，通过横膈属于肺脏，从"肺系"横行出来（中府），向下沿上臂内侧到达肘窝，沿着前臂内侧前缘到达寸口、鱼际，止于拇指内侧端（少商）。

（二）手阳明大肠经（共 20 穴，见图 6-2）

手阳明大肠经起于食指末端（商阳），沿着食指内侧向上，通过一、二掌骨之间（合谷），向上进入两筋之间的凹陷中，沿前臂前方，到肘部外侧，再沿上臂外侧前缘上走肩端（肩髃），沿肩峰前缘向上出于颈椎"手足三阳经聚会处"（大椎，属督脉），再向下进入缺盆（锁骨上窝）部，联络肺脏，通过横膈，属于大肠。

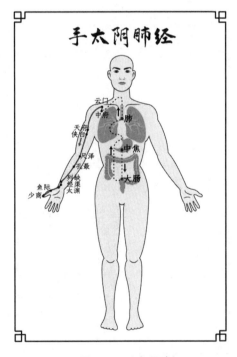

图 6-1　手太阴肺经

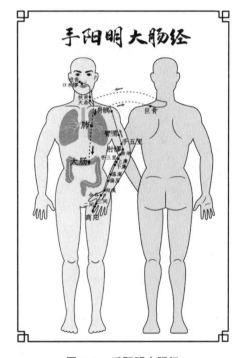

图 6-2　手阳明大肠经

（三）足阳明胃经（共 45 穴，见图 6-3）

足阳明胃经起于鼻翼两侧（迎香），上行到鼻根部，与旁侧足太阳膀胱经交会，向下沿着鼻的外侧（承泣）进入上齿龈内，回出环绕口唇，向下交会于颏唇沟承浆（任脉）处，再向后沿着口腮后下方，出于下颌大迎处，沿着下颌角颊车，上行耳前，经过上关（足少阳经），沿着发际，到达前额（神庭）。

面部支脉，从大迎前走人迎，沿着喉咙，进入缺盆部，向下通过横膈，属于胃，联络脾脏。

缺盆部直行的脉，经乳头向下挟脐旁，进入少腹两侧气冲。

胃下口部支脉，沿着腹里向下到气冲会合，再由此下行至髀关，直抵伏兔部，下至膝盖，沿着胫骨外侧前缘，下经足跗，进入第二足趾外侧端（厉兑）。

足跗部支脉，从跗上（冲阳）分出，进入足大趾内侧端（隐白），与足太阴脾经相接。

（四）足太阴脾经（共 21 穴，见图 6-4）

足太阴脾经起于足大趾末端（隐白），沿着大趾内侧赤白肉际，经过大趾本节后的第一跖趾关节后面，上行至内踝前面，再上腿肚，沿着胫骨后面，交出足厥阴经的前面，沿膝股部内侧的前缘，进入腹部，属于脾脏，联络胃，通过横膈上行，挟咽部两旁，连系舌根，分散于舌下。

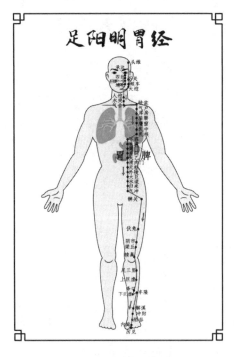

图 6-3　足阳明胃经

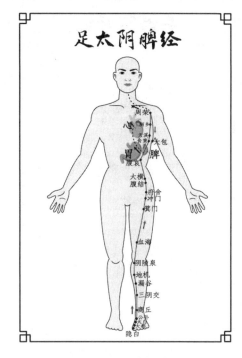

图 6-4　足太阴脾经

（五）手少阴心经（共 9 穴，见图 6-5）

手少阴心经起于心中，出属"心系"，通过横膈，联络小肠。

"心系"向上的脉，挟着咽喉上行，连系于"目系"。

"心系"直行的脉，上行于肺部，再向下出于腋窝部（极泉），沿着上臂内侧后缘，行于手太阴经和手厥阴经的后面，到达肘窝，沿前臂内侧后缘，至掌后豌豆骨部，进入掌内，沿小指内侧至末端（少冲），与手太阳小肠经相接。

（六）手太阳小肠经（共 19 穴，见图 6-6）

手太阳小肠经起于手小指外侧端（少泽），沿手背外侧至腕部，出于尺骨茎突，直上沿着前臂外侧后缘，经尺骨鹰嘴与肱骨内上髁之间，沿着上臂后缘，出于肩关节，绕行肩胛部，交会于大椎（督脉），向下进入缺盆部，联络心脏，沿着食管，通过横膈，到达胃部，属于小肠。

缺盆部支脉，沿着颈部，到达面颊，至目外眦，转入耳内。

颊部支脉，上行目眶下，抵于鼻旁，至目内眦（睛明），与足太阳膀胱经相接，而又斜行络于颧骨部。

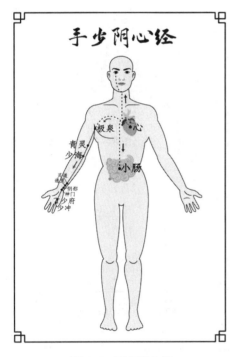

图 6-5　手少阴心经

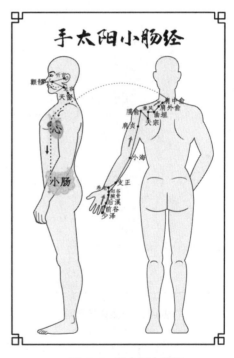

图 6-6　手太阳小肠经

（七）足太阳膀胱经（共 67 穴，见图 6-7）

足太阳膀胱经起于目内眦（睛明），到上额，交会于巅顶（百会，属督脉）。

巅顶部支脉，从头顶到颞颥部。

巅顶部直行的脉，从头顶入里联络于脑，回出分开下行项后，沿着肩胛部内侧挟着脊柱，到达腰部，从脊旁肌肉进入体腔，联络肾脏，属于膀胱。

后项的支脉，通过肩胛骨内缘直下，经过臀部（环跳，属足少阳胆经）下行，沿着大腿后外侧，与腰部下来的支脉会合于腘窝中，从此向下，通过腓肠肌，出于外踝的后面，沿着第五跖骨粗隆，至小趾外侧端（至阴），与足少阳肾经相接。

（八）足少阴肾经（共 27 穴，见图 6-8）

足少阴肾经起于足小趾之下，斜向足心（涌泉），出于舟骨粗隆下，沿内踝后进入足跟，再向上行于腿肚内侧，出腘窝内侧，向上行股内后缘，通向脊柱（长强，属督脉），属于肾脏，联络膀胱。

其支者，还出于前，向上行腹部前正中线旁开 0.5 寸，胸部前正中线旁开 2 寸，终止于锁骨下缘俞府穴。

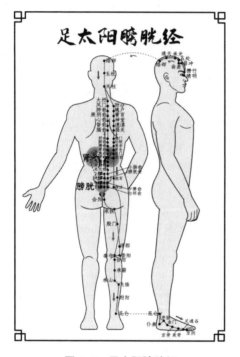

图 6-7　足太阳膀胱经

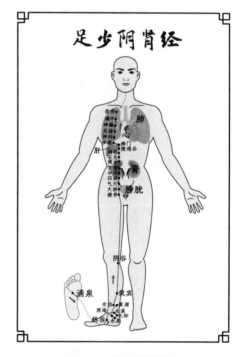

图 6-8　足少阴肾经

（九）手厥阴心包经（共 9 穴，见图 6-9）

手厥阴心包经起于胸中，出属心包络，向下通过横膈，从胸至腹依次联络上、中、下三焦。

胸部支脉，沿着胸中，出于胁下，至腋下 3 寸处（天池），上行到腋窝中，沿上臂内侧，行于手太阴与手少阴之间，进入肘窝中，向下行于前臂两筋之间，进入掌中，沿中指到指端（中冲）。

掌中支脉，从劳宫分出，沿着无名指到指端（关冲），与手少阳三焦经相接。

（十）手少阳三焦经（共 23 穴，见图 6-10）

手少阳三焦经起于无名指末端（关冲），向上出于第四、五掌骨间，沿着腕骨，出于前臂外侧桡骨和尺骨之间，向上通过肘尖，沿上臂外侧上达肩部，交出足少阳经的后面，向前进入缺盆部，分布于胸中，联络心包，向下通过横膈，从胸至腹，属于上、中、下三焦。

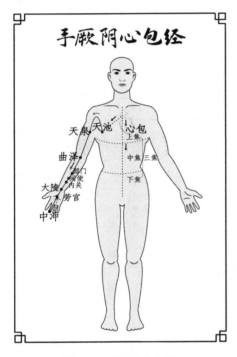

图 6-9　手厥阴心包经

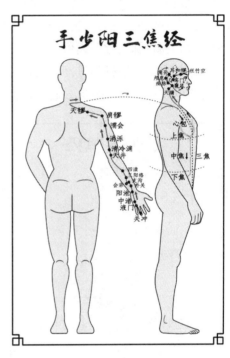

图 6-10　手少阳三焦经

（十一）足少阳胆经（共 44 穴，见图 6-11）

足少阳胆经起于目外眦（瞳子髎），向上到达额角部（颔厌），下行至耳后（风池），沿着颈部行于手少阳经的前面，到肩上交出手少阳经的后面，向下进入缺盆部。

耳部的支脉，从耳后进入耳中，出走耳前，到目外眦后方。

外眦部的支脉，从目外眦处分出，下走大迎，会合于手少阳经到达目眶下，下行经颊车，由颈部向下会合前脉于缺盆，然后向下进入胸中，通过横膈，联络肝脏，属于胆，沿着胁肋内，出于少腹两侧腹股沟动脉部，经过外阴部毛际，横入髋关节部（环跳）。

缺盆部直行的脉，下行腋部，沿着侧胸部，经过季胁，向下会合前脉于髋关节部，再向下沿着大腿的外侧，出于膝外侧，下行经腓骨前脉，直下到达腓骨下段，再下到外踝的前面，沿足背进入足第四趾外侧端（足窍阴）。

足背部支脉，从足临泣处分出，沿着第一、二跖骨之间，出于大趾端，穿过趾甲，回过来到趾甲后的毫毛部（大敦，属肝经），与足厥阴肝经相接。

（十二）足厥阴肝经（共14穴，见图6-12）

足厥阴肝经起于足大趾毫毛处（大敦），沿着足跗部向上，经过内踝前1寸处（中封），向上至内踝上8寸处交出于足太阴经的后面，上行膝内侧，沿着股内侧，进入阴毛中，绕过阴部，上达小腹，挟于胃旁，属于肝脏，联络胆腑，向上通过横膈，分布于胁肋，沿着喉咙的后面，向上进入鼻咽部，连于"目系"（眼球连系于脑的部位），向上出于前额，与督脉会合于巅顶。

目系的支脉，下行颊里，环绕唇内。

肝部的支脉，从肝分出，通过横膈，向上流注于肺，与手太阴肺经相接。

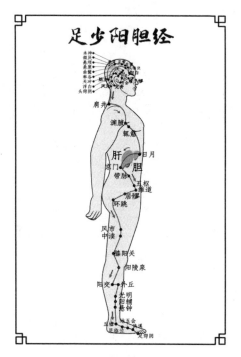

图6-11　足少阳胆经

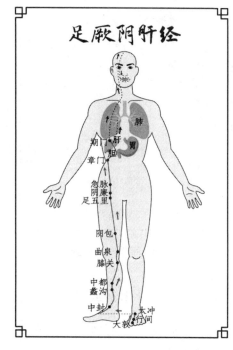

图6-12　足厥阴肝经

二、十二经脉主治病症

1.手太阴肺经主治喉、胸、肺病，以及经脉循行部位的其他病症。

2.手阳明大肠经主治头面、五官、咽喉病，热病及经脉循行部位的其他病症。

3.足阳明胃经主治胃肠病，头面、目、耳、口、齿病，神志病及经脉循行部位的其他病症。

4.足太阴脾经主治脾胃病，妇科病，前阴病及经脉循行部位的其他病症。

5. 手少阴心经主治心、胸、神志病，以及经脉循行部位的其他病症。

6. 手太阳小肠经主治头、项、目、耳、咽喉病，热病，神志病及经脉循行部位的其他病症。

7. 足太阳膀胱经主治头、项、目、背、腰、下肢部病症以及神志病，背部第一侧线的背腧穴及第二侧线相平的腧穴，主治与其相关的脏腑病症和有关的组织器官病症。

8. 足少阴肾经主治妇科，前阴病，肾、肺、咽喉病及经脉循行部位的其他病症。

9. 手厥阴心包经主治心痛，胸闷，心悸，心烦，癫狂，腋肿，肘臂挛急，掌心发热等病症。

10. 手少阳三焦经主治腹胀，水肿，遗尿，小便不利，耳聋，耳鸣，咽喉肿痛，目赤肿痛，颊肿，耳后、肩臂肘部外侧疼痛等症。

11. 足少阳胆经主治口苦，目眩，疟疾，头痛，颔痛，目外眦痛，缺盆部肿痛，腋下肿，胸、胁、股及下肢外侧痛，足外侧痛，足外侧发热病症。

12. 足厥阴肝经主治眩晕，头顶痛，腰痛，胸满，呃逆，遗尿，小便不利，疝气，少腹肿病症。

第三节 奇经八脉的循行起止及其作用

奇经八脉是任脉、督脉、冲脉、带脉、阴跷脉、阳跷脉、阴维脉、阳维脉的总称。它们与十二正经不同，既不直属脏腑，又无表里配合关系，其循行别道奇行，故称奇经。

奇经八脉除带脉横向循行外，其余均纵向循行，纵横交错分布于十二经脉之间，其功能有：沟通十二经脉之间的联系，将部位相近，功能相似的经脉连接起来，起到统摄有关经脉气血、调和阴阳的作用；对十二经气血有蓄积渗灌等调节作用。假若将十二经脉喻作江河，那么奇经八脉犹如湖泊，具有调节经脉气血的作用。

一、奇经八脉的循行路线

（一）任脉（共24穴，见图6-13）

任脉起于胞中，下出会阴，经阴阜，沿腹部和胸部正中线上行，至咽喉，上行至下颌部，环绕口唇，沿面颊，分行至两目眶下。

（二）督脉（共28穴，见图6-14）

督脉起于胞中，下出会阴，沿脊柱后面上行，至项后风府穴处进入颅内，络脑，并由项沿头部正中线，经头顶、额部、鼻部、上唇等部位，循行到上唇系带（龈交穴）处。

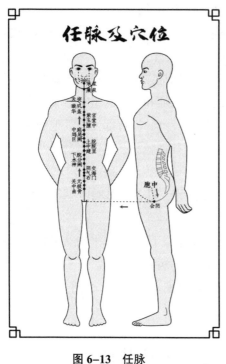

图 6-13 任脉

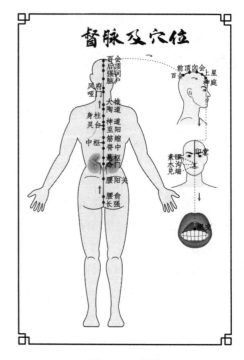

图 6-14 督脉

（三）冲脉（见图 6-15）

冲脉起于胞中，下出会阴后，从气街部起与足少阴经相并，挟脐上行，散布于胸中，再向上行，经喉，环绕口唇，到目眶下。

（四）带脉（见图 6-16）

带脉起于季胁，斜向下行到带脉穴，绕身一周，环行于腰腹部，并于带脉穴处再向前下方沿髂骨上缘斜行到少腹。

（五）阴维脉（见图 6-17）

阴维脉起于小腿内侧，沿大腿内侧上行到腹部，与足太阴经相合，过胸部，与任脉会于颈部。

（六）阳维脉（见图 6-18）

阳维脉起于外踝下，与足少阳胆经并行，沿下肢外侧向上，经躯干部后外侧，从腋后上肩，经颈部、耳后，前行到额部，分布于头侧及项后，与督脉会合。

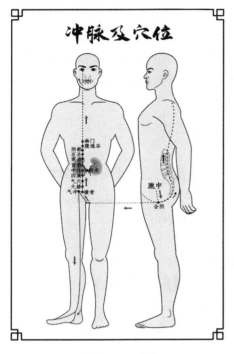

图 6-15 冲脉

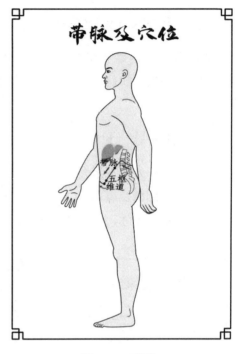

图 6-16 带脉

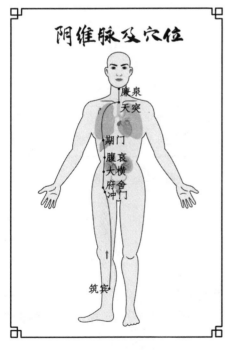

图 6-17 阴维脉

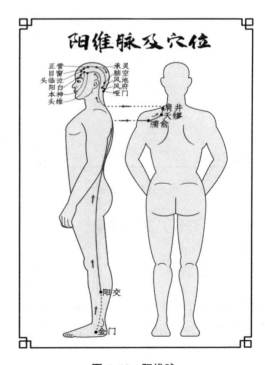

图 6-18 阳维脉

（七）阴跷脉（见图6-19）

阴跷脉起于内踝下足少阴肾经的照海穴，沿内踝后直上小腿、大腿内侧，经前阴，沿腹、胸进入缺盆，出行于人迎穴之前，经鼻旁到目内眦，与手足太阳经、阳跷脉会合。

（八）阳跷脉（见图6-20）

阳跷脉起于外踝下足太阳膀胱经的申脉穴，沿外踝后上行，经小腿、大腿外侧，再向上经腹、胸侧面及肩部，由颈外侧上挟口角，到达目内眦，与手足太阳经、阴跷脉会合，再上行进入发际，向下到达耳后，与足少阳胆经会合于项后。

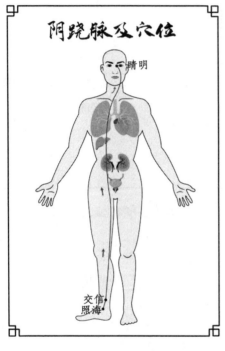

图6-19　阴跷脉

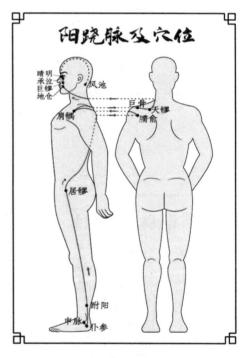

图6-20　阳跷脉

二、奇经八脉的作用

（一）任脉

任脉行于腹部正中线，其脉多次与手足三阴及阴维脉交会，能总任一身之阴经，故称为"阴脉之海"。任脉起于胞中，与女子妊娠有关，故有"任主胞胎"之说。

（二）督脉

督脉行于背部正中，其脉多次与手足三阳经及阳维脉交会，能总督一身之阳经，故称为"阳脉之海"。督脉行于脊里，上行入脑，并从脊里分出属肾，它与脑、脊髓、肾有密切联系。

（三）冲脉

冲脉上至于头，下至于足，贯穿全身，成为气血的要冲，能调节十二经气血，故称为"十二经脉之海"，又称"血海"。冲脉同妇女的月经有关。

（四）带脉

带脉起于季胁，斜向下行到带脉穴，绕身一周，如腰带，能约束纵行的诸脉。

（五）阴跷脉、阳跷脉

跷，有轻健矫捷之意。阴跷脉、阳跷脉有濡养眼目、司眼睑开合和下肢运动的功能。

（六）阴维脉、阳维脉

维，有维系之意。阴维脉的功能是"维络诸阴"。阳维脉的功能是"维络诸阳"。

第四节　腧　穴

腧穴中的"腧"是个通假字，通输，是转输的意思；而穴是孔隙的意思。从古到今有很多的称呼，其实今天通俗的称呼就是穴位。

一、腧穴的概念、分类及发展

腧穴是人体脏腑经络之气输注于体表的部位。

腧穴分为十四经穴（十二经加任脉、督脉）、奇穴、阿是穴三类。此外还有耳穴。耳穴是病症在耳郭上的反应点，其分布呈倒置胎儿状。不少奇穴位于十四经脉上，以后有归属于经穴的。不少阿是穴经过反复实践，确定其部位和主治作用，加以命名者，又成为奇穴。因此，腧穴的分类在历史发展过程中并不是绝对的，它们相互补充，不断发展，形成腧穴的体系。

现有的361个经穴绝大部分是晋代以前发现的。1991年4月在北京召开了全国腧穴标准化方案推广会，全国大学本科针灸教材（第二版）将此标准作为正式教学内容。其特点是名称统一，定位统一，解剖内容统一，主要主治内容基本统一，刺灸法相对统一。

二、腧穴的命名

1. 依据所在的部位 比如腕旁的腕骨穴，乳下的乳根穴。

2. 依据治疗作用 比如治疗目疾的睛明、光明。治水肿的水分、水道。

3. 结合中医学理论 比如上肢外侧的阳溪、阳池、阳谷，内侧的阴郄。

4. 利用地貌天体 比如承山、大陵、商丘、水沟等。

5. 参照动植物名称 比如犊鼻、鸠尾。

6. 借助建筑物的名称 比如神阙、印堂、志室等。

三、腧穴的治疗作用

（一）近治作用

近治作用是一切腧穴主治作用所具有的共同特点，即治疗该穴所在部位及邻近组织、器官的病症。

（二）远治作用

远治作用是十四经腧穴主治作用的基本规律，即在十四经腧穴中，尤其是十二经脉在四肢肘、膝关节以下的腧穴则不仅能治疗局部病症，而且还可以治疗本经循行所及的远端部位的脏腑、组织、器官的病症，有的甚至具有影响全身的作用。

（三）特殊作用

某些腧穴对人体有双向调节作用。比如天枢穴，可以治疗腹泻，也可以治疗便秘。

总之，十四经穴的主治作用，归纳起来大体是，本经腧穴能治本经病，表里经腧穴能治疗表里两经病，邻近经穴能配合治疗局部病。各经腧穴的主治既有其特殊性，又有其共同性。

四、特定穴

特定穴是指若干类具有特殊治疗作用的经穴。由于它们的主治功能不同，因此各有特定的名称和含义。

（一）五输穴

五输穴就是十二经脉分布在肘、膝关节以下的井、荥、输、经、合穴，简称"五输"，其分布次序是从四肢末端向肘膝方向排列的。井，像水的源头，是经气所出。荥，像刚出的泉水微流，是经气所溜。输，像水流由浅入深，是经气所注。经，像水在通畅的河流中经过，是经气所行。合，百川汇合入海，是经气充盛，由此深入，进而汇合于脏腑。

（二）原穴、络穴

"原"，即本源，原气之意。原穴是脏腑原气经过和留止的部位。十二经脉在四肢各有一个原穴，又名"十二原"。在六阳经，原穴单独存在，排列在输穴之后，六阴经则以输为原。

"络"，即联络之意。络脉从经脉分出的部位各有一个腧穴叫作络穴。络穴具有联络表里两经的作用。十二经的络穴皆位于四肢肘膝关节以下，加之任脉络穴鸠尾，督脉络穴长强和脾之大络大包，共十五穴，故称"十五络穴"。

（三）俞穴、募穴

俞穴是脏腑经气输注于背腰部的腧穴。募穴是脏腑经气汇聚于胸腹部的腧穴。它们均分布于躯干部，与脏腑有密切关系。

（四）八会穴

"会"即聚会之意。八会穴即脏、腑、气、血、筋、脉、骨、髓的精气聚会的八个腧穴。八会穴临床上不仅可用于治疗热病，更重要的是每穴均能治疗有关的组织、脏腑的病症。八会穴具体是：脏会章门、腑会中脘、气会膻中、血会膈俞、筋会阳陵、脉会太渊、骨会大杼、髓会绝骨。

（五）郄穴

"郄"是空隙之意。郄穴是各经经气深集的部位。十二经脉及阴阳跷、阴阳维脉各有一个郄穴，共十六个郄穴。在临床上，郄穴多用于治疗各经的急性病症。郄穴具体是：肺经孔最、心包经郄门、心经阴郄、大肠经温溜、三焦经会宗、脾经地机、肝经中都、肾经水泉、胃经梁丘、胆经外丘、膀胱经金门、阴维脉筑宾、阳维经阳交、阴跷脉交信、阳跷脉跗阳。

（六）下合穴

下合穴是指手足三阳六腑之气下合于足三阳经的六个腧穴，故称下合穴。在临床上，按照疾病所属不同的六腑，即可采用所属相应的下合穴治疗。下合穴具体是：手太阳合于下巨虚、手少阳合于委阳、手阳明合于上巨虚、足太阳合于委中、足少阳合于阳陵泉、足阳明合于足三里。

（七）八脉交会穴、八会穴

八脉交会穴是指奇经八脉与十二经脉之气相交会的八个腧穴，故称"八脉交会穴"。它们分布于腕踝关节的上下。八脉交会穴具体是：公孙通冲脉、内关通阴维脉、后溪通督脉、申脉通阳跷脉、临泣通带脉、外关通阳维脉、列缺通任脉、照海通阴跷脉。

八会穴是指两经或两经以上经脉交叉、会合部位的腧穴。这类腧穴多可治疗所交经脉之病症。比如三阴交，本属足太阴脾，但它是三阴经脉交会的腧穴，因此不仅可以治脾经的病症，也可治肝经、肾经的病症。

五、腧穴的定位方法

（一）骨度分寸定位法

《灵枢·骨度》记述了人体各部的骨骼尺寸，经后人补充修改，被用作定取腧穴的折算长度，不论男女、老少、高矮、胖瘦均可按这一标准测量。

（二）自然标志取穴法

根据人体自然标志而定取穴位的方法称"自然标志定位法"。人体的自然标志有两种：一种是不受人体活动影响而固定不移的标志，如五官、指甲、乳头等，称作"固定标志"；一种是需要采取相应的动作姿势才会出现的标志，包括皮肤的皱襞、肌肉部的凹陷等，称作"活动标志"。自然标志定位法是临床常用的取穴方法，如两乳中间取膻中。

（三）手指同身寸取穴法

以患者的手指为标准来定取穴位的方法称为"手指同身寸取穴法"。因为各人手指的长度和宽度与其他部位有着一定的比例（见表6-1），所以可用患者本人的手指来测量穴位，医者或根据患者的高矮胖瘦作出伸缩，也可用自己的手指来测量穴位。

表6-1　人体骨度分寸表

部位	起止点	折量分寸	度量法	说明
头面部	前发际正中→后发际正中	12寸	直寸	用于确定头部经穴的纵向距离
	眉间（印堂）→前发际正中	3寸	直寸	用于确定前或后发际及其头部经穴的纵向距离
	第7颈椎棘突下（大椎）→后发际正中	3寸	直寸	
	眉间（印堂）→后发际正中→第7颈椎棘突下（大椎）	18寸	直寸	
	前额两发角（头维）之间	9寸	横寸	用于确定头前部经穴的横向距离
	耳后两乳突（完骨）之间	9寸	横寸	用于确定头后部经穴的横向距离

续表

部位	起止点	折量分寸	度量法	说明
胸腹胁部	胸骨上窝（天突）→胸剑联合中点（歧骨）	9寸	直寸	用于确定胸部任脉穴的纵向距离
	胸剑联合中点（歧骨）→脐中	8寸	直寸	用于确定上腹部经穴的纵向距离
	脐中→耻骨联合上缘（曲骨）	5寸	直寸	用于确定下腹部经穴的纵向距离
	两乳头之间	8寸	横寸	用于确定胸腹部经穴的横向距离
	腋窝顶点→第11肋游离端（章门）	12寸	直寸	用于确定胁肋部经穴的纵向距离
背腰部	肩胛骨内缘→后正中线	3寸	横寸	用于确定背腰部经穴的横向距离
	肩峰缘→后正中线	8寸	横寸	用于确定肩背部经穴的横向距离
上肢部	腋前、后纹头→肘横纹（平肘尖）	9寸	直寸	用于确定臂部经穴的纵向距离
	肘横纹（平肘尖）→腕掌（背）侧横纹	12寸	直寸	用于确定前臂部经穴的纵向距离
下肢部	耻骨联合上缘→股骨内上髁上缘	18寸	直寸	用于确定下肢内侧足三阴经穴的纵向距离
	胫骨内侧髁下方→内踝高点	13寸	直寸	
	股骨大转子→腘横纹	19寸	直寸	用于确定下肢外后侧足三阳经穴的纵向距离
	腘横纹→外踝尖	16寸	直寸	用于确定下肢外后侧足三阳经穴的纵向距离
	臀沟→腘横纹	14寸	直寸	
	外踝高点到足底	3寸	直寸	

1. 中指同身寸　是以患者的中指中节屈曲时内侧两端纹头之间作为1寸，可用于四肢部取穴的直寸和背部取穴的横寸。

2. 拇指同身寸　是以患者拇指指关节的横度作为1寸，亦适用于四肢部的直寸取穴。

3. 横指同身寸　又名"一夫法"，是令患者将食指、中指、无名指和小指并拢，以中指中节横纹处为准，四指横量作为3寸。

（四）简便取穴法

简便取穴法是临床一种简便易行的方法。如垂手中指端取风市；两手虎口自然平直交叉，在食指端到达处取列缺等。

第五节　经络的临床应用及子午流注

一、经络的临床应用

《黄帝内经》用"决死生，处百病，调虚实"来形容经络的作用。

经络学说在临床上可以应用于解释病理变化、协助疾病诊断，以及指导临床治疗三个方面。

（一）解释病理变化

经络与疾病的发生、传变有密切的关系。某一经络功能异常，就易遭受外邪的侵袭，既病之后，外邪又可沿着经络进一步内传脏腑。经络不仅是外邪由表入里的传变途径，而且也是内脏之间、内脏与体表组织间病变相互影响的途径。

（二）协助疾病诊断

由于经络有一定的循行部位和脏腑络属，可以反映所属脏腑的病症，因此在临床上，就可以根据疾病所出现的症状，结合经络循行的部位及所联系的脏腑，进行临床诊断。如胁痛，多病在肝胆，因胁部是肝经和胆经的循行之处。人们根据经络循行的通路，或经气聚集的某些穴位上出现的疼痛、结节、条索状等反应物，以及皮肤的形态、温度、电阻改变等来诊断和治疗疾病，如肺脏有病，中府穴可有压痛。

（三）指导临床治疗

经络学说早已被广泛用于指导临床各科的治疗，特别是针灸、按摩和中药处方。如针灸中的"循经取穴法"，就是经络学说的具体应用。如胃病，常循经远取足三里穴；胁痛则取太冲等穴。中药治疗亦是通过经络这一渠道，使药达病所，以发挥其治疗作用。如麻黄入肺、膀胱经，故能发汗、平喘和利尿。金元四大家中的张洁古、李杲还根据经络学说，创立了"引经报使"理论。如治头痛，属太阳经的用羌活，属少阳经的用柴胡。

二、经络与子午流注

（一）经络与十二时辰养生

中医认为十二时辰和十二经络是相对应的，每条经络对应一个时辰，而且在当值的时候经气最旺。

1.胆经子时（23:00—1:00） 此时胆经最旺。胆汁需要新陈代谢，人在子时前入睡，胆方能完成代谢。"胆有多清，脑有多清"，凡在子时前入睡者，晨醒后脑筋清楚，精神饱满，面红润。反之，子时前不睡者，精神疲惫，面清白。胆汁缺乏新陈代谢而变浓结晶，形成结石，犹如海水变浓晒成盐，一部分人还会因而胆怯。

2.肝经丑时（1:00—3:00） 此时肝经最旺，是肝脏修复的最佳时段。此时废旧的血液被破坏，新鲜的血液孕育发生。"人卧则血归于肝。"若丑时未入睡，肝还在输出能量，无法完成新陈代谢，则人脸色青灰，情志倦怠而焦躁，易生肝病。

3.肺经寅时（3:00—5:00） 此时肺经最旺。"肺朝百脉"，肝于丑时推陈出新，将新鲜的血液提供给肺，经由肺送往全身。因此，人在早晨脸色红润，精神抖擞。寅时，有肺病的人反映尤为强烈。此时是肺经呼吸运作最佳的时候，也是脉搏最弱的时候。

4. 大肠经卯时（5:00—7:00） 此时大肠经最旺。"肺与大肠相表里"，肺将充足的新鲜血液布满全身，紧接着促进大肠经步入兴奋状况，完成对食品中水分与营养的吸收，排出渣滓。这时起床，大肠蠕动旺盛，可促进排便。

5. 胃经辰时（7:00—9:00） 此时胃经最旺。人在7点吃早餐最容易消化。如果胃火过盛，表现为嘴唇干，重则豁嘴或生疮。此时一定要吃早餐，每一天这时敲胃经最佳。

6. 脾经巳时（9:00—11:00） 此时脾经最旺。"脾主运化，脾统血"，脾是消化、吸收、排泄的总调度，又是人体血液的统领。"脾开窍于口，其华在唇。"脾的功能好，表现为消化吸收好，血的质量好，嘴唇红润。唇白标志血气不足；唇暗、唇紫标志寒入脾经。

7. 心经午时（11:00—13:00） 此时心经最旺。"心主神明，开窍于舌，其华在表。"心气可促使血液运行、养神、养气、养筋。人在中午能睡片刻，对于养心大有益，可使晚上精神抖擞。

8. 小肠经未时（13:00—15:00） 此时小肠经最旺。小肠分清浊，把水液归入膀胱，糟粕送入大肠，精华上输至脾。未时是小肠最活跃的时候，故午餐应在下午1点前吃。

9. 膀胱经申时（15:00—17:00） 此时膀胱经最旺。膀胱储藏水液和津液，并将部分排出体外。此时是膀胱经最活跃的时候，可适当多喝水。

10. 肾经酉时（17:00—19:00） 此时肾经最旺。人体经过申时泻火排毒，肾在酉时步入储藏精华的阶段。此时不适宜剧烈运动。

11. 心包经戌时（19:00—21:00） 此时心包经最旺。心包是心的保护组织。心包经旺时宜随便走走，这时人体神经系统最活跃，心脏欠好的人最好这时候敲心包经，成效最佳。

12. 三焦经亥时（21:00—23:00） 此时三焦经最旺。三焦是六腑中最大的腑，具备主持诸气、疏通水路的作用。亥时三焦通百脉，人如果在亥时深度睡眠，百脉可休养生息，对身体十分有益。很多百岁老人有个共同之处，即亥时睡觉。

（二）子午流注

子午是指时辰，流是流动，注是灌注。子午流注理论是把1天24小时分为十二个时辰，对应十二地支，与人体十二脏腑的气血运行及五腧穴的开合进行结合。子午流注就是辨证循经按时针灸取穴的一种具体操作方法。运用这种方法可以推算出什么疾病应当在什么时辰取什么穴位进行治疗。

它是中医针灸以"人与天地相应"的观点为理论基础，依据经脉气血受自然界影响有时盛，有时衰并有一定规律而制定的。根据这种规律，选择适当时间治疗疾病，可以获得较佳疗效。因此提出"因时施治""按时针灸""按时给药"等。

（三）灵龟八法

灵龟八法是根据八卦九宫学说，结合人体奇经八脉气血的会合，取其与奇经八脉相通的八个经穴（八脉交经八穴）的按时取穴法。灵龟，是九龟的一种，古人曾将其龟壳烧制后，根据其裂纹表现推算事物的因果关系。八法，是指八卦的推算方法。

灵龟八法一说首见于《针经指南》，是古代时辰针灸学的一个主要内容，取穴运算周期为60天。本法于金元时期为针灸大家窦汉卿所倡导。实际上此法是八脉八穴配穴法与日、时干支所代表的时辰相配而组合成的。所以，本法用穴与奇经八脉的交会关系，以及阴阳相配而成上下相应的四对的取穴规律，都与八脉八穴配穴法相同。

第三篇

疾病概论

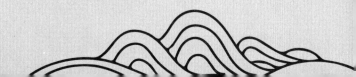

第七章　中医学的疾病观

第一节　疾病的概述

中医学认为，人体的生命活动是一个不断保持阴阳平衡的动态过程。人体与自然环境，以及人体内在环境之间，存在着整体统一的联系，维持相对的动态平衡，从而保持着人体的正常生理活动，即健康状态。

人体功能态分为两类：健康功能态和疾病功能态。已知的健康功能态有醒觉、睡眠、催眠、危机、警觉、气功、竞技、灵感和特异功能态。人体功能态又是亚稳态，它随着机体内外条件的变化而发生着变化，各种健康功能态之间、各种疾病功能态之间可相互转化。人体功能态的这种亚稳性、可变性，成为发病和治疗的内在根据。各种致病因素可促使人体由健康功能态转向疾病功能态，而各种治病措施或因素则可促使人体由疾病功能态转向健康功能态。

人体与外界环境之间，以及人体脏腑经络之间的阴平阳秘是维持人体正常生理功能活动的基础。机体的阴阳平衡标志着健康。健康包括机体内部脏腑经络、气血津液、形与神的阴阳平衡，和机体与外界环境（包括自然环境和社会环境）的阴阳平衡。机体的阴阳平衡是动态平衡。健康意味着形体血肉、精神心理和环境适应的完好状态，而不仅仅是没有疾病和虚弱。因此，健康是一个动态的概念。

疾病功能态或者说病态是指机体在一定条件下，由病因与机体相互作用而产生的一个邪正斗争的有规律的过程，表现为机体脏腑经络功能异常，气血紊乱，阴阳失调，对外界环境适应能力降低，劳动能力明显下降或丧失，并出现一系列的临床症状与体征。证是疾病功能态的体现，换言之，疾病是机体在一定病因的作用下，机体阴阳失调而发生的异常生命活动过程。疾病功能态是人体正常生理功能在某种程度上的破坏，疾病的过程就是邪正斗争的过程。

一、疾病

疾病是指在各种因素与机体相互作用而打破机体的阴阳平衡的一种状态，表现为机体脏腑经络功能异常，气血紊乱，阴阳失调，对外界环境适应能力降低，应急能力、劳动能力明显下降或丧失，并出现一系列的临床症状与体征的异常功能态。换言之，疾病是机体在一定病因的作用下，机体阴阳失调而发生的异常生命活动过程。但机体时刻受着内外因素的影响，干扰着这种动态平衡状态。在一般情况下，人体的自身调节功能尚能维持这种平衡状态，保持健康，即《素问·生气通天论》所说的"阴平阳秘，精神乃治"。如果内外因素的影响超过了人体的适应力，破坏了人体的阴阳动态平衡，而人体的调节功能又不能立即消除这种干扰，以恢复生理上的平衡时，人体就会出现阴阳失调，而发生疾病。若经过适当的治疗，使人体重新建立这种平衡，即恢复了健康。健康与疾病共存于机体之中，在同一机体内此消彼长，成为矛盾的统一体。

疾病是机体平衡态打破后机体功能态全过程的本质反映；而证是各具特征的疾病功能态，也是疾病的阶段性病理反映，是通过四诊在中医理论的指导下，对疾病表现出来的各种症状、病性、病因、病位的综合结论。病是根本，证既是现象也是本质反映。但归根结底，证是病的反映，辨病是解决疾病的基本矛盾，而辨证则只是解决疾病的主要矛盾，证从属于病。中医辨证就是辨别患者的异常功能态。但证、病常不一致，常见有如下 2 种情况。

（一）有病无证

由于局部变化经常不能及时反映于整体，有时只是部分地反映出来，因为内外的不一致性，而常出现无证可据的情况，这是极为不利的现象。所谓无证，并非真无证，乃疾病隐匿潜在之故，无证可辨势必导致疾病的隐匿。临床上，局部变化与功能失常的改变常不一致，如冠状动脉粥样硬化性心脏病，局部已发生了管腔狭窄和瘀阻的实质，但在心脏血液循环并未明显出现障碍之前，可以无症状反应，这些都取决于人体代偿功能的个体差异。总之，在一定阶段内，一些疾病，尤其是一些机体已经适应了的，处于相对稳定、进展较慢的疾病，更无明显症状表现出来。足见，只靠辨证，难以囊括辨病，同时也说明不深入辨病，难以揭示潜病。

（二）有证无病

由于局部与整体、功能与形态之间的矛盾，局部病变与症状也常不相符合，因此也可出现有证无病的情况。临床上所谓有证无病，大多是隐匿的病，并非真无病，无病的证实际上是不存在的。有些是受诊断水平的限制，对疾病尚未能认识之故；有些情况则是由于整体功能协调障碍，反映出来的证与局部器质性改变并非都成正比。因此也可出现证显病隐的情况。此外，在一定情况下还可出现证病显隐的转化，证病之间的显和隐只是相对而言。以上通过证、病之间的显隐关系，进一步说明辨证确实难以概括辨病，只有深化辨病才能早日披露潜病。

因此，应使辨病微观化、现代化，打破过去由于历史条件的限制而对疾病本质认识有限的情况，今天的中医决不能再以两千多年前的条件要求自己，要跟上时代的步伐，就必须善于应用现代科学方法检测疾病。

除了疾病状态之外，尚有亚健康以及未病之病（潜病）的中医功能态。

二、亚健康

亚健康是指人体处于健康和疾病之间的一种状态。处于亚健康状态者，不能达到健康的标准，表现为一定时间内的活力降低、功能和适应能力减退的症状，但不符合西医学有关疾病的临床或亚临床诊断标准。

（一）亚健康的分类

根据亚健康状态的临床表现，将其分为以下几类：①以疲劳，或睡眠紊乱，或疼痛等躯体症状表现为主。②以郁郁寡欢，或焦躁不安、急躁易怒，或恐惧胆怯，或短期记忆力下降、注意力不能集中等精神心理症状表现为主。③以人际交往频率减低，或人际关系紧张等社会适应能力下降表现为主。上述 3 条中的任何一条持续发作 3 个月以上，并且经系统检查排除可能导致上述表现的疾病者，可分别被判断为处于躯体亚健康、心理亚健康、社会交往亚健康状态。临床上，上述三种亚健康表现常常相兼出现。

（二）亚健康的主要特征

亚健康的主要特征包括：①身心上不适应的感觉所反映出来的种种症状，如疲劳、虚弱、情绪改变等，其状况在相当时期内难以明确。②与年龄不相适应的组织结构或生理功能减退所致的各种虚弱表现。③微生态失衡状态。④某些疾病的病前生理病理学改变。

需要注意的是亚健康与慢性疲劳综合征存在一定的差异，但有部分学者认为二者是同一个疾病状态。

三、未病之病

未病之病，是指病已有而未成、未发的萌芽阶段，即疾病尚未显露症状的阶段。未病之病也可定义为潜病，指潜隐性疾病，其特点为疾病呈现着隐匿性进展，症状表现为潜证或潜症。无证可据的隐性疾患日渐增多，给中医诊断和治疗带来很大困难，对潜病本质的揭示是疾病预防的重要途径。未病之时进行疾病防治是养生的重要目标和手段。

在疾病发生和发展过程中，决定疾病预后的因素还包括了体质，具体见下。

四、体质学与体质

体质学是一门既古老又年轻的学科，是人类认识自身和研究自身的一门学科，即研究人类的体质特征、类型和变化规律，及其与疾病发生、发展和演变的关系的学科。重视人的体质及其差异性是中医药学的一大特色。中医药学在几千年的发展过程中，积累了丰富的医学体质学的知识。早在《黄帝内经》中，中医对体质的形成、分类以及体质与病机、诊断、治疗、预防的关系就有极为详细的论述，但缺乏系统的整理研究，尚未形成系统的完整的学科。从 20 世纪 70 年代开始，随着对中医学理论整理研究的深入，中医体质学逐渐形成，对体质的研究有助于分析疾病的发生、发展和演变，为疾病的预防及诊断和治疗提供依据。

体质，又称禀赋、禀质、气禀、形质、气质等。体质是人类生命活动的一种重要表现形式，是指人体生命过程中，在先天禀赋和后天获得的基础上所形成的形态结构、生理功能和心理状态方面综合的、相对稳定的固有特质。基于形神合一的生命观，中医学认为，人体的体质既包括身体要素，又包括心理要素，并且二者高度统一。一定的形态结构必然产生、表现出其特有的生理功能和心理特征，后者是以前者为基础的；良好的生理功能和心理特征是正常形态结构的反映，并保证其相对稳定。二者相互依存，不可分离，在体质的固有特征中综合体现出来。体质的固有特性或特征表现为功能、代谢以及对外界刺激反应等方面的个体差异性，对某些病因和疾病的易感性，以及疾病传变转归中的某种倾向性。人体的体质特点或隐或显地体现于健康和疾病过程中。先天禀赋是人体体质形成的重要因素，但体质的发展与强弱在很大程度上又取决于后天因素的影响。

中医体质学的分类，主要是根据中医学阴阳、五行、脏腑、精气血津液等基本理论来确定人群中不同个体的体质差异性。其具体分类方法有阴阳分类法、五行分类法、脏腑分类法、体型肥瘦分类法、中医九种体质辨识以及禀性勇怯分类法等。其中九种体质辨识，是王琦教授历经 40 多年，在继承前人的基础上，对体质现象进行系统的研究，发现并证实中国人的九种体质，即平和质、气虚质、阳虚质、阴虚质、痰湿质、湿热质、血瘀质、气郁质、特禀质九个类型。目前九种体质辨识已列入《国家公共卫生服务规范》，并在全国推广。

体质在一定程度上决定了某种致病因素和某些疾病的易感性。不同体质对某些病因和疾病有特殊易感性，如《黄帝内经》所述"五脏皆柔弱者，善病消瘅""小骨弱肉者，善病寒热""粗理而肉不坚者，善病痹"等。体质因素影响了病机的从化，因禀性有阴阳，脏腑有强弱，故机体对致病因子有化寒、化热、化湿、化燥等区别。同时，体质因素也参与疾病的传变，患者体质不同，其病变过程也迥然有别，疾病传变与否，虽与邪之盛衰、治疗得当与否有关，但主要还是取决于体质因素。

根据体质因素的不同，在治疗上，常"因人论治"。如阳盛或阴虚之体，慎用温热伤阴之剂；阳虚或阴盛之体，慎用寒凉或伤阳之药。同时还应重视年龄、性别、生活条件、地理环境等因素造成的体质差异。

综上所述，疾病的发生、发展过程，主要取决于患者的体质特征（当然与病邪的质和量也密切相关）。"证"在整个病程中具有"时相性"的特征，不是固定不变的，它随病情的变化而时刻变化。"证"常因体质而转变，体质是形成"证"的物质基础之一。所谓"异病同证"和"同病异证"，在一定程度上是以体质学说为依据的。

第二节　阴阳失调与疾病

中医学所论述的阴阳，是自然科学与哲学中的阴阳与人体和疾病相结合的产物。从史书记载来看，战国时代以前的名医如医和、扁鹊等人都已经运用阴阳的理论来指导临床实践了。扁鹊在诊治虢太子时，能"闻病之阳，论得其阴；闻病之阴，论得其阳"，将诊察到的症状，按阴阳表里关系的理论，即能推知内在病情，果断施治，使虢太子起死回生。

人禀受天地阴阳二气而生，人体正常的生命活动，是阴阳两个方面保持对立统一，处于动态平衡的结果。阴阳平衡的协调关系被打破则会导致疾病的发生，因此阴阳失调是疾病的基本病机之一。阴阳失调的主要表现，不外阴阳偏盛、阴阳偏衰、阴阳格拒、阴阳更胜、阴阳互损及阴阳亡失等几个方面，这些变化通过疾病性质的寒热而表现出来。

一、阴阳偏盛

阴阳偏盛是指属阴或者属阳的一方高于正常水平的异常状态。正如《素问·阴阳应象大论》指出："阴胜则阳病，阳胜则阴病，阳胜则热，阴胜则寒。"

（一）阳盛

阳盛即阳热炽盛、偏胜，一般指邪热盛，而人体正气亦盛。阳盛指疾病过程中以阳热之邪偏盛为主而正气未衰所出现的一类阳气偏盛、功能亢奋、代谢活动亢进、机体反应性增强、热量过剩的病理状态，多表现为壮热、无汗、气粗、烦躁、口干、大便秘结、小便黄、舌质红苔黄等明显热象的病理表现，即《素问·调经论》"阳盛则外热"。阳盛一般由感受阳热病邪，或感受其他病邪郁久化热；或内邪滋生郁滞，从阳而化热；或自身功能病理性亢奋而化热；或恣食辛辣、肥甘；或过用、误用温补壮阳之品而化热等所致。

（二）阴盛

阴盛指阴寒偏盛，指疾病过程中以阴寒之邪侵客机体而正气未衰所出现的一类阴气偏盛、功能障碍、热量不足，或由此导致水湿、痰饮、瘀血等病理产物蓄积的病理状态。阴盛临床多见身冷、面色清白、口淡不渴、肢冷蜷卧、小便清长、便溏、舌淡苔白而润、脉迟等内寒症（属于实证），《素问·调经论》曰"阴盛则内寒"。阴盛多由外感阴寒之邪，或因恣食生冷、寒滞中阳等所致。

二、阴阳偏衰

阴阳偏衰是指疾病过程中人体各种阴液或者阳气虚弱的病理变化的统称。其表现形式有因机体阴液或阳气亏虚不足，正虚或病邪已退而正气虚弱，或病邪虽有但不盛的病理反应低下状态。在阴阳失调的病变中，阴阳偏衰是指阴阳双方中的某一方低于正常水平而另一方相对亢盛的状态。这是由于一方不足，不能有效制约另一方，必然导致另一方的相对亢盛。阴阳偏衰主要包括阳虚和阴虚两方面的病理变化。

（一）阳虚

阳虚指机体阳气虚损，功能衰退，机体反应性低下，代谢活动减退，热量不足的病理状态。阳虚多由先天禀赋不足，或后天失养；或阴寒之邪伤阳，或误用、过用寒凉之品伤阳等所致。阳虚不足，则推动、激发、兴奋作用减退，抑制之势增强。阳虚则气化失司，蒸腾无力，以致水谷不化，水湿泛滥，湿浊内生或血行不畅而致瘀血内阻。总之，阳气虚衰，其临床表现多为形寒肢冷、痰饮、水肿、泄泻等一系列虚寒性征象。

（二）阴虚

阴虚指机体阴液（精血或津液）虚亏及其功能减退，因而阴不敛阳或者阴不制阳，导致阳相对亢盛而虚热内生或者浮越于上的病理状态。阴虚多由于阳热之邪耗伤阴液，或五志过极化火而伤阴，或久病耗损阴液等所致。阴虚液亏，久则可致血虚精少。阴虚阳亢，则虚热、虚火内生。其临床表现多见头晕目眩、头胀且痛、耳鸣如蝉、面红目赤、五心烦热、颧红盗汗、健忘失眠，或遗精，或性欲亢进，舌红少苔、脉细数等症。

三、阴阳格拒

阴阳格拒是指阴寒或阳热某一方盛极或壅遏，致使体内阴阳之气不相顺接和维系，进而相互排斥、格拒的病理变化。阴阳格拒为阴阳偏盛病机中比较特殊的病理机转。

（一）阳盛格阴

阳盛格阴指由于阳热之邪盛极，深伏于里，壅遏于内，致使阳气被遏，郁闭于里，不得外透布达于体表，肢体失其温煦而形成的真热假寒的病理状态。阳盛格阴多因邪热炽盛，阳热亢极所致，常见于外感热病之极期。临床表现为四肢厥冷，脉象沉伏等假寒症状；但患者有心胸烦热，腹部扪之灼热，身大寒而反不欲近衣等反映热盛本质的证候。

（二）阴盛格阳

阴盛格阳指由于阴寒之邪盛极于里，逼迫衰竭之阳气浮越于外，致使阴阳不相维系，从而形成的真寒假热的病理状态。阴盛格阳多因素体阳虚或久病阳衰，命门之火虚亏，复又因阴寒邪盛而盘踞于内，致使阴阳盛衰悬殊，阳被格拒于外所致。临床表现为既有身热、颧红、脉大无力等假热现象，又有欲加衣被、四肢厥冷、渴喜热饮或饮而不多、下利清谷、小便清长、舌淡苔白或灰黑而润的真寒表现。

四、阴阳更胜

在阴阳偏盛的同时，亦存在着使阳气或阴液不同程度耗伤的病理状态。《素问·阴阳应象大论》说，"阴胜则阳病，阳胜则阴病"，"此阴阳更胜之变也"。《类经》注曰："更胜，迭为胜负也。"阴阳更胜，主要包括阳盛耗阴和阴盛损阳等病理动态变化。

（一）阳盛耗阴

阳盛耗阴又名阳盛阴伤，指在阳邪偏盛的同时，炽盛之阳热，势必煎灼阴津，久则导致阴液耗伤的病理状态。但其伤阴程度，受病证热势和病程长短影响，如伤阴较著，征象明显，即为阳盛耗阴证候。若久病邪去而阴虚难复，亦可转化为阴虚内热病证。

（二）阴盛损阳

阴盛损阳指在阴邪偏盛的同时，由于阴寒内盛，久则损伤阳气，从而导致阳气不同程度受损的病理状态。其伤阳程度亦有轻重之分，如阳气受损过甚，即为阴盛阳虚证候。若病久邪退而阳虚不复，则亦可转化为阳虚内寒病证。临床表现为四肢厥冷，畏寒喜温，面色苍白，腹部冷痛，泄泻清稀，小便清长，舌淡苔白，脉沉迟等症状。

五、阴阳互损

机体阴液或阳气虚损到相当程度，病变发展影响相对一方，导致相对一方之不足，从而形成阴阳两虚的病理机转。肾藏精气，为"水火之宅"，内寓元阴、元阳，为全身诸脏阴阳之根本，故有诸病"穷必及肾"之说。故无论阴虚或阳虚，多累及肾脏阴阳，或在肾本脏阴阳失调的情况下，才易于发生阳损及阴或阴损及阳的阴阳互损的病理变化。

（一）阳损及阴

阳损及阴指由于阳气虚损较甚，无阳则阴无以化，久则累及阴精生化不足，从而在阳虚基础上又导致阴液的亏少，形成了以阳虚为主的阴阳两虚的病理状态。阳损及阴多由于肾阳虚衰，封藏失司，精关不固，失精耗液，或阳虚气衰而致血亏液少，或阳虚不固，自汗频出，伤津耗液等所致。

（二）阴损及阳

阴损及阳指由于阴液或阴精亏耗较甚，无阴则阳无以生，累及阳气，气化不足，或阳气失其依附而耗散，从而在阴虚的基础上又导致阳气虚亏，形成了以阴虚为主的阴阳两虚病理状态。阴损及阳多由久病阴液亏耗不足，或久病遗精、盗汗、失血等慢性消耗性病证发展而成。

六、阴阳亡失

机体阴液或阳气急剧大量脱失，致使机体突然衰竭所导致的一类危重的病理机转。阴阳亡失包括亡阳和亡阴两方面的病理变化。

（一）亡阴

亡阴多由于邪热炽盛或久留，耗竭阴液，或大汗不止，或吐泻过度，或大出血等所致。由于阴液骤脱，失其涵敛之功，阳气亦必无所依附而涣散不收，浮越于外，多致阳随阴脱而阴竭阳亡。

（二）亡阳

亡阳多由阴寒之邪盛极，正不敌邪，阳气损伤太过；或素体阳虚，又过劳损伤阳气；或急剧吐泻，或大汗不止，或失血过多，或过用汗、吐、下误治等所致。阳气亡脱之时，阴精无以化生而同时耗竭，必成"阴阳离决"之势。

第三节　五行紊乱与疾病

一、五行生克制化的中医疾病观

五行学说认为，宇宙万物都由木、火、土、金、水五种基本物质的运动和变化所构成，自然界各种事物和现象的发展变化，都是这五种物质不断运动和相互作用的结果。五行之间正常的生克制化是促进事物的发生、成长的必要条件。当五行之间的生克制化发生异常时，事物的发生、发展过程就不可避免地会受到影响。

五行学说作为一种思维方法，贯穿于中医学理论体系的各个方面，用以阐述人体的生理病理，指导疾病的诊断与治疗。根据不同的功能特性，中医将人体脏腑（肝、心、脾、肺、肾），分别对应木、火、土、金、水，以五行学说阐述疾病的发生发展。在五行的生克制化过程中，任何一"行"发生异常，必将引起相关的其他"行"做出相应的反应，即任一脏腑功能发生异常，势必也会引起相关脏腑的连锁反应。因此，以五行理论指导疾病的诊断与治疗时，须有整体的观念。

二、五行生克制化与脏腑疾病传变

疾病情况下，脏腑之间会相互传变。以五行的生克制化原理，阐释脏腑疾病的传变，是中医学认识疾病发展规律的一大特点。

（一）相生关系的传变

相生关系的传变包括母病及子、子病及母两个方面。

1. 母病及子　指母脏的病传至子脏。如肾属水，肝属木，水生木，故称肾为母脏，肝为子脏。肾病及肝，即属母病及子。临床常见有：肾精不足，不能化生资助肝血的肝肾精血亏虚证；肾阴不足，不能涵养肝木而导致的肝阳上亢证；肾阳不足不能资助肝阳，而肝经寒凝导致的少腹冷痛证等，都属于母病及子的传变。其他脏腑之间的传变皆可以此类推。所谓"虚则补其母"的治疗原则就源于此。

2. 子病及母　指疾病传变从子脏传至母脏。如肝属木，心属火，木生火，故肝为母脏，心为子脏。心病及肝，即为子病及母。临床常见，心血不足而累及肝脏的心肝血虚证，心火旺引动肝风的心肝火旺证，皆属于子病及母的表现。子病及母有子脏虚引起的母脏亏虚的虚证，亦有子脏实引起母脏亢盛的实证，另还有子脏盛导致母脏虚的虚实夹杂证。

（二）相克关系的传变

相克关系的传变包括相乘、相侮两个方面。

1. 相乘　指的是相克太过而致病。相乘太过表现为某脏过盛，克其所胜脏腑太过；或者某脏过衰，对其所不胜的脏腑的正常制约表现为相对的克伐太过。如肝木克脾土，则可表现为"木旺乘土"和"土虚木乘"两种情况。

2. 相侮　指的是反向克制致病。五脏相侮也有两种情况，即太过与不及。太过是指某脏过于亢盛，导致其所不胜之脏无力保持对其克制而反被克的现象。如肺金本克肝木，但由于肝火过于亢盛，不仅不能克制肝木，反被肝火所侮，出现暴躁易怒，面红目赤，甚至咳逆上气、咳血等"木火刑金"的表现。不及指某脏过于虚弱，不能克制其所胜之脏而反被其所胜之脏克制的情况。如脾土虚弱不能制肾水，出现水湿泛滥，全身水肿等"土虚水侮"的表现。

总之，《黄帝内经》在《周易》等典籍的影响下，借助五行哲学的归类，揭示中医脏腑、经络、病理、生理之间的联系，并应用五行生克理论，阐述人体内外环境的平衡与失衡的机制。

第四节　邪正斗争与疾病

疾病的发生发展和正气邪气双方密切相关。正气指人体的正常生理功能及防御功能，简称为"正"。邪气，泛指各种致病因素，即病因，简称为"邪"。一般来说，人体正气充盛，邪气就不容易侵入，故有"正气存内，邪不可干"之说；人体正气虚弱，抗病能力低下时，邪气就容易乘虚而入，引起发病，故又有"邪之所凑，其气必虚"之说。应当指出，强调正气在发病中的重要地位，并不是排除邪气在发病中的作用。当邪气强盛，超越了人体的抵抗能力时，健康人也会生病。疾病是一个复杂多变而又有一定规律的过程，任何以固定的、局部的、静止的观点分析病因和病机都是错误的。

邪正斗争，指机体正气与邪气的动态变化。邪正斗争不仅关系着疾病的发生、发展和转归，而且也影响着病证的虚实变化。邪正之间的斗争以其盛衰的变化来描述其动态变化。

具体而言，邪正盛衰是指在疾病过程中，机体的抗病能力与致病邪气在相互斗争中所发生的盛衰变化。

在疾病的演变过程中，正气和邪气的力量对比是动态变化的，不断发生着消长盛衰的变化，随着体内邪正的消长盛衰而形成了病机的虚实变化。

虚与实，体现了人体正气与病邪相互对抗、消长运动形式的变化。"邪气盛则实，精气夺则虚。"致病因素作用于人体之后，在疾病的发展过程中，邪正是互为消长的，正盛则邪退，邪盛则正衰。随着邪正的消长，疾病就反映出两种不同的本质，即虚与实的变化。

一、虚实的基本原理

虚与实是相对的而不是绝对的。

1. 实　所谓实，是指邪气盛而正气尚未虚衰，以邪气盛为主要矛盾的一种病理变化。实所表现的证候称为实证。发病后，邪气亢盛，正气不太虚，尚足以同邪气相抗衡，临床表现为亢盛有余的实证。实证必有外感六淫或痰饮、食积、瘀血等病邪滞留不解的特殊表现。实证一般多见于疾病的初期或中期，病程一般较短。如外感热病进入热盛期阶段，出现了以大热、大汗、大渴、脉洪大等"四大"症状，或潮热、谵语、狂躁、腹胀满坚硬而拒按、大便秘结、手足微汗出、舌苔黄燥、脉沉数有力等症状，前者称"阳明经证"，后者称"阳明腑证"。就邪正关系说来，它们皆属实，就疾病性质来说它们均属热，故称实热证。此时，邪气虽盛，但正气尚未大伤，还能奋起与邪气斗争，邪正激烈斗争的结局，以实热证的形式表现出来。此外，因痰、食、水、血等滞留于体内引起的痰涎壅盛、食积不化、水湿泛滥、瘀血内阻等病变，都属于实证。

2. 虚　所谓虚，是指正气不足，抗病能力减弱，以正气不足为主要矛盾的一种病理变化。虚所表现的证候，称为虚证。或体质素虚，或疾病后期，或大病久病之后，气血不足，伤阴损阳，导致正气虚弱，正气对病邪虽然还在抗争，但力量已经显示出严重不足，难以出现较剧烈的病理反应，所以，临床上出现了一系列的虚损不足的证候。虚证必有脏腑功能衰退的特殊表现，一般多见于疾病的后期和慢性疾病过程中。如大病、久病，消耗精气，或大汗、吐、利、大出血等耗伤人体气血津液、阴阳，均会导致正气虚弱，出现阴阳气血虚损之证。如崩漏，由于大量出血，其症状除了出血之外，同时伴有面色苍白或萎黄、神疲乏力、心悸、气短、舌淡、脉细等，称作"脾不统血"。就邪正关系而言，心脾生理功能低下，既有脾虚之证，又有心血不足之候，属虚证。

二、虚实错杂

虚实错杂包括虚中夹实和实中夹虚两种病理变化。在疾病过程中，邪正的消长盛衰，不仅可以产生单纯的虚或实的病理变化，还可以产生虚中夹实、实中夹虚等虚实错杂的病理变化。由于疾病的失治或治疗不当，以致病邪久留，损伤了人体的正气，可以产生单纯的虚或实的病理变化；或因正气本虚，无力驱邪外出，而致水湿、痰饮、瘀血等病理产物的凝结阻滞，往往可以形成虚实同时存在的虚中夹实、实中夹虚等虚实错杂的病理变化。

1. 虚中夹实　虚中夹实是指以虚为主，又兼夹实候的病理变化。如脾阳不振之水肿即属于此。脾阳不振，运化无权，皆为虚候；水湿停聚，发为浮肿为实。上述病理变化以虚为主，实居其次。

2. 实中夹虚　实中夹虚是以实为主，兼见虚候的一种病理变化。如外感热病在发展过程中，常见实热伤津之象，因邪热炽盛而见高热、汗出、便秘、舌红、脉数之实象，又兼口渴、尿短赤等邪热伤津之征，病本为实为热，津伤源于实热，而属于虚，此为实中夹虚。分析虚实错杂的病机，应根据邪正之孰缓孰急，虚实之孰多孰少，来确定虚实之主次。

三、虚实转化

疾病发生后，邪正双方力量的对比经常发生变化，因而疾病在一定条件下也常常发生由实转虚、因虚致实的病理变化。

1. 由实转虚　疾病在发展过程中，邪气盛，正气不衰，由于误治、失治，病情迁延，虽然邪气渐去，但是人体的正气、脏腑的生理功能已受到损伤，因而疾病的病理变化由实转虚。例如，外感性疾患，疾病初期多属于实，如表寒证或表热证等，由于治疗不及时或治疗不当，护理失宜，或年高体弱，抗病能力较差，从而病情迁延不愈，正气日损，可逐渐形成肌肉消瘦、纳呆食少、面色不华、气短乏力等肺脾功能衰减之虚象，这是由实转虚。

2. 因虚致实　所谓因虚致实，是由于正气本虚，脏腑生理功能低下，导致气、血、水等不能正常运行，产生了气滞、瘀血、痰饮、水湿等实邪停留体内为害。此时，邪实明显，但正气不足，脏腑虚衰，故谓之因虚致实。如肾阳虚衰，不能主水，而形成的阳虚水停之候，既有肾脏温化功能减退的虚象，又有水液停留于体内的一派邪实之象，这种水湿泛滥乃由肾阳不足，气化失常所致，故称之为因虚致实。实际上，因虚致实是正气不足，邪气亢盛的一种虚实错杂的病理变化。

四、虚实真假

病机的虚实变化，在临床上均有一定的征象。在一般情况下，现象与本质相一致的情况下，症状和体征可以反映病机的虚或实。但在特殊情况下，即现象与本质不完全一致的情况下，往往会出现与疾病本质不符的许多假象，故有"至虚有盛候"的真虚假实和"大实有羸状"的真实假虚的变化。虽然假象也是由疾病的本质所决定的，是疾病本质的表现，但它并不如真象那样更直接地反映疾病的本质，往往往往把疾病的本质掩盖起来。

1. 真虚假实（至虚有盛候） 真虚假实之虚指病理变化的本质，而实则是表面现象，是假象。如正气虚弱的人，因脏腑虚衰，气血不足，运化无力，有时反出现类似"实"的表现。一方面可以见到纳呆食少、疲乏无力、舌胖嫩苔润、脉虚无力等正气虚弱的表现，同时又可见腹满、腹胀、腹痛等一些类似"实"的症状。但其腹虽满，却有时减轻，不似实证之腹满不减或减不足言；腹虽胀，但有时和缓，不若实证之常急不缓；腹虽痛，但喜按，与实证之腹痛拒按不同。所以，病机的本质为虚，实为假象，即真虚假实。

2. 真实假虚（大实有羸状） 真实假虚病机的本质为实，而虚则是表面现象，为假象。如热结肠胃、痰食壅滞、湿热内蕴、大积大聚等，使经络阻滞，气血不能畅达，反而出现一些类似虚的假象。如热结肠胃，里热炽盛之患者，一方面见到大便秘结、腹满硬痛拒按、潮热谵语、舌苔黄燥等实证的表现，又可出现精神萎靡、不欲多言等虚象。虽不欲多言，但语声高亢气粗；肢体倦怠，但稍动则舒适；大便下利，但得泄而反快。究其本质，是实而不是虚。

总之，在疾病的发生和发展过程中，病机的虚和实，都只是相对的而不是绝对的。由实转虚、因虚致实和虚实夹杂，常常是疾病发展过程中的必然趋势。因此，在临床上不能以静止的、绝对的观点来对待虚和实的病机变化，而应以运动的、相对的观点来分析虚和实的病机。

第八章　病因病机学

人体的阴阳平衡是生理正常状态，人体的阴阳失调是病理异常状态。当人体的生理动态平衡遭到某种原因的破坏，而又不能自我调节使之恢复正常状态时，就会发生病变。破坏人体生理动态平衡而导致疾病发生的原因就是病因，病因作用于人体而引起疾病的机制就是病机。

第一节　病　因

病因，又称"致病因素""病原"（古作"病源"）、"病邪"。病因作用于人体之后，导致机体的阴阳平衡状态被破坏，产生了形态、功能损害。病因包括六淫、疫疠、七情、饮食、劳倦、外伤，以及痰饮、瘀血、伏邪、结石等。

根据邪正交争的理论，中医学认为，无论外感六淫，还是内伤七情、饮食劳逸，在正气旺盛，生理功能正常的情况下，不会导致人体发病。只有在正气虚弱，人体功能活动不能适应诸因素的变化时，才会成为致病因素，使人发病。

在疾病的发生发展过程中，原因和结果是相互制约、相互作用的。在一定的条件下，因果之间可以互相转化。在某一病理阶段中是病理的结果，而在另一阶段中则可能成为致病的原因。例如，痰饮和瘀血，是脏腑气血功能失调所形成的病理产物，但这种病理产物一旦形成，又可作为新的病因，导致其他病理变化，出现各种症状和体征。这种病因和病变的因果关系，是通过人体脏腑功能失调而发生的。

对于病因的分类，在中医学术发展过程中，历代医家提出了不同的分类方法，如《黄帝内经》的阴阳分类法、汉代张仲景的三因分类法、宋代陈无择的三因分类法等。阴阳病因说把风雨寒暑等外来病因归属于阳，把饮食喜怒等内生病因归属于阴。张仲景按传变把病因概括为三个途径，把经络受邪入脏腑归为"内所因"，病变局限于浅表的归为"外所因"，房室金刃虫兽伤归为其他病因。陈无择在《三因极一病证方论》中提出的"三因学说"，即外感六淫为外因，内伤七情为内因，而饮食、劳倦、房事、跌扑、金刃、虫兽所伤等为不内外因。中医学的病因分类，多主"三因说"，其实，不内外因中的各种所伤仍应分别归纳于外因（如跌扑、金刃、虫兽）或内因（饮食、劳倦、房事）中，并无独立意义。故现今中医则多主张内外"二因说"。

一般认为，凡是外因六淫等所致的疾病，都为外感病；凡是内因七情和饮食、劳倦等导致的疾病，都为内伤病。这种认识尚待深化。因为外因只是变化的条件，而内因却是变化的根据，外因必须通过内因才能起作用。必须认识到，一般疾病是内外因结合并以内因为主的邪正斗争的反应，所谓外感和内伤，是有密切联系的。由于外感容易造成内伤，而内伤容易招致外感，故临床常见外感之中有内伤，内伤之中有外感，外感和内伤是可分而又难分的。因此，虽然从病因的角度而言，外感病主要是因外邪作用于人体所致，内伤病主要是因内邪作用于人体而成，外因和内因必须分而述之。但从发病的角度来说，外因和内因必须结合起来看，才能全面地认识它。

一、外因

（一）六淫

六淫之名，始于《黄帝内经》。如《素问·至真要大论》"百病之生也，皆生于风寒暑湿燥火"，及其"六气分治"的"风淫""热淫""火淫""燥淫""湿淫""寒淫"等，即其例证。

所谓六淫，是风、寒、暑、湿、燥、火六种外感病邪的统称。阴阳相移，寒暑更作，气候变化都有一定的规律和限度。如果气候变化异常，六气发生太过或不及，或非其时而有其气（如春天当温而反寒，冬季当凉而反热），以及气候变化过于急骤（如暴寒暴热），超过了一定的限度，使机体不能与之相适应的时候，就会导致疾病的发生。于是，六气由对人体无害而转化为对人体有害，成为致病的因素。因此，中医将能导致机体发生疾病的"六气"称为"六淫"。

固然气候变化与疾病的发生有密切关系，但是异常的气候变化，并非使所有的人都能发病。有的人能适应这种异常变化就不发病，而有的人不能适应这种异常变化就会发生疾病。同一异常的气候变化，对于前者来说，便是六淫了。反之，气候变化正常，即使在风调雨顺、气候宜人的情况下，也会有人因其适应能力低下而生病。这种正常的六气变化对患病机体来说也是"六淫"。由此可见，"六淫"无论是在气候异常还是正常的情况下，都是客观存在的。在这里起决定作用的因素是人们体质的差异、正气的强弱。只有在人体正气不足、抵抗力下降时，六气才能成为致病因素，而侵犯人体。就这一意义来说，"六淫"是一类因六气变化破坏了人体相对的动态平衡，引起外感病的致病因素，故又称"六淫"为"六邪"。

（二）外五淫邪

从《黄帝内经》天、地、人、外、内相应的整个理论体系的主流来看，六淫是应该归纳为五淫的。如《灵枢·通天》说："天地之间，六合之内，不离于五，人亦应之。"《素问·阴阳应象大论》亦归纳为：在天为风、热、湿、燥、寒，在地为木、火、土、金、水，在人为肝、心、脾、肺、肾，筋、脉、肉、皮、骨，目、舌、口、鼻、耳等。广泛散见于《黄帝内经》各篇的"五气"内容也都是证明。临床辨证论治外感病，若为气分里热证，用白虎汤所清之热，就包含着温、火、暑在内。就是说，白虎汤既能清热，也能清温、清火、清暑。因此，将六淫应该归纳为五淫，是有一定道理的，两种病因外邪说不妨并存。因此，可以将"热淫""火淫"归属于同一类外邪即"热淫"之中，包含温、火、暑。"六淫"即"五淫"。故外六淫邪称呼为外五淫邪更为恰当。

另外，"五淫毒"的含义既包括自然气象因素，如中暑、中寒等，也包括了病"毒"因素（非现代微生物学之"病毒"）。早在《素问·生气通天论》《素问·五常政大论》就有致病之毒的概念，并明确地提出了"大风苛毒""热毒""湿毒""燥毒""寒毒"等名词，可见外五淫毒是中医病因实体的概念。但需要注意的是"外五淫毒"致病无传染性，它与下文提到的致病有传染性的"外五疫毒"，应加以区分。

（三）外五疫毒

从《素问·刺法论》"五疫之至，皆相染易，无问大小，病状相似……避其毒气……即不邪干"来看，可见外五疫邪，不仅有毒，而且有传染性。五疫指木、火、土、金、水五疫，五疫毒气有风木疫毒、火热疫毒、湿土疫毒、燥金疫毒、寒水疫毒之分，它和外五淫毒一样具有五气特性。当其伤人致病时，必须针对其不同的特性，不同的证候，采取不同的解毒治法，才能提高疗效。从《瘟疫论》"夫瘟疫之为病，非风、非寒、非暑、非湿，乃天地间别有一种异气所感"来看，吴又可已认识到瘟疫的成因，非单纯自然气象因素所能解释，而是由一种传染性的病因实体所致。这是中医病因学上的一大进步。大量临床事实证明，辨别疫疠病因的五气特性，是提高临床疗效的关键所在。如吴又可创立的达原饮方，只适宜于湿热疫毒所致的湿偏重病证，而不适宜于其他疫毒所致的病症，如果不加辨证而滥用之，则有害无益。

以上所述"外五淫毒"和"外五疫毒"致病的特性，都可以从临床表现上反映出来。

1. 外风　如伤于外感风邪的发热、汗出、恶风、脉缓，或头痛、昏晕、抽掣，反映出风性疏泄、动摇的特点。风痹（行痹）的痛无定处和风疱（荨麻疹）的忽隐忽现，反映出风性善行数变的特点。

2. 外热　如热蒸阳明的蒸蒸发热、大汗自出、脉洪，热结阳明的腹胀满痛、不大便，或热迫肠间的身热下利，反映出热性发泄而主丰隆的特点。

3. 外燥　如燥病的身热、干咳、口鼻咽喉干燥，反映出燥性干涩的特点。

4. 外湿　如湿病的身热不扬、头身沉重、关节痹着而痛、口腻、苔腻脉濡，反映出湿性缓而重浊的特点。

5. 外寒　如伤于寒邪的发热、恶寒、无汗、头项背腰强痛、脉紧，反映出寒性凝敛收引的特点。

但在临床上，无论是外五淫毒还是外五疫毒致病，它们单一出现的机会比较少，而相兼为病者较多，如风寒、风热、湿热、暑湿、暑热、燥热、寒湿、风寒湿、风湿热，甚至是寒热夹杂等。

虽然外五淫毒致病不传染，外五疫毒致病易传染，但它们在临床上按"五气"特性辨证论治，则彼此相通而具有共同性。如风寒病证之用荆防败毒散，风温病证之用普济消毒饮，湿热病证之用甘露消毒丹，燥热病证之用清瘟败毒饮等。

这里有必要说明的是，中医学所谓病"毒"虽有致病实体的含义，但还不能与西医学所谓的细菌、病毒等同。因为中医学所谓病"毒"是广义模糊的病因概念，主要以外感病的临床特点为认识基础，重在风、热、暑、燥、湿、寒六气特性，与西医的细菌、病毒等概念不同。如同一流感病毒，由于环境、体质差异，所致病症的临床特征可有一定区别，其中医的病因可分别确定为风寒、风热等。

此外，还有属于外因的外伤，如跌打损伤、创伤、烧伤、虫兽咬伤等。它们都可造成皮肤肌肉损害，引起出血或者瘀血肿痛，或筋伤骨折，脱白等病症。如果外邪（毒）从创口侵入，可使病情恶化，导致发热化脓，甚至神昏、抽搐而死亡。如损及脏腑、血脉或者头部，可导致大出血，或昏迷，甚至死亡。

（四）外五淫邪致病的一般特点

1. 季节性与地域性

（1）五淫致病与季节的关系：由于五淫本为四时主气的太过或不及，故容易形成季节性多发病。如春季多风病，夏季多暑病，长夏初秋多湿病，深秋多燥病，冬季多寒病等，这是一般规律。但是，气候变化是复杂的，不同体质对外邪的感受性不同，所以同一季节可以有不同性质的外感病发生。

（2）五淫致病与环境的关系：工作或居处环境失宜，也能导致五淫侵袭而发病。如久处潮湿环境多有湿邪为病，高温环境作业又常有暑邪、燥热或火邪为害，干燥环境又多燥邪为病等。

2. 单一性与相兼性 五淫邪气既可单独致病又可相兼为害。其单独使人致病者，如寒邪直中脏腑而致泄泻；由两种以上病邪同时侵犯人体而发病者，如风寒感冒、湿热泄泻、风寒湿痹等。

3. 转化性 五淫致病以后，在疾病发展过程中，不仅可以互相影响，而且在一定条件下，其病理性质可向不同于病因性质的方向转化，如寒邪可郁而化热，暑湿日久又可以化燥伤阴，六淫又皆可化火等。这种转化与体质有关。人的体质有强弱，气有盛衰，脏有寒热，因此，病邪侵入人体，多从其脏气而转化。阴虚体质，最易化燥，阳虚体质，最易化湿。另外，又与邪侵久暂有关。一般而言，邪气初感，不易转化，邪郁日久，多能转化。

4. 外入性 五淫为病，多有由表入里的传变过程。五淫之邪多从肌表或口鼻而入，侵犯人体而发病。五淫致病的初起阶段，每以恶寒发热、舌苔薄白、脉浮为主要临床特征，称为表证。表证不除，由表入里，由浅及深，故五淫致病，多有由表及里的传变过程。即使直中入里，没有表证，也都称为"外感病"，所以，称五淫为外感病的病因。

（五）外五疫毒的致病特点

1. 发病急骤，病情危笃　疫疠之气，其性急速、燔灼，且热毒炽盛。故其致病具有发病急骤、来势凶猛、病情险恶、变化多端、传变快的特点，且易伤津、扰神、动血、生风。疬气为害颇似火热致病，具有一派热盛之象，但较火热为甚。毒热不仅热毒炽盛，而且常夹有湿毒、毒雾、瘴气等秽浊之气，故其致病作用更为剧烈险恶，死亡率也高。

2. 传染性强，易于流行　疫疠之气具有强烈的传染性和流行性，可通过口鼻等多种途径在人群中传播。疫疠之气致病可散在发生，也可大面积流行。因此，疫疠具有传染性强、流行广泛、死亡率高的特点。疫疠之气致病包括大头瘟（由疫毒感染而发病，以头面红肿或咽喉肿痛为特征）、虾蟆瘟（人体感受疫毒之后，以颈项肿大为主症，连及头面，状如虾蟆，故名）、疫痢、白喉、烂喉丹痧、天花、霍乱、鼠疫等，此外，还包括西医学中的许多传染病。

3. 特适性与偏中性　特适性指疬气致病的病位与病种的特异性。疬气作用何腑何脏，发为何病，具有特异性定位的特点。疬气对机体的作用部位具有一定选择性，从而在不同部位上产生相应的病证。疬气种类不同，所致之病各异。每一种疬气所致之疫病，均有各自的临床特征和传变规律，所谓"一气致一病"。偏中性指疬气的种属感受性。疬气有偏中于人者，有偏中于动物者。偏中于人的，则不传染给动物。偏中于动物的，也不传染给人。即使偏中于动物的，因动物种属不同，也不互相传染。

总之，五淫（毒）和疬（毒）气，均属外感病邪，其性质和致病特点各有不同，但因其所致之病，多以火热之候为主，故常统称为外感热病。

二、内因

（一）内五淫邪

五淫分内外的依据为《素问·阴阳应象大论》所谓："天有四时五行，以生长收藏，以生寒暑燥湿风。人有五脏化五气，以生喜怒忧思恐。"

内五淫邪即因人体脏腑阴阳失调所产生的风、热、湿、燥、寒邪。上述"人有五脏化五气"即肝木风、心火热、脾土湿、肺金燥、肾水寒。在正常情况下，"人有五脏化五气"中的"五气"为生理的五气，在反常情况下则为病理的"内五淫邪"。

1. 内风　生理的肝木风，主要体现在肝主疏泄功能的"和调"上。肝脏在正常的疏泄状态下，肝气舒，肝血畅，肝木为之柔和故不病风。病理的肝木风，主要体现在肝主疏泄功能的失调上。如肝脏阳盛或阴虚，以致肝气疏泄太过，肝木横强而风动。《素问·至真要大论》所谓"诸风掉眩，皆属于肝""诸暴强直，皆属于风"即其例证。

2. 内热　生理的心火热，主要体现在心藏神、主血脉功能的和调上。在正常的心火温煦下，心神清明以主宰十二官，心血流畅以滋养诸脏腑。由于心火温和，故不病热。病理上的心火热，主要体现在心藏神、主血脉功能的失调上，心脏阳盛或阴虚则心火亢旺而热炽。《素问·至真要大论》所谓"诸热瞀瘛，皆属于火""诸痛痒疮，皆属于心"即其例证。

3. 内燥　生理的肺金燥，主要是指肺司清肃而言。肺主气，既能宣其清阳于上，又能降其浊阴于下，以保持其清肃的正常状态，犹如秋高气爽，万里无云，故虽主燥，而不病燥。病理的肺金燥，主要是指肺失清肃而言。如肺脏阳盛或阴虚，以致肺热叶焦，犹如秋阳酷烈，万木黄落。《素问·至真要大论》所谓"诸气膹郁，皆属于肺"和"燥胜则干"以及刘完素《素问玄机原病式》所谓"诸涩枯涸，干劲皴揭，皆属于燥"即其例证。

4. 内湿　生理的脾土湿，主要是指水谷之精微化生于脾土而言。水谷由胃纳入，经过脾的运化而成精微，再由脾气散精于他脏。在正常生理状态下，脾气充足，运化有权，则精微输布以化生气血，营养周身，故不病湿。病理的脾土湿，主要是指因脾脏运化无权，水谷难以化生成精微，精微也难以输布而化生气血，于是湿从内生。《素问·至真要大论》"诸湿肿满，皆属于脾"即其例证。

5. 内寒　生理的肾水寒，主要是指肾藏精而主五液而言。由于肾脏水中有火，阴中有阳，肾之精阴能够潜阳济火，则其肾水温运流畅，而不病寒。病理的肾水寒主要是指肾脏阴虚或阳虚，坎中龙火无光，故而寒从内生。《素问·至真要大论》"诸寒收引，皆属于肾"和"诸病水液，澄澈清冷，皆属于寒"即其例证。

内五淫邪多因情志、饮食、劳逸失调以致脏腑阴阳失调而产生，但也有由于外感病导致内伤脏腑而形成的。它们既可以各自单一出现，如肝风证、心热证、肺燥证、脾湿证、肾寒证等；也可彼此复合出现，如心肝风火证、肺胃燥热证、脾肾寒湿证等；还可以相互交错出现，如肝、心、肺不病风、热、燥证，而病寒、湿证，脾、肾不病寒湿证而病燥热证。

（二）体质因素

体质即人体素禀之质，形成于先天，其特有表现是属于生理范畴的。体质从阴阳分类看，除阴阳平和之人外，约可分阳脏热体和阴脏寒体。阳脏热体多见于心火热质、肝木风质和肺金燥质之人，阴脏寒体多见于脾土湿质、肾水寒质之人。如心火热质多表现为形体瘦，面色红，性情开朗，多言，易笑，好动等；肝木风质多表现形体消瘦，面色苍，易怒，胆壮，行动敏捷等；肺金燥质多表现为形体瘦，面色白，多忧虑，性急等；脾土湿质多表现为形体肥，面色黄，性情温和，行动迟缓，寡言，多思虑，好静等；肾水寒质多表现为形体肥，面色黑，性情沉默，少言，易恐等。

前人以饮酒为例，生动地说明了体质的易感性和倾向性问题。吴又可在《温疫论》中曾以酒醉比喻说："邪之着人，如饮酒然。凡人醉酒，脉必洪而数，气高身热，面目皆赤，乃其常也。及言其变，各有不同。有醉后妄言妄动，醒后全然不知者；有虽沉醉而神思终不乱者；醉后应面赤而反刮白者；应痿弱而反刚强者；应壮热而反恶寒而战栗者；有易醉而易醒者；有难醉而难醒者；有发呵欠及喷嚏者；有头眩眼花及头痛者。因其气血虚实之不同，脏腑禀赋之各异，更兼过饮少饮之别。考其情状，各自不同，至论醉酒一也。及醒，一任诸态如失。"此论形象论述了发病与体质类型的关系。如醉酒时，脉必洪而数，气高身热，面目皆赤，妄言妄动者属于阳脏心火热的体质；醉酒时，刚强，头眩眼花及头痛者，属于阳脏肝木风的体质；醉酒时，发呵欠及喷嚏，吐血者，属于阳脏肺金燥的体质；醉酒时，痿弱，腹胀泄泻者，属于阴脏脾土湿的体质；醉酒时，恶寒战栗，面色苍白者，属于阴脏肾水寒的体质。

以上只是就其主要的体质类型而言，其实，它们既可以各自单独出现，也可彼此复合存在，甚至交错发生，还须活看，不可拘执。

从吴又可人之所以受邪相同而现证不同来看，发病因禀赋（体质）各异和气血虚实以及感邪轻重而有别，但素禀体质的易感性和倾向性在疾病发生发展过程中，显然是占有重要地位的。

（三）伏邪

伏邪又称伏气。伏邪大多形成于后天，其异常表现是属于病理范畴的。它和生理范畴的体质（即体质因素）不同。体质可在后天条件下改变，伏邪也有源于先天的，因而二者又常相互影响而密切相关。所以伏邪有内外因之分。

1. 外因伏邪 是指外五淫毒和外五疫毒潜伏于人体尚未达到发病程度者而言。如清·刘吉人《伏邪新书》："感六淫而即发病者，轻者谓之伤，重者谓之中。感六淫而不即病，过后方发者，总谓之曰伏邪。夫伏邪有伏燥，有伏风，有伏温，有伏暑，有伏热。"这就是指外五淫毒内伏而言。又如吴又可《瘟疫论》所谓："瘟疫之邪，伏于膜原，如鸟栖巢，如兽藏穴……至其发也，邪毒渐浊，内侵于腑，外淫于经，荣卫受伤，诸症渐显，然后可得而治之。"这是指外五疫毒内伏者而言。

2. 内因伏邪 是指内五淫邪潜伏于人体尚未达到发病程度者而言。这种形成于后天的内五淫邪，常和形成于先天的体质因素相互影响而密切相关。如其人体内阳盛或阴虚所生之伏热（风、燥），就常见于阳脏热体之人，而容易发生或者发展成为或实或虚的热证；如其人体内阴盛或阳虚所生之伏寒（湿）就常见于阴脏寒体之人，而容易发生或者发展成为或实或虚的寒证；如其人体内此一脏腑阳盛或阴虚生有伏热（风、燥），而彼一脏腑阴盛或阳虚有伏寒（湿），则常见于阴阳寒热错杂体质之人，而容易发生或发展成为或实或虚的寒热错杂证。因此，内因伏邪又成为外因伏邪发病及其演变的重要条件。

还应该看到的是，由于同气相求之故，外因伏邪常和内因伏邪相应地结合在一起，隐藏体内，不易分辨。

"有诸内者，必形诸外。"人体既有邪伏于内，必有象显露于外，只是比较隐蔽，不够显著而已。我们可以通过精细的望、闻、问、切四诊判断是否存在伏邪，尤其是比较容易发现内五淫伏邪。例如，伏风之筋惕肉𥆧，手指发麻，皮肤有蚁行感，舌瘦质红，脉弦；伏热之心烦失眠，手心热，小便赤，喜冷恶热，舌瘦尖红，脉洪；伏燥之鼻喉干燥，口干渴饮，大便燥结，时或干咳，舌瘦干红，脉浮；伏湿之大便软烂不成形，痰多，喜燥恶湿，舌胖大有齿印，脉缓；伏寒之小便清白，喜热恶冷，性欲淡漠，舌胖质淡，脉沉等。

（四）情志

情指七情，即喜、怒、忧、思、悲、惊、恐等人的七种情绪；志指喜、怒、恐、思、悲。实际上七情和五志是一致的，应以五志概括七情，即七情的忧与惊应归并于五志的悲与恐。由于肝在志为怒、心在志为喜、脾在志为思、肺在志为悲（忧）、肾在志为恐（惊），所以，五志失度则内伤五脏，怒伤肝，喜伤心，思伤脾，悲忧伤肺，恐惊伤肾。心的功能失调可见健忘失眠，喜笑不休，悲伤欲哭，多疑善虑，惊恐不安等，如脏躁证、百合病、癫狂等。肝的功能失调可见精神抑郁，烦躁易怒，胸胁胀痛，梅核气，乳核等。脾的功能失调可见不饥食少，脘腹胀满，大便不调等。肺的功能失调可见悲伤欲哭等。肾的功能失调可见惊恐不安等。

七情的致病特点如下。

1. 与精神刺激有关　七情属于精神性致病因素，其发病与明显的精神刺激有关。在整个病程中，情绪的改变可使病情发生明显的变化。如癫病多由情志所伤，忧郁伤肝，肝气郁结，损伤于脾，脾失健运，痰浊内生，痰气上逆，迷蒙心神，不能自主而成。狂病多由恼怒悲愤，伤及肝胆，不得宣泄，郁而化火，煎熬津液，结为痰火，痰火上扰，蒙蔽心窍，神志逆乱而发。由此可见，精神因素对疾病的发生发展有着重要作用。

2. 直接伤及脏腑　七情过激可影响脏腑之活动而产生病理变化。不同的情志刺激可伤及不同的脏腑，产生不同的病理变化。如喜伤心，心伤则心跳神荡，精神涣散，思想不能集中，甚则精神失常等。七情过激虽可伤及五脏，但与心、肝的关系尤为密切。心为五脏六腑之大主，一切生命活动都是五脏功能集中的表现。五脏六腑必须接受心的统一主宰，心神受损必涉及其他脏腑。肝失疏泄，气机紊乱又是情志疾病发病机制的关键。

心主血而藏神；肝藏血而主疏泄；脾主运化而居中焦，为气机升降的枢纽、气血生化之源。故情志所伤为害，以心、肝、脾三脏和气血失调为多见。如过度惊喜损伤心脏，可导致心神不安而心悸、失眠、烦躁、惊慌不安、神志恍惚，甚至精神失常，出现哭笑无常、言语不休、狂躁妄动等症。郁怒不解则伤肝，影响肝的疏泄功能，出现胁肋胀痛、性情急躁、善太息，或咽中似有物梗阻；或因气滞血瘀而致妇女月经不调、痛经、闭经、癥瘕等；或因暴怒引起肝气上逆，损及血脉，血随气逆，发生大呕血或晕厥。若思虑过度，损伤于脾，使脾失健运，出现食欲不振、脘腹胀满等。七情所伤，心、肝、脾功能失调，可单独发病，也常相互影响，相兼为害，出现思虑过度、劳伤心脾、郁怒不解、肝脾不调等。

此外，喜、怒、忧、思、恐等情志活动失调，能够引起脏腑气机紊乱，郁而化火，出现烦躁、易怒、失眠、面赤、口苦，以及吐血、衄血等属于火的表现，称之为"五志化火"。情志失调又可导致"六郁"为病，即气郁而湿滞，湿滞而成热，热郁而生痰，痰滞而血不行，血滞而食不化。换言之，由气郁可致湿郁、热郁、痰郁、血郁、食郁为病。

3. 影响脏腑气机 "百病皆生于气。"喜、怒、忧、思、悲、恐、惊，称为七气，即七情。七情之外，加之以寒热，称为九气。气贵冲和，运行不息，升降有常。气，出入有序，升降有常，周流一身，循环无端，而无病。

若七情变化，五志过极，则气机失调，或气不周流而郁滞，或升降失常而逆乱。七情不舒，气机郁结，气滞而血瘀，气郁而聚湿生痰，化火伤阴，或在形躯，或在脏腑，变病多端。

4. 情志波动可致病情改变 异常情志波动，可使病情加重或迅速恶化。如阴虚阳亢之眩晕患者，若遇恼怒，可使肝阳暴张，气血并走于上，出现眩晕欲仆，甚则突然昏仆不语、半身不遂、口眼歪斜，发为中风。

（五）饮食

饮食以适量为宜，过饥、过饱均可发生疾病。水谷是化生气血的源泉，如饥而不得食，渴而不得饮，人体气血得不到足够的补充，日久就会使气血减少而为病。若饮食过量，超过了人体的消化功能，也会损伤脾胃，出现脘腹胀痛拒按、恶食、嗳腐吞酸、吐泻等证候。

内伤饮食有伤饮、伤食之辨。饮者，为无形之气也，宜发汗，利小便以导其湿；食者，有形之物，轻则消导，或损其谷，重则吐下。

《难经·十四难》"损其脾者，调其饮食，适其寒温"所谓"调其饮食，适其寒温"既指饮食物质的冷和烫，也是指饮食物性的寒和热。这就是说，内伤饮食，脾胃受损而病，当根据饮食物性的寒和热，并结合体内阴阳偏盛的情况，进行辨证论治。如伤热饮食而体素阳盛的，多现热饮证或热滞证，治法宜清散清利之，或清消之；伤寒饮食而体素阴盛的，多现寒饮证或寒滞证，治法宜温散温利之，或温消之。又因五脏五味的相应关系，偏嗜五味可内伤五脏，如酸伤肝、苦伤心、甘伤脾、辛伤肺、咸伤肾。至于饮食不洁或误食有毒的食物，则可引起急性胃肠疾病或寄生虫或食物中毒。

（六）劳逸

正常适度的劳逸结合能够增强体质，有利于健康。若劳逸过度，则可导致疾病发生。劳逸过度，包括过度劳累（过劳）和过度安逸（过逸）两个方面。

1. 过劳　劳有体劳、心劳和房劳之别。过劳是指过度劳累，包括劳力过度、劳神过度和房劳过度三个方面。

（1）劳力过度：指较长时期的不适当的活动和超过体力所能负担的过度劳力，可因皮、肉、筋、脉、骨受损而伤及肺、脾、肾、心、肝。但因人体的运动功能主要是由筋、骨、肉来完成，而脾主肌肉，肝主筋，肾主骨，故体力劳动太过，更多的是伤及脾、肝、肾。

（2）劳神过度：指脑力劳动太过，思虑劳神过度。劳神过度主要伤及心（主神明）、脑（精明之府）。脑伤则可见肌肉消瘦，神疲肢倦，肢体麻木、活动不灵，腰膝酸软，牙齿浮动，眩晕耳鸣等症；心伤则可见心悸怔忡，失眠多梦等症。

（3）房劳过度：是指性生活过度而言。房劳过度，指性生活不节，房事过度，主要是耗伤肾精，可见腰膝酸软、眩晕耳鸣、精神萎靡，或男子遗精滑泄、性功能减退，甚或阳痿，女子经带不调等症。

2. 过逸　即过度安逸，指完全不参加体力劳动甚至饱食终日，无所用心。过度安逸也会使人气血郁滞不畅，百病丛生，尤以胃肠病、心脏病、高血压、糖尿病等为多见。

（七）痰饮

痰饮是病变过程中的病理变化产物，但痰饮产生后，又可直接或间接作用于某些脏腑组织而影响疾病的发生和发展。因此，它也是一种致病因素。

痰和饮是水液代谢异常形成的病理产物，一般将稠厚的叫痰，清稀的叫饮，合称痰饮。痰有广狭二义。由咳吐从气道排出或鸣于喉间的痰是狭义的痰，这种痰称为"有形之痰"；广义的痰包括流注、结聚于体内外组织器官的肿瘤、结核、团块等而言，这种痰称为"无形之痰"。饮，即水液停留于人体局部者，因其所停留的部位及症状不同而有不同的名称。饮可泛滥表里三焦，如饮溢皮肤则肢体浮肿，饮悬上焦则咳喘胸胁引痛，饮阻中焦则肠鸣沥沥有声，饮阻下焦则小腹胀满、小便不利。《金匮要略》即有"痰饮""悬饮""溢饮""支饮"等区分。这里的痰饮是专有名词，特专指四饮之一，即饮邪留于肠胃之痰饮。

痰饮的致病特点如下。

1. 阻碍经脉气血运行　痰饮随气流行，机体内外无所不至。若痰饮流注经络，易使经络阻滞，气血运行不畅，出现肢体麻木、屈伸不利，甚至半身不遂等。若结聚于局部，则形成瘰疬、痰核，或形成阴疽、流注等。①"瘰疬"是指发生于颈部、下颌部的淋巴结结核。小者为瘰，大者为疬，以其形状累累如珠故名。②"痰核"是指发生在颈项、下颌及四肢等部位的结块，不红不肿，不硬不痛，常以单个出现于皮下，以其肿硬如核大，故名痰核。③"疽"为发于肌肉筋骨间之疮肿。漫肿平塌，皮色不变，不热少痛者为"阴疽"。④"流注"指毒邪流走不定而发生于较深部组织的一种化脓性疾病。

2. 阻滞气机升降出入 痰饮为水湿所聚，停滞于中，易阻遏气机，使脏腑气机升降失常。例如，肺以清肃下降为顺，痰饮停肺，使肺失宣肃，可出现胸闷、咳嗽、喘促等；胃气宜降则和，痰饮停留于胃，使胃失和降，则出现恶心、呕吐等。

3. 影响水液代谢 痰饮本为水液代谢失常的病理产物，一旦形成，便作为一种致病因素反过来作用于机体，进一步影响肺、脾、肾的水液代谢功能。如寒饮阻肺，可致宣降失常，水道不通；痰湿困脾，可致水湿不运；饮停于下，影响肾阳的功能，可致蒸化无力。可见，痰饮可以影响人体水液的输布和排泄，使水液进一步停聚于体内，导致水液代谢障碍更为严重。

4. 易于蒙蔽神明 痰浊上扰，蒙蔽清阳，痰迷心窍，则会出现头昏目眩、精神不振；或痰火扰心，心神被蒙，则可导致胸闷心悸、神昏谵妄，或引起癫狂痫等疾病。

5. 易使症候复杂变幻多端 从发病部位言，饮多见于胸腹四肢，与脾胃关系较为密切。痰之为病，则全身各处均可出现，无处不到，与五脏之病均有关系，其临床表现也十分复杂。一般说来，痰之为病，多表现为胸部痞闷、咳嗽、痰多、恶心、呕吐、腹泻、心悸、眩晕、癫狂、皮肤麻木、关节疼痛或肿胀、皮下肿块，或溃破流脓，久而不愈。饮之为害，多表现为咳喘、水肿、疼痛、泄泻等。总之，痰饮在不同的部位表现出不同的症状，变化多端，其临床表现，可归纳为咳、喘、悸、眩、呕、满、肿、痛八大症。

（八）瘀血

瘀血多由气滞、气虚、血寒、血热而成。瘀血常因其所瘀阻的部位不同而产生不同的病症。如瘀血在上焦，可见胸部憋闷绞痛，口唇青紫等症；其在中焦，可见脘腹刺痛拒按，大便色黑等症；其在下焦，可见少腹硬满，小便自利，或月经不通等症。瘀血症状虽多，但临床表现多有以下共同特征。

1. 疼痛 刺痛拒按，固定不移，持续日久。

2. 肿块 外伤瘀血，可于伤处见青紫色肿块或触到肿块。体内脏腑组织发生瘀血，在患处多可触到坚硬的肿块，且聚而不散。

3. 出血 出血也是瘀血常见的症状，尤其在妇女月经不调与产后为多见。这种出血的血色多紫暗，常夹有血块。

此外，瘀血还常有一些全身性症状，如面色黧黑，肌肤甲错，蜘蛛痣，表浅静脉怒张或有瘀斑，舌色紫暗或有瘀点，脉细涩等。

瘀血征象虽不太明显，但治疗较难，很多久治不愈者也常常判断为有瘀血。根据"初病在经，久病入络""初病在气，久病入血""气滞必血瘀"等理论，疾病久治不愈，虽无明显的瘀血也可考虑有瘀血的存在，而用活血化瘀法治疗。

（九）结石

结石也是病变过程中的病理产物。结石是停滞于脏腑管腔中的坚硬如石的物质，是一种砂石样的病理产物。结石形态各异，大小不一，停滞体内，又可成为继发的致病因素，引起一些疾病。结石多发于胆、胃、肝、肾、膀胱等脏腑，多半为湿热内蕴，日久煎熬而成，少数寒凝为石。其致病特点多见阻滞气机，影响气血，损伤脏腑，使脏腑气机壅塞不通，而发生疼痛。

结石的致病特点如下。

1. 多发于脏腑　结石常见于肝、胆、胃、肾、膀胱等脏腑。肝主疏泄，关系着胆汁的生成和排泄；肾的气化，影响尿液的生成和排泄，故肝肾功能失调易生成结石。肝合胆，肾合膀胱，胃、胆、膀胱等均为空腔性器官，结石易于停留，故结石为病，多为肝、胆结石，肾、膀胱结石和胃结石。此外，结石也可发生于眼（角膜结石、前房结石）、鼻（鼻石）、耳（耳石）等部位。

2. 病程较长，轻重不一　结石多为湿热内蕴，日久煎熬而成，故大多数结石的形成过程缓慢而漫长。结石大小不等，停留部位不一，其临床表现各异。一般来说，结石小，病情较轻，有的甚至无任何症状；结石过大，则病情较重，症状明显，发作频繁。

3. 阻滞气机，损伤脉络　结石为有形实邪，停留体内，势必阻滞气机，影响气血津液运行。结石阻滞可见局部胀闷酸痛，程度不一，时轻时重，甚则结石损伤脉络可见出血。

4. 疼痛　结石引起的疼痛，以阵发性为多，亦可呈持续性，或为隐痛、胀痛，甚或绞痛。疼痛部位常固定不移，亦可随结石的移动而有所变化。结石性疼痛具有间歇性特点，发作时剧痛难忍，而缓解时一如常人。

三、不内不外因

不内不外因包括外伤、寄生虫、胎传等。

1. 外伤　指因受外力如扑击、跌仆、利器等击撞，以及虫兽咬伤、烫伤、烧伤、冻伤等而致皮肤、肌肉、筋骨损伤的因素。一般而言，金刃、跌打损伤、持重努伤等外伤，可引起皮肤肌肉瘀血肿痛、出血，或筋伤骨折、脱臼，重则损伤内脏，或出血过多，可导致昏迷、抽搐、亡阳等严重病变。枪弹伤具有复合损伤的特点，包括出血、骨折甚至损伤脏腑等使组织器官结构破坏或功能障碍的病变。

2. 烧烫伤　又称"火烧伤""火疮"等。烧烫伤多由沸水（油）、高温物品、烈火、电等作用于人体而引起，一般以火焰和热烫伤为多见。烧烫伤总以火毒为患。机体受到火毒的侵害以后，受伤的部位立即发生外证，轻者损伤肌肤，创面红、肿、热、痛，表面干燥或起水泡，剧痛。重度烧伤可损伤肌肉筋骨，痛觉消失，创面如皮革样、蜡白、焦黄或炭化，干燥。严重烧烫伤热毒炽盛，热必内侵脏腑，除有局部症状外，常因剧烈疼痛，火热内攻，体液蒸发或渗出，出现烦躁不安、发热、口干渴、尿少尿闭等，及至亡阴亡阳而死亡。

3. 冻伤　冻伤是指人体遭受低温侵袭所引起的全身性或局部性损伤，冬季常见。冻伤一般有全身冻伤和局部冻伤之分。全身性冻伤称为"冻僵"；局部性冻伤常根据受冻环境而分类，如"战壕足""水浸足"等。指、趾、耳、鼻等暴露部位受寒冷影响，出现紫斑、水肿等，则称为"冻疮"。

4. 虫兽伤　虫兽伤包括毒蛇、猛兽、疯狗咬伤等。虫兽伤轻则局部肿疼、出血，重可损伤内脏，或出血过多，或毒邪内陷而死亡。毒蛇咬伤后，根据其临床表现不同，分为风毒、火毒和风火毒三类。风毒局部伤口表现以麻木为主；全身症状，轻者头晕头痛、出汗、胸闷、四肢无力，重者昏迷、瞳孔散大、视物模糊、语言不清、流涎、牙关紧闭、吞咽困难、呼吸减弱或停止。火毒局部伤口红肿灼热疼痛，起水泡，甚至发黑，日久形成疮；全身症状见寒战发热，全身肌肉酸痛，皮下或内脏出血、尿血、便血、吐血、衄血，继则出现黄疸和贫血等，严重者会导致中毒死亡。风火毒两者兼有。

5. 疯狗咬伤　初起仅局部疼痛、出血，伤口愈合后，经一段潜伏期，然后出现烦躁、惶恐不安、牙关紧闭、抽搐、恐水、恐风等症。

6. 寄生虫　寄生虫致病，中医学早已有认识，诸如蛔虫、钩虫、蛲虫、绦虫（又称寸白虫）、血吸虫等均可以导致疾病的发生。寄生虫致病多因进食被寄生虫虫卵污染的食物，或接触疫水、疫土而发病。临床表现因感染的途径和寄生虫寄生的部位不同而也不一样。如蛔虫病，常可见上腹部疼痛，呕吐蛔虫，甚则四肢厥冷等，故称为"蛔厥"；蛲虫病可有肛门瘙痒之苦；血吸虫病，因血液运行不畅，久则水液停聚于腹，形成"蛊胀"。寄生虫为病日久多有面黄肌瘦、嗜食异物、腹痛等。

7. 胎传　是指禀赋与疾病由亲代经母体而传及子代的过程。如出生后小儿禀赋不足，气血虚弱，泛称胎弱，又称胎怯、胎瘦。其临床表现可见皮肤脆薄、毛发不生、形寒肢冷、面黄肌瘦、筋骨不利、腰膝酸软，及五迟、五软、解颅等病证。

8. 胎毒　胎毒指婴儿在胎妊期间受自母体毒火，多由父母恣食肥甘，或多郁怒悲思，或纵情淫欲，或梅疮等毒火蕴藏于精血之中而下传胎儿。胎毒为病，一指胎寒、胎热、胎黄、胎搐、疮疹等；二指遗毒，又名遗毒烂斑，即先天性梅毒，系胎儿染父母梅疮遗毒所致。

第二节　病　机

病机，是指疾病发生、发展与转归的机制。

一、病性、病位与病势

（一）病性

病性指疾病的阴、阳、寒、热、虚、实属性。面对疾病，首辨阴阳，否则动手便错。寒、热、虚、实与阴、阳并列于"八纲"之中，都是辨明疾病基本属性的纲领。寒热与外邪的属性和阴阳的偏盛偏衰相关。虚实则取决于人体正气的强弱。

（二）病位

病位首先指疾病所在的表、里位置，其次是所涉的脏腑、经络、四肢百骸，再次还须辨明营卫、气血、津、精、神等受病之所在。

（三）病势

1. 正邪力量的进退 疾病是正邪相争的反应。在正邪相争的过程中，由于双方力量对比的消长变化，病势会时有进退，导致的结局会是痊愈或死亡。一般来说，邪胜正则病进，正胜邪则病退，所谓病进即病由浅入深，由轻加重，以至死亡之意，也即由表入里，由实转虚。例如伤寒病，初在太阳之表，病尚轻浅，继而化热入阳明之里，则病较深重；若更向前发展，由于邪气太盛耗伤正气，以致正气抗邪无力，则由实转虚，而陷入少阴，危及生命。所谓病退，即病由深出浅，以致痊愈之意，亦即由里出表，由虚转实。例如麻疹病，当其热毒郁伏在里时，可见里热实证，继而正气战胜邪气，驱邪外出，病势乃由里出表，麻疹透发全身，则毒散热退而愈。又如太阴肺热炽盛耗伤心气而陷入少阴，出现心力衰竭，由太阴里热实证变为少阴里寒虚证，经过强心回阳治疗，少阴里寒虚证缓解，又出现太阴里热实证等。

2. 升降出入的失常 升降出入是人体生命活动的基本形式，它们体现在人体各脏腑经络的功能活动中。如心肾本应火降水升以水火既济，若病则或肾水不能上济心火而火亢为热证，或心火不能下济肾水而水盛为寒证；脾胃本应升清降浊，若病则脾不升清而见上虚证，胃不降浊而见中满证；肝肺本应升发肃降，若病则肝不升发而见气郁证，肺不肃降而见气逆证等。又如肺本应吸入清气而呼出浊气，若病则难以入清出浊而上焦痞闷；脾胃本应纳入水谷化生精微或排出糟粕，若病则难以纳入或排出而中焦胀满；肾本应藏精或出尿，若病则下焦精难藏而遗滑，或尿难出而癃闭。又如，升降出入停止，则人的生命活动亦停止而死亡。故有"出入废则神机化灭，升降息则气立孤危"之说。

以上所述，在疾病过程中，病机即为什么疾病的发生有表里、寒热、虚实的不同，疾病的发展有由表入里或由里出表、由寒变热或由热变寒、由实转虚或由虚转实的差异，疾病的转归有痊愈、好转或恶化、死亡的区别的主要机制。

二、寒温内外统一病机观

"伤寒学说"完善于东汉张机所著的《伤寒杂病论》一书，"温病学说"形成、发展、完善于明、清诸家著述。它们是漫长历史过程中，不同时期疾病谱变化的真实反映和历代杰出医家的智慧结晶。"伤寒学说"详寒略温，而"温病学说"则把"伤寒学说"中的温病部分进一步发展和具体化。"伤寒学说"是"温病学说"的基础，而"温病学说"则是"伤寒学说"的发展。它们是一脉相承，不可分割的整体。

伤寒与温病是外感热病（以发热为主要临床特点的疾病）中两种性质不同的疾病，

临床表现和治法各异，不可混淆，但伤寒和温病的病机却有密切的内在联系，可以在八纲（阴阳表里寒热虚实）的统领下，按表、半表半里、里病位，分别依伤寒六经辨证与温病三焦、卫气营血辨证，把它们合而为一个完整的外感热病辨证论治体系，以便于初学者在较短的时间内，较全面掌握完整的外感热病知识，有助于临床疗效的提高。

（一）从发病规律看其一致性

伤寒、温病的发生多先见表证，但也有少数先见里证的，或者先见表里相兼证或半表半里证的。

1. 表证 伤寒多见头项强痛而恶寒，体痛，鼻塞，流清涕，呕逆，脉浮紧等症。温病则脉不缓不紧而动数，或两寸独大，尺肤热，头痛，微恶风寒，鼻塞，流浊涕，身热自汗，口渴，或不渴而咳，午后热甚等症。

简而言之，就是因为寒温外邪入侵人体，首当其冲的都是卫气、体表、皮肤、鼻窍。

寒温表证之所以发生，并非完全决定于寒温外邪的入侵，而是由外因寒温邪气和内因营卫正气相互作用所形成的。若营卫正气充足，抵抗外邪力强，邪就无隙可乘，即使入侵也难以发病（当然，若侵入的外邪超过了人体抵抗力的限度时，也能发病），故《黄帝内经》有"正气存内，邪不可干"之说。若营卫正气不足，抵抗外邪力弱，外邪就容易入侵而发病，故《黄帝内经》云："邪之所凑，其气必虚。"但营卫正气有新虚和久虚之别。新虚是指暂时性的虚，即偶然给了外邪以可乘之隙，邪虽乘虚而入，正气仍有力抗邪，故多现表实证。久虚是指一贯性的虚，即经常容易感受外邪发病，由于正气无力抗邪，故多现表虚证。

2. 里证 伤寒、温病的发生也有不先见表证，而先见里证的。这是因为寒邪直中三阴或温邪直中入里，或伏温自发于里所致，即外邪既可直中入里而立即发病（如中寒、中暑等），也可在直中入里后经过暂时的伏藏（如伏寒、伏温等）而发病。

3. 表里相兼证 伤寒、温病的发生还有因新邪在表引动在里之伏邪，或新邪两感于表里之经络脏腑而首见表里相兼证的。

4. 半表半里证 伤寒、温病的发生还有先见半表半里证的。这是因为外邪直接侵入少阳半表半里所致。

（二）从病势发展看其一致性

外感病病势发展不外由表入里或由里出表，由寒变热或由热变寒，由实转虚或由虚转实。

由表入里，由寒变热，由实转虚，是外感病的一般发展规律；由里出表，由热变寒，由虚转实，是外感病的特殊发展规律。

其所以出入传变的主要条件均是：邪正力量的对比，经络脏腑表里的连属相通，伏邪和体质的影响，治疗的及时得当与否。

由上可知，伤寒和温病都属外感六淫和疫疬所致的疾病，都是外因邪气作用于内因正气，引起邪正相争，导致阴阳失调的结果。但伤寒着重于寒（疫）邪为病，多见阴盛或阳虚的寒证而治法宜温。温病则着重于温（疫）邪为病，多见阳盛或阴虚的热证而治法宜清。其寒温外因（邪气）和阴阳内因（正气）的关系应从两方面看。从"邪"方面看，寒（疫）为阴邪，易伤人体阳气，温（疫）为阳邪，易伤人体阴液，由于外邪的特性不同，损伤人体正气的结果也就不同。从"正"方面看，体质阳盛或阴虚的，感受外邪发病，易从热化而现或实或虚的热证；体质阴盛或阳虚的，感受外邪发病，易从寒化而现或实或虚的寒证。因而，其疾病发生与发展的规律是一致的。

（三）从辨证规律看其一致性

明确了上述两个前提，就能明了伤寒六经和温病三焦、卫气营血辨证论治规律的一致性。寒温内外统一的病机观可从如下三个方面论治：①寒温表证并治。②寒温半表半里证并治。③寒温里证并治（详见本书第四篇第十二章辨证论治）。

附：关于火与火病概要

一、火的概念

中医之火是"气"分"阴阳"理论在医学上的发展。

火对人类的进化至为关键。东西方在历史上都重视火，其远古的神话中都有受人尊重的火神。西方，普罗米修斯把火带给人间；东方，燧人氏发明了钻木取火。在医学上，东西方也都以火为基本要素：西方以气、水、火、土为四元素；东方以木、火、土、金、水为五行。然而，火在中医学中的蕴义更为丰富。时至今日，在西方火已与医学无缘，而在东方，医学之火还在熊熊燃烧，熠熠发光。

中医学中有关火的名词术语约有100个，如君火、相火、邪火、龙雷之火、文火、武火、少火、壮火、五火、五志之火、内火、外火、虚火、实火、阳火等。火既是自然现象，又用以类比人体生理功能；既为病因病机，又用以辨证论治。自《黄帝内经》以降，火的概念不断延伸，随着理论的发展，临床治疗范围不断扩大。

火是气的一种。《黄帝内经》中的火有三个来源。一是六气中的火，属风、寒、热、湿、燥、火之一。二是《易经》从卦中的离卦之火，位南方，主夏至。三是出自《尚书·洪范》中的五行之火，特征是"火曰炎上"，位于南方，主夏季。这些火都不是单指一种元素，而是指一类事物的特征，是功能的抽象而不是实体。

中医学又以常为气，以变为火。如朱丹溪说："气有余便是火。"这是火对气而说的。但从火自身而论，火有两重性，六气之火，八卦之火，五行之火，都属于常火。常火为人类生存所必需，如常火太过，则成为淫气而致病。《素问·阴阳应象大论》中有少火与壮火："壮火之气衰，少火之气壮；壮火食气，气食少火；壮火散气，少火生气。"少火为生理之火，能养气并促进气化。火势太过则盛而为壮火，壮火耗气、食气、散气，为病理之邪火。

中医学中还有因概念的转义而有"意外燃烧"之火，如君火、相火。君火相火之论，出于唐代医学文献家王冰在注解《素问》时所补入的"七篇大论"中。《素问·天元纪大论》中"君火以明，相火以位"句，是就运气而论。少阴君火主春分后六十一日，少阳相火主夏至前后三十日。君火、相火讲的是六个运季中的两个季节，有温暖和炎热之别。从古天文学来说，则分别指天之火和地之火，一主显明，一主温煦。但因王冰在注解时，套用了天人相应的习惯程式，以"名"注"明"，言"以名奉天，禀命守位"。由此开始，把君火、相火的运季概念比附到人身，逐渐演为人体之火。沿此蹊径，北宋钱乙在《小儿药证直诀》中提出了"肝有相火"，南宋陈无择在《三因极一病证方论》中言"五行各一，火有二者，乃君相不同"，从此，君火、相火落实到人体之脏腑。

继后，金元诸家皆以火立论。刘河间说，"心为君火，肾为相火"，又把相火用为病理之火，根据对"病机十九条"火和热的研究，论证了有56种疾病因于六淫之火，从而提出了主火学派的三大论点：六气皆从火化，伤寒是热病，五志之过皆可化火为病。他论述的伤寒是热病，成为后代医家建立温病学派的发端；所言五志化火，打开了内伤杂病病机的新思路。和刘河间同时代的另一医家张元素，又依据《难经》三焦的论述，把相火配给三焦，他提出了"三焦为相火之用"，"命门为相火之原"。又有主攻下的张子和，在《儒门事亲》中提出了人火、龙火的学说，"夫君火者，犹人火也；相火者，犹龙火也"，成为后世龙雷之火的滥觞。张元素的传人李东垣把君火、相火都论为病理，创"火与气不两立"之论，将外感之火称为阳火，内伤之火称为阴火，阳火当直折，阴火要内消。李东垣用甘温药物补元气的方法治疗内伤发热，创立了名方补中益气汤，找到了治疗气虚发热的途径。又有朱丹溪，综合了前人关于火热之论和北宋周敦颐《太极图说》中"太极动而生阳，静而生阴"之论，创立了"凡动皆属于火"的相火论。此论以心为君火，肝肾为相火，相火藏于命门真水中，以一水配三火，又言"五志各有火起"，遂为一水配五火，进而得出"阳常有余，阴常不足"的推论，擅用"滋阴就是降火，降火就是滋阴"的治疗原则，创立了滋阴派。

明清以后的医学家们，多在朱丹溪论火的基础上进一步发挥，突出水火二气的互根，把相火寄于命门。明代张景岳言"水气一体"，以火为真阳，发展起了"阳常不足"和"命门真火论"。孙一奎以两肾中间之动气为先天之太极，倡导"功气命门"说。赵养葵倡五脏皆有水火的"五水五火"说。他认为"七节之旁中有小心"（即是两肾内侧各一寸五分的命门），命门存在左右两窍，右窍是三焦为相火，左窍是真阴真水。由上可以看出，火愈发多样化而寄于各脏腑，但总有水与它互根。

火的理论演化和发展，使我们清楚地看到中医理论源流的径迹：太极论的阴阳学说是中医学的基本法则，无论有多少种火，总要有水与它相配，总不外乎阴阳之道；从元气论到精、气、神，虽然有使用和层次之别，但都以气为论述人与自然关系的主线；金元以后，从六气之火和五态之火的争鸣中发展起诸多学派，但立论的基点都始源于《黄帝内经》。

中医理论的发展犹如一颗巨树，繁茂的各家学说是枝叶，而其根干是《黄帝内经》。以《黄帝内经》为始基呈树状发展，这就是中医理论的源流和发展特色。

二、中医之火的性质和分类

中医学将火分为正、邪两类。正之火即少火，少火又可分为"君火"和"相火"。"君火"为心之阳气，"相火"为肝、肾、胆、膀胱、心包、三焦之阳气。其中肾之阳气，又称"命门火"或"龙火"，肝之阳气也叫"雷火"。"君火"仅指正气而言，若过旺便是"心火炽盛"；而相火包含正气和邪气两个方面，过旺时谓"相火妄动"。"心火炽盛"和"相火妄动"均属于"壮火"，属邪气。

（一）火邪的性质和致病特征

火邪具有燔灼、炎上、耗气伤津、生风动血等特性。

1. 火性燔灼 燔即燃烧；灼，即烧烫。燔灼，是指火热邪气具有焚烧而熏灼的特性。故火邪致病，机体以阳气过盛为其主要病理机制，临床上表现出高热、恶热、脉洪数等热盛之征。总之，火热为病，热象显著，以发热、脉数为其特征。

2. 火性炎上 火为阳邪，其性升腾向上。故火邪致病具有明显的炎上特性，其病多表现于上部。如心火上炎，则见舌尖红赤疼痛、口舌糜烂、生疮；肝火上炎，则见头痛如裂、目赤肿痛；胃火炽盛，可见齿龈肿痛、齿衄等。

3. 伤津耗气 火热之邪，蒸腾于内，最易迫津外泄，消烁津液，使人体阴津耗伤。故火邪致病，其临床表现除热象显著外，往往伴有口渴喜饮、咽干舌燥、小便短赤、大便秘结等津伤液耗之症。火太旺而气反衰，阳热亢盛之壮火，最能损伤人体正气，导致全身性的生理功能减退。此外，气生于水，水可化气，火迫津泄，津液虚少无以化气，亦可导致气虚。如火热炽盛，在壮热、汗出、口渴喜饮的同时，又可见少气懒言、肢体乏力等气虚之症。总之，火邪为害，或直接损伤人体正气，或因津伤而致气伤，终致津伤气耗之病理结果。

4. 生风动血 火邪易于引起肝风内动和血液妄行。

（1）火易生风：指火热之邪侵袭人体，往往燔灼肝经，劫耗津血，使筋脉失于濡养，而致肝风内动，称为热极生风。风火相煽，症状急迫，临床上表现为高热、神昏谵语、四肢抽搐、颈项强直、角弓反张、目睛上视等。

（2）火易动血：血得寒则凝，得温则行。火热之邪，灼伤脉络，并使血行加速，迫血妄行，易于引起各种出血，如吐血、衄血、便血、尿血，以及皮肤发斑，妇女月经过多、崩漏等。

5. 易致肿疡　火热之邪入于血分，聚于局部，腐肉败血，则发为痈肿疮疡。"痈疽原是火毒生。""火毒""热毒"是引起疮疡的比较常见的原因，其临床表现以疮疡局部红肿热痛为特征。

6. 易扰心神　火与心气相应，心主血脉而藏神。故火之邪伤于人体，最易扰乱神明，出现心烦失眠，狂躁妄动，甚至神昏谵语等症。

（二）火的分类

火可分为生理之火与病理之火。病理性的火邪就来源看，有外火和内火之异。外火多由外感而来，而内火常自内生。火邪具有燔灼炎上，伤津耗气，生风动血，易生肿疡和扰乱心神的特征。其致病广泛，发病急暴，易成燎原之势。在临床上表现出高热津亏、气少、肝风、出血、神志异常等特征。

1. 生理之火　生理之火，即少火，是一种维持人体正常生命活动所必须的阳气。它藏于脏腑之内，具有温煦生化的作用。这种有益于人体阳气的火称为"少火"，属于正气范畴。

2. 病理之火　病理之火，即壮火，是指阳盛太过，耗散人体正气的病邪。这种火称为"壮火"。这种病理性的火又有外火、内火之分。

（1）外火：一是感受温热邪气而来；二是由风、寒、暑、湿、燥等外邪转化而来，即所谓"五气化火"。五气之中，只有暑邪纯属外来之火，我们称之为暑热。其余风、寒、湿、燥等邪并非火热之邪，之所以能化而为火，必须具备一定的条件。第一，郁遏化火。风、寒、湿、燥侵袭人体，必须郁久方能化火。如由寒化热，热极生火；温与热结，或湿蕴化热，热得湿而愈炽，湿得热而难解，郁而化火；或者湿蕴化热，湿热极甚而化火。火就燥，故燥亦从火化。第二，因人而异。阳盛之体或阴虚之质易于化火。第三，与邪侵部位有关。如邪侵阳明燥土，则易化火。若寒邪直中入脾，则化火也难。此外，五气能否化火，与治疗也有一定的关系。

（2）内火：内火的含义即火热内生，又称"内热"。内火多因脏腑功能紊乱，阴阳气血失调所致。内火是由于阳盛有余，或阴虚阳亢，或由于气血的郁滞，或由于病邪的郁结，火热内扰导致功能亢奋的病理变化。情志过极亦可久郁化火，即所谓"五志化火"。火与热同类，均属于阳，故有"火为热之极，热为火之渐"之说。因此，火与热在病机与临床表现上基本是一致的，唯在程度上有所差别。

内火的病理变化又有如下四种情况。

1）壮火：人身之阳气，在正常情况下有养神柔筋、温煦脏腑组织的作用，为生理之火，称为"少火"。但是，在病理情况下，若阳气过亢，功能亢奋，以致伤阴耗液，此种病理性的阳气过亢则称为"壮火"，又称为"气有余便是火"。

2）邪郁化火：邪郁化火包括两方面的内容。一是外感风、寒、燥、湿等病邪，在病理过程中，皆能郁滞从阳而化热化火，如寒郁化热、湿郁化火等。二是体内的病理性代谢产物，如痰浊、瘀血和食积、虫积等，均能郁而化火。邪郁化火的主要机制，实质上也是由于这些因素导致机体阳气郁滞，气郁则生热化火、实热内结所致。

3）五志过极化火：五志过极化火又称"五志之火"，多指由于精神情志的刺激，影响了机体阴阳、气血和脏腑的生理平衡，造成气机郁结，气郁日久则从阳而化热，因之火热内生，肝郁气滞，气郁化火，发为"肝火"。

4）阴虚火旺：阴虚火旺属"虚火"，多由精亏血少，阴液大伤，阴虚阳亢，而致虚热、虚火内生。一般来说，阴虚内热多见全身性的虚热征象。而阴虚火旺，其临床所见，火热征象则往往较集中于机体的某一部位。如阴虚而引起的牙痛、咽痛、口干唇燥、骨蒸潮热、颧红等，均为虚火上炎所致。

（3）五脏内火：由于内火具有局部特征，结合五脏之变，便产生五脏之火，分述于下。

1）胃火：即是胃热。对于嗜酒、嗜食辛辣、过食膏粱厚味等由饮食不当引起的火气，中医称之为胃火，通常是由湿热、食滞两方面原因造成。症状多为胃肠道表现，如胃部灼热疼痛、腹胀、口干口臭、大便稀烂、便秘、牙龈肿痛、胃口不好等。胃火还分虚实两种。虚火表现为轻微咳嗽、胃口不好、便秘、腹胀、舌红、少苔；实火表现为上腹不适、口干口苦、大便干硬。

2）肝火：即五志过极化火。肝火多由外界刺激引起，所以调整情志、稳定情绪非常重要。焦躁的情绪会火上浇油，保持心情舒畅有助于调节体内的火气。睡眠不够或是睡眠质量不好，也会造成肝火上升。症状如头痛头晕、耳鸣、眼干、口干舌燥、口苦口臭、两肋胀痛、睡眠不稳、身体闷热、舌苔增厚。

3）心火：心火上炎可引起头面五官疾患。症状有心烦急躁、面赤口渴、心中烦热、失眠、便干、尿血、口舌生疮、肌肤疮疡。心火分虚实两种。虚火表现为低热、盗汗、心烦、口干等；实火表现为反复口腔溃疡、口干、小便短赤、心烦易怒等。

4）肺火：因为受凉、受风或外邪等引起。症状表现为咳嗽，甚至气喘，咽喉发紧、痒、疼，鼻炎，痰黄或黏，或者稠痰，咽干疼痛，咳嗽胸痛，干咳无痰或痰少而黏，口鼻干燥，潮热盗汗，手足心热，失眠，舌红尤以舌尖红为甚，舌苔发黄。

5）肾火：所谓的肾火一般认为是虚火，由肾阴亏虚所致。表现为阴虚内热之象，如自觉内部有热，手心、足心、心口发热，咽干口燥，饮水多，有时只是下午或晚上低热，夜间醒后出汗，尿黄量少，大便干结，面部颧红，烦躁不安，常失眠，唇红干裂，舌红少苔，舌干裂。肾藏真阴真阳，为人体生命活动的物质基础，主蛰藏充盛，而不宜泄露亏耗，故病理表现虚证多，实证少，故有"肾无实证"一说。

总之，火热内生（即内火）的病理不外虚实两端。实火者，多源于阳气有余，或因邪郁化火，或因五志化火等。其病势急速，病程较短，多表现为壮热、面赤、口渴喜冷、小便黄赤、大便秘结，甚则狂躁、昏迷、舌红苔黄燥、脉洪数等症。虚火多由于精亏血少，阴虚不能制阳，虚阳上亢所致。其病势缓慢，病程较长，临床主要特征为五心烦热、午后颧红、失眠盗汗、口燥咽干、眩晕、耳鸣、舌红少苔、脉细数等。此外，内火还包括因脏腑的阴阳失调而表现出来的各脏之火热。虚火有明显的阴虚内热之证，热象较实火为缓和，伤津不显著。火热病变的共同特点是：热（发热，恶热，喜冷）、赤（面赤，目赤，舌红）、稠（分泌物和排泄物稠，如痰、涕、白带黏稠）、燥（口渴，咽干，便燥）、动（神情烦躁，脉数）。

（4）外火与内火的关系：外火多由感受温热之邪或风、寒、暑、湿、燥五气化火所致，临床上有比较明显的外感病演变过程。内火则为脏腑阴阳气血失调或五志化火而致，其病变通过各脏腑的病理变化反映出来，无明显外感病史。但外火和内火又相互影响，内生之火可招致外火，如平素阴虚火旺或阳热亢盛者，感受六淫之后，内外交迫，常致五气从火而化；而外火亦可引动内火，如外火灼伤津血，引动肝阳，化火生风等。

三、阴火论

（一）阴火论的来源与概述

阴火论，渊源于《素问》"阴虚生内热"之语。《素问·调经论》曰："阴虚生内热奈何……有所劳倦，形气衰少，谷气不盛，上焦不行，下脘不通，胃气热，热气熏胸中，故内热。""阴火"一词是由金元四大家之一的李东垣所创，在其著作《脾胃论》《内外伤辨惑论》中多次谈及，其创立的"甘温除热"之治法与方剂，更是为后代医家推崇与赞许。李东垣在《脾胃论》中概括地指出阴火论的证候病机是"脾胃一伤，五乱互作，其始病遍身壮热，头痛目眩，肢体沉重，四肢不收，怠惰嗜卧，为热所伤，元气不能运用，故四肢困怠如此。"文中肯定了脾胃元气虚弱是阴火产生的根源，但未能确立阴火相对独立于阳火的概念，对肾虚阴火及阴火实证未能论及。李时珍《本草纲目》对此进行了明确的鉴别。他说："诸阳火遇草而焫，得木而燔，可以湿伏，可以水灭。诸阴火不焚草木而流金石，得湿愈焰，遇水益炽，以水扑之，则光焰诣天，物穷方止；以火逐之，以灰扑之，则灼性自消，火焰自灭。"

阴火是相对于阳火而提出的病理概念。这里的"火"，是指热的现象，"阴"是指热的性质。换句话说，阴火指病性为阴寒而病症为火热的病理概念。它与阳火的区别在于：可以燔灼津液，用寒凉药能消除的火是阳火；用寒凉药火象反增，用温热药能消除的火则是阴火。其火热之证，无论阳火或阴火，皆由阳气亢奋所致，而其阳气亢奋之因又各有其虚实之分。

阴火病因，即阴火的产生多由饮食不节、劳倦过度、七情郁结、起居不慎等，令元气大伤，或寒湿阴邪外郁，或生冷饮食内遏，令元气不得宣发透达所致。前者发为阴火虚证，后者发为阴火实证。

狭义的阴火是脾胃气虚基础上的内伤之火。广义的阴火，即内伤气虚、阴虚、血虚、阳虚的火热证，后泛指一切正气内虚所引起的内伤发热。其中狭义阴火为东垣所独创，属中医理论发展过程中某一阶段的特殊理论产物。广义阴火在东垣之前早已存在。

李东垣立"阴火"为脾胃气虚基础上的内伤之火，病变广泛，涉及五脏六腑，其表现形式包括了郁热、湿热以及病理君相之火，治疗当从补脾胃、泻阴火、升清阳等方面入手。其临床指导意义在于为内伤发热证治提供了新思路，使"甘温除热"的治法具体化，补中益气汤、升阳散火汤、补脾胃泻阴火升阳汤等经典方剂的创立开辟了内伤发热治疗之蹊径。

阴火尚有血虚发热。阴血不足，无以敛阳，可致血虚发热。秦景明在《症因脉治·内伤发热》中拟定的血虚柴胡汤为治疗血虚发热提供了参考。

庞安常提到"阴水不足，阴火上升"，认为阴火是阴水不足而致的阴虚火旺。朱丹溪则用大补丸，降阴火，补肾水。将阴火论述为阴虚火旺的医家还有秦景明、张景岳、陈士铎、李用粹、何梦瑶等。他们治疗阴火多主张滋阴降火。这种观点影响深远。从东垣以后直至近现代，阴虚火旺作为阴火的代名词，在阴火理论的演变过程中占据重要位置，使"壮水之主，以制阳光"的理论得以发挥。

"内伤于阳"之阴火在其理论演变过程中，被后世医家用来指代阳虚发热甚至虚阳外越之火。此阴火是阴盛阳虚，虚阳外越之意，用理中汤和加减八味汤温补阳气，引阴火归元。

清代医家郑钦安对"阴火"理论做了大量的研究，其称"阴火"为龙雷火、无根火、虚火。在《医理真传·坎卦》中指出阴火："发而为病，一名元气不纳，一名元阳外越，一名真火沸腾，一名肾气不纳，一名气不归源，一名孤阳上浮，一名虚火上冲。"阴火产生的本质是肾中之虚阳向上或向外飞越的现象；治疗上，以扶阳抑阴为治疗大法，以四逆汤（附子、干姜、炙甘草）扶阳为本，封髓丹（黄柏、砂仁、甘草）引火归原，并补土伏火。故后世医家对其进行了发展和演化，扩展为内伤气虚、血虚、阴虚、阳虚的广义阴火。

"阴火"当为"非位之气"。结合气之升降，脏气本位流注之机，"阴火"可理解为该升不升之火，如阳气被遏未能在本位而过度停留在他处，导致非位之气而为火，甚则阳气下陷之火；亦可理解为该降不降之火，如阳不得阴制升而不降之火、妄动上越之火，就是阴阳在运动过程中失于制衡而导致气不归本位而产生的内火。因此，有"肝之阴火"，为肝阳不足，阴因肝阳导致阳气不得发越所成之郁火，治肝之"阴火"宜升阳以散郁火，不同于肝阳之实火应清泻；"心之阴火"乃相火上炎或者心火炽盛，宜用潜降相火之法；"脾之阴火"乃脾气非位于下焦而形成，自当"益气升阳，甘温除热"；"肺之阴火"乃肺金不足以行宣降之职，余火滞留，治宜升发阳气，因阳旺则能生阴血，或以潜降之法兼泻余火，复其宣发肃降之能；"肾之阴火"乃"肾中之元阳之火无立足地，外越而为害"，治宜下流者升提，虚越者补益潜藏。

（二）"阴火"证候的特点分析

阴火的证候，即内伤发热，其热的表现是燥热。如《内外伤辨惑论》云："阴火上冲，作蒸蒸而躁热，上彻头顶，傍彻皮毛，浑身躁热，作须待袒衣露居，近寒凉处即已，或热极而汗出而亦解。"《脾胃论》亦云："夫饮食不节则胃病，胃病则气短，精神少而生大热，有时而显火上行，独燎其面……形体劳役则脾病，脾病则怠惰嗜卧，四肢不收，大便泄泻。"这就是阴火证候的特点。

临床上，应注意阴火燥热与外感病发热的区别。外感风寒之病，与饮食劳倦内伤之病，均有寒热，但热型不同。外感是寒邪伤于皮毛，病在于表，寒热并作，即恶寒发热同时出现，必待邪传于里，恶寒乃罢。饮食劳倦内伤之病是脾胃内伤，病在于里，恶寒常常有之，平时已卫阳不足，不能抵御风寒，所以形寒、畏寒，而且见风遇寒，或居阴寒处，或背阴无阳光处，则更明显而且敏感。至于燥热，则间而有之，下焦阴火上冲时才出现。此二者不齐，即燥热时已不恶寒，恶寒时并不燥热。上述两种发热之表现，亦是外感病与内伤病的鉴别之处。同时，两种患者的整个体征亦异。外感患者，头痛鼻塞，或流清涕，语声重浊，壮热，筋骨疼痛，不能动劳，起病便着床枕。内伤患者，虽亦有头痛，但时作时止，少气短气，怠惰嗜卧，无气以动。前者表现为邪气有余，多病起骤然；后者表现为元气不足，每因循而致。一实一虚，病情大殊。《内外伤辨惑论》中有十三点辨别，可以参阅。如有些内伤病，四肢发困发热，肌体热，筋骨间亦觉热；或表热如火，燎于肌肤，扪之烙手；更有热甚与阳明病白虎汤证相似者，"其病必苦头痛，发燥热，恶热，扪之肌肤大热，必大渴引饮，汗大泄"。但这些都是劳役过甚，元气大伤所致，不能混淆。

其鉴别点如下。首先，阴火身大热，口鼻中少气短气，并且微喘，气虚之象明显。其次，这种大热，至中午以后，阳明当旺之际，病必少减。这样，它与外感之病的高热，就显然不同。如为阳明病，则是日晡潮热，神昏谵语，大渴引饮，烦闷不止。此外，两种病的来路不同，病机亦异，可以区别。饮食劳倦所伤之重者，二三日间，有似外感寒热，与太阳表证微有相似之处，但余证不同，亦有按之而肌表身热，有似表证者。这些都是脾胃不足，不能卫护其外，不任风寒之变，仍属于阴火范围。

上述病情，后人亦有称之为"气虚发热"者。这个名称亦常引起争论，"气虚易生寒"，怎么会发热呢？其实，脾胃气虚，荣卫不足，表虚而卫外之阳不固，平时是常常恶寒的，气虚生寒，的确是病理变化的一个规律。但元气不足，则阴火上乘。所谓"火与元气不两立，一胜则一负"，时见燥热，这种病情，亦是常见的。气虚是指元气不足，燥热是中焦与下焦的湿热上冲（即阴火上冲）。这是临床上确有的病情，无可争论。

（三）阴火的证型

1. 阴火虚证　无论饮食、劳倦、七情，皆首伤脾胃，损及元气，而脾胃虚弱日久，又可导致他脏不足而兼见多脏虚证，万友生先生统称之为"脾虚阴火证"，治疗以补中益气汤为代表。又有一种因肾阳衰微而致虚阳浮越的龙雷之火，亦属阴火虚证，先生称之为"肾虚阴火证"，治疗以阴盛格阳的通脉四逆汤和阴虚火炎阳越的附桂八味丸为代表。阴火疗法为热因热用的反治法，可以达到泻阴火的目的。

其次，由于阴邪郁阳与伤阳的病机可同时存在，故阴火实证与虚证常相兼夹，须甘温除热与升阳散火法并施。阴邪郁阳日久，有可能在局部产生实热火证，故阴火实证与阳火实证有并存的可能。而气虚日久，必损及阴，故阴火虚证亦有与阳火虚证（阴亏证）同在的事实。

2. 阴火实证　由阳气为阴邪所郁，亢奋于内，不得宣发所致。此证既包括内伤饮食生冷所致的阳郁里证，也包括外感寒湿阴邪所致的寒郁表证。阴火实证当用升阳散火、宣开肺卫治法。

3. 阴火与阳火相兼证　阴火虚证日久，气损及血，阳损及阴，可兼见阳火虚证（即阴虚之火），可加甘寒之药以养阴降火。兼有气郁阴火实证时，可加辛温之药以升散郁火。

阴火实证日久，阳郁化火，常可兼见阳火实证（即阳盛之火），可加苦寒之药以直折之。

阴火虚实相兼之证日久，阴血与阳气俱亏，气郁与化火并存，形成阴阳虚实错杂证者，临床并不罕见。这也许就是李杲在《脾胃论》中确立了甘温除热法以治脾虚阴火之后，又多处出现合用甘寒或苦寒法的根源所在。

（四）阴火的辨证求本与遣方用药

1. 阴火的辨证求本

（1）首先辨标热

1）发热：阴火发热可为低热，亦可为高热，大多为间歇热（间隔时间短者以时计，长者可数十日一发），呈波动热型，热时或伴汗出、恶风寒等症。

2）胃中灼热：多因中焦清阳不升，浊阴难降，清浊相干，郁结中焦所致。

3）口苦、口干、渴：气虚不能升津所致者，多不欲饮或喜热饮。

4）舌糜、口疮、牙龈肿痛、咽梗或痛：为脾虚阴火或肾虚阴火的常见症状，多伴见舌体胖淡而嫩，有齿痕，苔白等。

此外，还可见到大便干结，小便频急灼热，脉数等症。阴火的"火"象虽多姿多彩，但必有阳气不足的本寒伴随。

（2）其次辨本寒：素体性寒、易感，或虽发热而恶风寒甚，精神萎靡，四肢倦怠，少气懒言，不饥，口乏味，纳少，餐后脘胀，便溏或虽便难而质软烂，舌胖嫩淡红，多齿痕，苔多白或厚腻（若见白底黄苔，为脾虚湿遏所致，不可认作实热而妄用苦寒），脉虚弱，或迟，或数大而不耐重按。以上是从众多标热证中辨认本寒证的着眼点。

（3）最后辨兼夹证

1）兼血虚：有失血史，唇舌淡白，面赤心悸，脉细或芤等。

2）兼阴虚：五心烦热，咽干舌燥而欲冷饮，胃中嘈杂似饥，大便干结，舌红而干，少苔或无苔，脉细数等。

3）兼实热：多见口舌生疮，口苦，口臭，心烦失眠，大便干结，尿赤，舌尖红绛，苔黄等。

2. 阴火的遣方用药

（1）阴火虚证：其遣方用药根据下面两种证型进行遣方用药。

1）脾虚阴火证：治宜甘温补脾、益气除热法，以补中益气汤为主方。其中，黄芪须重用，30～60g。人参一味，可随患者气虚的轻重程度选择。如可选用党参30～60g，或白参、红参10～15g，若兼津阴亏者加西洋参10～15g。炙甘草为泻阴火的主药之一，当重用，10～15g。若稍有气郁化火之象，只需加用生甘草10～15g即可。升麻、柴胡一般用10～15g。当归补血，若便溏者应少用或不用。陈皮于大队升补药中起和降之用，以达升清降浊、补而不滞的目的，用量当在10～30g，少则难当此任。

2）肾虚阴火证：治宜甘温补肾、回阳除热法，以通脉四逆汤为主方。无论外感内伤，病至格阳、戴阳，均属危急重证，应大剂回阳救逆。姜、附、参、草用量均应30g以上，必要时应加葱白、猪胆汁、人尿、龙骨、牡蛎等通阳和阴，反佐潜纳；同时静脉注射参附注射液，力挽危亡。若肾阴亦亏兼见浮火，常见口糜舌烂，反复难已者，又当选用附桂八味地黄丸，早晚各服一丸以缓图之。

（2）阴火实证：其治法宜辛温散热法。如属湿邪壅中，火郁于脾者，可用升阳散火汤（气不虚者去人参）或火郁汤；如属寒邪外来，火郁于肺者，可用三拗汤加桔梗。

（3）阴火阳火虚实相兼证：其治法宜甘温合甘寒或苦寒法。如阴火虚证兼阳火虚证者，可用甘温合甘寒法的黄芪人参汤；兼阳火实证者，可用甘温合苦寒法的补脾胃泻阴火升阳汤。若气阴两虚，阴火阳火均盛，用药宜阴阳兼顾，切切不可偏执，当取平补之法，可选参苓白术散加减。

第九章　脏腑经络疾病

人体是一个有机的整体，人体的各个组成部分之间，结构上是不可分割的，功能上是相互为用的，代谢上是相互联系的，病理上是相互影响的。藏象学说认为人体是一个以五脏为中心，通过经络系统"内属于脏腑、外络于肢节"，将六腑、五体、五官、九窍、四肢百骸等全身脏腑器官等连接而成的有机整体。脏腑、形体、官窍通过经络的相互联系、输注和调节气血实现脏腑对形体、官窍的调节作用以及达到脏腑功能之间的协调共济、相互为用的目的，从而维持人体的生理平衡。因而，脏腑及经络的功能失调在疾病的发生、发展过程中具有重要的作用。以下将分别从脏、腑和经络三个方面概述脏腑经络疾病。

藏象学说的内容主要为脏腑、形体和官窍等。其中，以脏腑，特别是五脏为重点。五脏是生命活动的中心，六腑和奇恒之腑均隶属于五脏。因此，五脏理论是藏象学说中最重要的内容。

第一节　五脏疾病概述

一、心

心位居上焦，开窍于舌，在体合脉，其华在面，与小肠相表里。

心藏神，为五脏六腑之大主，为"君主之官"，主血而外合周身之脉。心脏阴阳调和，气血充足，则心神健旺，气血环流周身，洒陈于五脏六腑，灌溉于四肢九窍，使人体各脏腑组织生生不息，以维持人体正常的生命活动。心包络为心之外卫，具有保护心脏、防御外邪的作用。

心的主要生理功能是主神志和主血脉。因此，心的任何病变均可出现血脉的运行异常和精神情志的改变。这些病理变化是心之阴阳气血失调的结果。所以，心之阴阳气血失调是心脏病变的内在基础。

（一）心病的病机及临床表现

由于阴和阳，气和血对于心主血脉和心主神志等生理功能的作用不同，故心的阴阳、气血失调因虚实寒热之不同，可出现不同的病理变化。

1. 心气、心阳失调　心气、心阳失调主要表现为阳气偏衰和阳气偏盛两个方面。

（1）心的阳气偏衰：主要表现为心气虚（心气不足）和心阳虚（心阳不足）。

1）心气不足：心气不足多由久病体虚，或年高脏气衰弱，或汗下太过耗气，或禀赋不足等因素所引起。因心气是推动血液循行的动力，心气不足，其基本病理变化是心主血脉的功能减退。由于血液为神志的物质基础，心气虚衰，鼓动力弱，血脉不充，则心神失养，所以既有心神不足之病，又有全身气虚之变。临床上以心悸气短，动辄益甚，神疲乏力等为重要特征。

2）心阳不足：心阳不足多由心气不足，病情严重发展而来；亦可由于寒湿、痰饮之邪阻抑心阳；或素体阳虚，心阳不振；或思虑伤神，心气受损；或久病失养等所致。阳虚则寒自内生，气虚则血运无力，心神失养。故心阳虚的基本病理变化主要表现在心神不足、阳虚阴盛和血运障碍等几个方面。

其一，心神不足。心主神志的生理功能失去阳气的鼓动和振奋，则精神、意识和思维活动减弱，易抑制而不易兴奋，出现心神不足证。临床可见精神萎靡，神思衰弱，反应迟钝，迷蒙多睡，懒言声低等病理表现。

其二，阳虚阴盛。阳虚则寒，心阳不足，温煦功能减退，故临床可见畏寒喜暖、四肢逆冷等虚寒之象。心气虚与心阳虚相比较，心气虚为虚而无寒象，而心阳虚则是虚而有寒象。

其三，血运障碍。血得温则行，得寒则凝。心阳不足，心主血脉的功能减退，血行不畅而致血瘀，甚则凝聚而阻滞心脉，形成心脉瘀阻之证，可见形寒肢冷、面色苍白或青紫，心胸憋闷、刺痛，脉涩或结代等。

若心阳虚极，或寒邪暴伤阳气，或瘀痰闭阻心窍，均可导致心阳衰败而暴脱，从而出现大汗淋漓、四肢厥逆、神识模糊、脉微欲绝等宗气大泄，阳气将亡之危候。

（2）心的阳气偏盛：主要表现为心火亢盛和痰火扰心。

1）心火亢盛：心火亢盛又称心火，即心的阳气偏盛。火热之邪内侵，或情志之火内发，或过食辛热、温补之物，久而化热生火，或脏腑功能失调而生内火等，均可导致心火亢盛。心火亢盛的主要病理变化如下。

其一，火扰心神。火气通于心，心火内炽，扰于心神，则心神失守，每见心烦失眠，甚则狂躁谵语、神志不清等病理表现。

其二，血运逆常。心主血脉，热迫血升，心火阳盛，气盛动速，则脉流薄疾，可见心悸、面赤、舌红绛、脉洪数等，甚至血热妄行而导致各种出血。

其三，心火上炎与下移。火性炎上，心开窍于舌，心火循经上炎，故可见舌尖红赤疼痛、口舌生疮等。心与小肠相表里，若心火下移于小肠，可现小便黄赤，或尿血、尿道灼热疼痛等小便赤、灼、痛的病理现象。

其四，热象显著。阳盛则热，心火亢盛，则多见实热征象，如身热、口渴饮冷、溲赤、便结等。

2）痰火扰心：肝气郁结，气郁化火，肝火引动心火，心肝火旺，煎熬津液为痰。痰与火结，上扰心神，则心神失守，清窍闭塞；或外感温热之邪，夹痰内陷心包，而成痰火扰心之候。痰火扰心证以神志错乱为主要临床特点。

2. 心血、心阴失调　心血、心阴的失调，主要表现为心血亏损、心阴不足和心血瘀阻等方面。

（1）心血亏损：心血亏损，多由于失血，或血液生化不足，或情志内伤，耗损心血等所致。心血亏损的基本病理变化如下。

1）血液虚少：心血不足，血脉空虚，血主濡养，故有全身血虚之证，以面、唇、舌等淡白无华，以及脉细无力为特征。

2）心神失守：血虚心失所养，则心悸怔忡；神不守舍，则神识衰弱而神思难以专一，甚则神思恍惚，或失眠、多梦、惊悸不安。

（2）心阴不足：心阴不足，即心阴虚。心阴不足多由劳心过度，久病失养，耗伤心阴；或情志内伤，心阴暗耗；或心肝火旺，灼伤心阴等所致。心阴不足的基本病理变化有以下几个方面。

1）虚热内生：阴液亏损，不能制阳，阴虚阳盛，虚热内生，可现阴虚内热，甚则阴虚火旺之候，以五心烦热、潮热、盗汗、口渴咽干、面红升火、舌红、脉细数等为特征。

2）心神不宁：心阴虚则阴不制阳，心阳偏亢，阴虚阳盛，则虚火内扰，影响心神，而见心中烦热、神志不宁，或虚烦不得眠。

3）血行加速：阴虚内热，热迫血行，脉流薄疾，影响心主血脉之功能，故脉来细而数。

从病机上看，心血虚与心阴虚虽同属阴血不足的范畴，但心血虚为单纯血液不足，血不养心，主要表现为心神失常和血脉不充，失于濡养等方面；而后者除包括心血虚外，主要表现为阴虚不能制阳，心阳虚亢，虚热内生之候。所以，心血虚以血虚不荣之"色淡"为特点，而心阴虚则以阴虚内热之"虚热"为特点。

（3）心血瘀阻：心脉寒滞，或痰浊凝聚，血脉郁阻不畅均可导致心血瘀阻。劳倦感寒，或情志刺激常可诱发或加重心血瘀阻。

心脉气血运行不畅，甚则可见血凝气滞、瘀血阻闭、心脉不通的基本病理变化，以心悸怔忡，惊恐万状，心胸憋闷、刺痛，甚则暴痛欲绝为特征。

总之，心主血脉而藏神，其华在面，开窍于舌，其经为手少阴经，又与小肠相表里。这种功能上的特定联系构成了心系，故心的病理变化就是这一系统结构各层次的病态反应，主要表现在血脉和心神两个方面。

在血脉方面，寒则血液凝滞而心胸闷痛、四肢厥冷；热则血液妄行而面肤色赤，出血；虚则运行无力，血流不畅，脉微或涩；实则循环不良，血络阻滞，血不流而脉不通，瘀血为害。

在心神方面，寒则心神不足，神情沉静而蜷卧欲寐，甚则阳气暴脱而神识不清；热则心神失守，神情浮躁而烦扰不眠，甚至谵语妄言；虚则神疲懒言，萎靡不振；实则喜笑无常，悲不自胜，或癫狂。汗为心之液，大汗之后可亡心阳；心火上炎则舌赤烂痛；心火下移于小肠，则尿赤涩痛。

（二）心病与其他脏腑的关系

心病与其他脏腑的关系，主要包括心与肺、脾、肝、肾，以及小肠等脏腑在病理上的相互影响。

1. 心与肺　心肺同居上焦，心气上通于肺，肺主治节而助心行血。因此，心与肺在病理上的相互影响，主要表现在气和血的功能失调方面。

（1）心肺气虚：肺气虚弱，宗气不足，不能助心行血，心气亦弱。心气虚弱，心血不能充养于肺，肺气亦虚。心、肺之气虚相互影响终致心肺气虚，临床上表现为心悸气短、咳嗽喘促，动则尤甚，声低气怯，胸闷，咳痰清稀等症状。

（2）肺失宣肃，心脉瘀阻：肺气虚弱或肺失宣肃，均可影响心主血脉的功能，导致血液运行迟滞，而出现胸闷、气短，以及心悸、唇青、舌紫等心血瘀阻的病理表现。

（3）心气不足或心阳不振，肺失宣降：血脉运行不畅，由血及气，也会影响肺的宣降功能，使宣肃功能失常，从而出现心胸憋闷、刺痛，以及咳嗽、气促、喘息等肺气上逆的病理现象。

（4）心火炽盛，灼伤肺阴：火烁肺金，既可出现心悸、心烦、失眠等心火内扰之症，又可出现咳嗽、咯血等阴虚肺损之状。

（5）逆传心包：在温热病的发展过程中，疾病的传变，可以从肺卫阶段直接进入心营，即所谓"逆传心包"。临床上，初见发热、微恶寒、咳嗽，继则出现高热、神昏谵语、舌绛等由肺卫直入心营的症状。

2. 心与脾　心主血，脾生血又统血，故在病理上心与脾的相互影响，主要表现在血的生成和运行方面。

心阳不振或心血不足会影响脾之运化，使脾之功能失常。反之，脾虚健运无权，不能益气生血，则心失所养，亦能为病。

（1）脾病及心：脾气虚弱，运化失职，则血的化源不足，或脾不统血，失血过多，都能影响于心，导致心血不足。临床上，既有脾气虚弱之面黄、神疲、食少便溏，以及其统摄失职之出血，又有心悸、失眠、健忘、脉细等心血不足之症。

（2）心病及脾：心行血以养脾，若思虑过度，耗伤心血，血虚无以滋养于脾，影响脾之健运，又会导致脾虚气弱，健运失司。临床上，既有心血不足之症，又有脾气虚衰之状。

不论是脾气虚而致心血不足，还是心气不足，心血亏损，影响脾之运化和统血之功能，心与脾，两者互相影响，终致心脾两虚之证。临床上，表现为脾气虚弱而食少、腹胀，心血不足而心悸，心神失养而失眠、多梦，以及全身气血双虚而眩晕、面色不华、体倦等。

另外，心主血液的运行，脾有统血之功，在心脾两脏的作用下，使血液沿着脉道正常运行，不致溢于脉外。当心脾功能失常时，则又会出现出血性病理改变。

3. 心与肝　心主血，肝藏血；心主神志，肝主疏泄。心与肝的病理影响，主要表现在血液和神志两个方面。

（1）血液方面：心肝阴血不足，往往互相影响。心血不足，肝血常因之而虚。肝血不足，心血亦因之而弱。所以，在临床上常常是心悸怔忡、面色不华、舌淡、脉细无力等心血不足的症状和头晕目眩、爪甲不荣、肢麻筋挛、视力减退、妇女月经涩少等肝血亏损的症状并见。因此，血虚证不仅有心脾两虚，还有心肝血虚。心肝血虚之证，既有心血不足的表现，又有肝无所藏，不能荣筋养目之候。

（2）神志方面：心肝两脏有病常表现出精神异常，如心肝血虚，血不养心，肝失濡养，则神无所主，疏泄失职。因此，肝血亏虚的患者，除有肝血不足的症状外，还会出现心悸不安、失眠多梦等神不守舍的症状。若心阴不足，虚火内炽，在出现心悸、心烦、失眠、多梦的同时，往往还会兼见急躁易怒、头晕目眩、面红目赤等肝气上逆、浮而上亢的症状。这是心肝之阴血亏损，而心肝之阳气无所制约的结果。心肝火旺，相互影响，气郁化火生痰，痰与气（火）相结，阻蔽心窍，扰于心神，又可导致癫狂等精神失常之病。

总之，在某些精神情志疾病中，心肝两脏相互影响，肝气郁结，气机不调，可出现神志方面的异常变化。反之，情志失调，又可致肝气不舒，甚则肝之气火上逆。

4. 心与肾　心与肾之间的关系主要为水火既济的关系。心肾之间阴阳水火精血动态平衡失调，即为心肾不交。其主要病理表现是肾水亏而心火旺，以及心肾阳虚水泛。

（1）肾阴不足，心阳独亢：肾水不足，不能上承以济心阴，心阴不能制约心阳，使心阳独亢而致肾阴亏于下，心阳亢于上的病理变化，出现心悸、心烦、失眠、多梦，以及腰膝酸软、男子遗精、女子梦交等。此为"心肾不交"或"水火不济"。

（2）心肾阴虚，阴虚火旺：心肾阴虚，不能制约心阳，以致心火上炎，而见五心烦热、消瘦、口干少津、口舌生疮、心悸、失眠、健忘等。

（3）心阳不振，水气凌心：心阳不振，不能下温于肾，以致寒水不化，上凌于心，阻遏心阳，则现心悸、水肿、喘咳等"水气凌心"之候。

此外，心血不足和肾精亏损互为因果，从而导致精亏血少，而见眩晕耳鸣、失眠、多梦、腰膝酸软等。此亦属心肾之间功能失调的病变。

5. 心与小肠　心与小肠相表里，故两者在病理上相互传变。心可移热于小肠，小肠实热又可上熏于心。

（1）心移热于小肠：心火炽盛，会出现心烦、口舌生疮、舌尖红赤疼痛等症状。若心火下移，影响小肠分别清浊的功能，又可引起小便短赤、尿道灼热疼痛，甚则尿血等症状，称"心移热于小肠"，又称"小肠实热"，可用清心利尿的方法导热下行。

（2）小肠实热上熏于心：小肠有热，亦可循经上熏于心，出现心烦、舌赤、口舌生疮糜烂等心火上炎的病理现象。在治疗上，可将清心泻火和清利小便的药物并用。

二、肺

肺居胸中，为五脏六腑之华盖，上连气道、喉咙，开窍于鼻，合称肺系。肺与大肠相表里。肺主气，司呼吸，是人体内气体交换的场所。肺，朝百脉而助心行血，通调水道而为水之上源，外合皮毛而煦泽肌肤。肺为娇脏，不耐寒热，性喜清肃，其气以下降为顺，故外邪袭人常先犯肺。因此，肺的病理变化主要表现为呼吸功能异常、水液代谢失调、体表屏障功能失常，以及气的生成、血液循环障碍和某些皮肤疾患等。

（一）肺病的病机及临床表现

肺的病变有虚实之分。虚则多为气虚和阴津不足，实则多由风寒、燥热、痰湿袭肺所致。

1.肺失宣肃 肺的宣发和肃降，是肺气升降出入运动的两个方面，二者虽有区别，又相互影响，有宣有肃方能使肺的生理功能正常。肺气宣发和肃降失常，多由外邪袭表犯肺，或因痰浊内阻肺络，或因肝升太过，气火上逆犯肺等所致，也可由肺气不足，或肺阴虚亏等因素而成。

（1）肺气不宣：肺气不宣为肺气失于宣通。肺气不宣，可以导致下列病理变化。

1）呼吸不畅：肺之宣肃正常则呼吸调匀。肺气失宣，气机不利，呼吸不畅，则可出现鼻塞、咳嗽等。

2）卫气壅滞：肺合皮毛，肺主气，宣发卫气于皮毛。肺失宣发，卫气壅滞，腠理固密，毛窍闭塞而见恶寒、发热、无汗等。

肺气不宣与肺气不利大致相同，但通常肺气不宣多对外感表证而言，肺气不利多对内伤杂病而言。

（2）肺失清肃：肺失清肃又称肺失肃降，是指肺气失于清肃下降的功能，使肺气下降和清洁呼吸道的功能减退。临床上表现为胸闷、气促、咳嗽、痰多等。咳嗽日久，肺气损伤，肃降失常，可进一步导致肺气上逆。肺气上逆与肺失清肃病机相同，但咳嗽气逆较肺失清肃为甚。

肺气失宣或肺失清肃，均可导致肺气上逆而气喘，通调水道功能失职，而出现尿少、水肿等症。其进一步发展，亦均能损耗肺气和肺阴，导致肺气虚损或肺阴不足。

2.肺气不足 肺气不足又称肺气虚，多因肺失宣肃，日久不复，或因久病气虚，或劳伤过度，耗损肺气所致。肺气不足除气虚的一般改变外，主要表现为以下病理变化。

（1）呼吸功能减退：肺气虚则体内外气体交换出入不足，可出现咳嗽、气短、声低、息微，甚则喘促、呼吸困难等症。

（2）水液停聚：肺主行水，为水之上源。肺气虚不能通调水道，影响水液的输布代谢而咳痰清稀，甚则聚痰成饮，产生水肿。

（3）卫阳虚弱：肺气虚损，卫气不足，卫外功能低下，腠理不固，而致表虚自汗、畏寒等。

3. 肺阴亏损　肺阴亏损是指肺脏的阴津亏损和阴虚火旺的病理变化。肺阴亏损多由于燥热之邪灼肺，或痰火内郁伤肺，或五志过极化火灼肺，以及久咳耗伤肺阴所致。阴津亏损，肺燥失润，气机升降失司，或阴虚而内热自生，虚火灼伤肺络而出血，可出现一系列干燥失润及虚热见症。如，干咳无痰或痰少而黏、气短、潮热盗汗、颧红升火、五心烦热，甚则痰中带血等。肺脏阴虚津亏，久延不复，常损及于肾，而致肺肾阴虚。

肺是气机升降出入的门户，为气之主，职司呼吸，参与调节水液代谢。天气通于肺，肺与外界息息相通，极易感受外邪而发病。一般说来，肺的病理变化有邪实和正虚之分。其邪实者，或为热壅，或为痰阻，或为水积，或为血瘀；其正虚者，或为气虚，或为阴虚，或为气阴两虚。肺之虚证多由实证转变而来，亦有虚实错杂之候。

（二）肺病与其他脏腑的关系

肺与心的病理影响已如前述，这里只讨论肺与脾、肝、肾，以及大肠的病理传变。

1. 肺与脾　肺主气，脾益气；肺主行水，脾主运化水湿。故肺与脾的病理关系主要表现在气和水液代谢功能异常方面。

（1）生气不足：脾气虚弱，运化失常，水谷精微不得入肺以益气，导致肺气虚弱，出现食少、便溏、腹胀、少气懒言、咳喘痰多，甚则浮肿等脾虚肺弱（土不生金）之征；反之，久病咳喘，肺失宣降，影响及脾，脾因之而不能输布水谷精微，中焦失养，则肺气亦虚，而现咳喘痰多、体倦消瘦、纳呆腹胀等肺虚脾弱证。所以，在一般情况下，肺气久虚常用补脾的方法，使脾气健运，肺气便随之逐渐恢复。故有扶脾即所以保肺之说。

（2）水液代谢失调：脾失健运，水不化津，湿浊内生，聚为痰饮，贮存于肺，使肺失宣降，可出现咳嗽、喘息、痰鸣等症。水液代谢，其标在肺，其本在脾。痰之动主于脾，痰之成贮于肺，故治应健脾燥湿、肃肺化痰。反之，肺气虚弱，失于宣降，不能通调水道以行水，导致水液代谢不利，水湿停聚，中阳受困，而出现水肿、倦怠、腹胀、便溏等症。

2. 肺与肝　肺主气，其性肃降；肝主疏泄，其性升发。因此，肺肝两脏关系到人体气机的升降运动。其病理影响，主要表现在气机升降出入失常方面。

（1）气机升降失常：肝气郁结，气郁化火，肝火灼肺，肺失清肃，可见胁痛、易怒、咳逆、咯血等肝火犯肺（木火刑金）的证候。反之，肺失清肃，燥热下行，影响及肝，肝失条达，疏泄不利，则在咳嗽的同时，出现胸胁引痛胀满、头痛头晕、面红目赤等肺燥伤肝（金亢制木）的证候。

（2）气血运行不畅：人身气机调畅，则气血运行无阻。若肝肺气机升降的功能失调，使气机阻滞，可引起气滞血瘀的病理现象。

3. 肺与肾 肺为气之主，肾为气之根；肺为水之上源，肾为主水之脏；肺属金，肾属水，金水相生。故肺与肾在病理上的关系，主要表现在呼吸异常和水液代谢失调及阴液亏损方面。

（1）呼吸异常：肾的精气不足，摄纳无权，气浮于上，或肺气虚损，久病伤及肾气，导致下气虚衰，气失摄纳，呼吸之气不能归根，均可出现咳嗽喘促，呼多吸少，动则尤甚，腰酸膝软或汗出肢冷等肾不纳气之候。肺主出气，肾主纳气，出气太多，则呼为之长，纳气不足，则吸为之短，呼吸不调，则喘促自作。

（2）水液代谢失调：肺失宣肃，通调水道失职，必累及于肾，而肾不主水，水邪泛滥，又可影响于肺，肺肾相互影响，导致水液代谢失调，发为水肿。如风邪袭表犯肺，肺气不得宣降，不能通调水道，下输膀胱，以致风遏水阻，风水相搏，流溢于肌肤，形成风水，而现发热恶寒、小便不利而浮肿等。风水不愈，亦可由肺及肾，继则出现水肿漫延全身，腰痛，小便不利等症状。若肾阳虚衰，气化失司，关门不利，可导致水湿停聚，水泛为肿，甚则水寒射肺，使肺失宣降之性，不能行水，不仅水肿加剧，而且还可以表现出气短咳嗽、喘不得卧等水寒射肺之象。

（3）阴液亏损：肺肾阴液，金水相生。肺阴受伤，久必下汲肾阴，导致肾阴亏损；反之，肾阴亏虚，阴虚火旺，上灼肺阴，使肺失清润。两者相互影响，最终形成肺肾阴虚，出现干咳、音哑、潮热盗汗、两颧发赤、腰膝酸软、男子遗精、女子经闭等肺肾阴虚火旺之症。在治疗上，不论是由肺及肾，或由肾及肺，都需要肺肾同治，称为金水相生法，有金能生水、水能润金之妙。

4. 肺与大肠 肺与大肠相表里，肺与大肠在病理上的相互影响，表现为肺失宣降和大肠传导功能失调。

（1）肺失清肃，传导受阻：肺热壅盛，灼伤津液，腑气不通而大便秘结，称为实热便秘。肺气虚弱，肃降无权，大肠传导无力，而大便艰涩，名为气虚便秘。若肺失肃降，津液不能下达，肠道失润，传导不利而大便不通，又为津枯便秘。在治疗上可辅以宣肺、补肺、润肺之品，常有助于便秘的解除。

（2）传导失常，肺失宣降：大肠传导功能失常可导致肺气失于宣降。如大肠实热，腑气壅滞不通，可以导致肺失宣肃，而出现胸闷、咳喘、呼吸不利等。在治疗上，只要通其腑气，使大便通畅，则不治肺而喘自平。

三、脾

脾位于中焦，与胃相表里，主肌肉四肢，开窍于口，其华在唇，外应于腹。脾主运化，为后天之本，气血生化之源，并能统摄血液的运行。脾主升清，喜燥恶湿。脾的病理变化主要表现为饮食水谷运化功能减退，血液的生成和运行障碍，以及水液代谢失调等。脾气亏虚为脾的基本病理变化，但脾运湿而恶湿，脾虚则生湿，湿盛又易困脾，故脾虚湿盛为脾病的病理特点。

（一）脾病的病机及临床表现

脾为太阴湿土，脾的功能以脾的阳气为之主，故脾的运化功能障碍，主要是由于脾的阳气虚损，失于升清，运化无权所致。脾的统血功能，实际上是脾的阳气固摄作用的体现。故脾的病理变化以脾之阳气失调为主。

1. 脾阳（气）失调　脾的阳气失调主要表现在脾气虚损、脾阳虚衰及水湿中阻等几个方面。

（1）脾气虚弱：脾气虚弱又称脾气虚。脾胃虚弱，则脾气不足，中气不足。凡饮食不节，或过服消导克伐之剂，以及情志失和，思虑太过，或禀赋素虚，或过于劳倦，或久病失养，皆可损伤脾气，使其运化水谷、运化水湿，以及化生气血的功能减退，从而导致脾气虚衰。

脾气虚的病机特点，系以脾脏本身的运化功能衰退，即脾失健运为主，多表现为消化吸收能力减弱，水谷饮食精微之输布和气血化生能力不足等谷气不足和后天精气亏乏的病理改变。所以，单纯的脾气虚弱，一般来说，可视为慢性消化吸收功能减退的综合病理表现。脾气虚弱可以引起如下病理变化。

1）消化吸收功能减退：脾气虚弱，运化无权，则食欲不振、纳食不化、腹胀便溏，或轻度浮肿，谓之脾失健运。

2）气血双亏：脾失健运，化源不足，可现面黄肌瘦、少气懒言、四肢倦怠乏力等全身气血不足之候。

3）中气下陷：脾气升举无力，甚至下陷，则为中气下陷或称气虚下陷。脾气不升，可见眩晕体倦、内脏下垂、久泻脱肛、便意频数、小便淋漓难尽等。

4）脾不统血：脾气虚不能统摄血液，则可出现便血、月经淋漓不断或忽然大下、月经过多、肌衄等各种慢性出血现象，称为脾不统血。临床上，脾不统血具有脾虚、血虚和出血的病理改变。

（2）脾阳不振：脾阳不振又名脾阳虚、中阳不振、脾胃阳虚，多由脾气虚进一步发展而来，或由命门火衰、脾失温煦所致。其病机特点为中焦阳气衰退，里寒现象比较突出。所以，其临床表现除一般脾失健运、食入运迟等变化外，尚有明显的形寒肢冷、脘腹冷痛、饮食喜热、泄泻清谷，或温化水湿功能减退，水湿停聚于内，或生痰成饮，或水泛肌肤为肿。

脾阳不振，久罹不愈，每易累及于肾，终致脾肾阳虚。

（3）脾虚湿困：脾病气虚为本，湿困为标。脾主运化水湿，脾虚则水湿不运而困于脾，又反而影响脾之运化，故脾虚湿困是由脾虚导致内湿阻滞的一种病理变化。其临床特点除具脾气虚征象外，尚有脘腹闷痛、四肢困倦、纳食减少、口淡乏味或口黏不渴，甚或恶心欲吐、大便不实，甚或浮肿，苔白腻等病理现象比较突出的病理改变。

脾为湿困，则更进一步阻碍了脾之转输运化功能，如是湿邪日增而脾气益虚，往往成为虚实交错的病理改变，且湿邪内蕴，有湿从寒化和湿从热化两种倾向。若素体脾阳不振，每易从阴化寒，形成寒湿困脾之证；若素体阳盛，每易从阳化热，或寒湿郁久化热，从而形成脾胃湿热之候。但湿为阴邪，其性黏滞，湿盛则阳微，故以湿从寒化为主要病理发展趋势。临证时，应根据外湿、内湿与脾的相互关系，分清脾虚与湿阻的孰轻孰重、主次先后，从而对其病机作出正确判断。

2. 脾阴失调 脾阴失调一般是指脾的阴液失调，即脾阴虚。脾阴虚多由饮食不节，如恣食辛辣、香燥、酗酒等，导致火气伤中，耗伤脾阴，或积郁忧思，内伤劳倦等，使虚火妄动，消烁阴津，暗伤精血，从而损及脾阴，或因肾水亏乏，不能滋脾而致脾阴不足。

此外，湿、火、燥等邪气久羁中州，或长期妄服刚燥辛烈之品等，亦可导致脾阴亏损。脾阴虚以食欲减退、唇干口燥、大便秘结、胃脘灼热、形体消瘦、舌红少苔等为主要临床表现。

综上所述，脾气虚为脾的功能失调的最基本也是最常见的病理变化，主要以消化吸收功能减退为主，并伴有全身性的气虚表现。脾阳虚常是脾气虚进一步发展的病理结果，亦可因过食生冷，或过服寒凉药物，直接损伤脾阳而成。脾阳虚常累及肾阳而成脾肾阳虚之候。脾阳虚不仅有脾气虚的表现，且常表现为温煦功能减退，寒从中生。脾气下陷或中气下陷、气虚下陷，多由脾气脾阳不足，中气虚损，或久泄久利，或劳倦过度，损伤脾气，而使脾气虚衰，功能减退，脾气升举无力，反而下陷所致，常为全身气虚的一个方面，主要表现为气虚和气陷两种病理变化。脾不统血，多由脾气虚弱，统摄无权所致，其病机主要在于气不摄血，故临床表现，除见脾气虚或脾阳虚征象外，还有各种出血等。脾阴不足是脾的阴液不足，常与胃阴不足相兼出现。

（二）脾病与其他脏腑的关系

脾与心的病理影响，临床上常见的为心脾两虚。脾与肺的病理影响，则多表现为肺脾两虚等，前已述及。这里主要介绍脾与肝、肾、胃的病理传变关系。

1. 脾与肝 肝藏血而主疏泄，脾生血、统血而司运化。肝与脾之间主要是疏泄与运化的关系，病理上主要表现为消化吸收障碍和血液功能失调。

（1）消化吸收方面：肝脾关系失调表现在消化吸收方面有木旺乘土和土壅木郁两种不同的病理表现。

1）木旺乘土：木旺乘土包括肝脾不调和肝胃不和。脾胃之消化吸收，赖肝之疏泄调畅。肝失疏泄，横逆犯脾，导致脾气虚弱，运化功能失调，谓之肝脾不调。临床上，肝脾不调既有胸胁胀满、精神抑郁或急躁易怒等肝失条达的表现，又有纳呆、腹胀、便溏等脾失健运之症状。肝失疏泄，横逆克胃，导致胃失和降，气机上逆，称之为肝胃不和。临床上，肝胃不和除肝失疏泄的表现外，又有胃脘胀痛、呃逆嗳气等症状。

2）土壅木郁：脾失健运，水湿内停，或外湿浸渍，困遏脾阳，或湿郁蕴热，湿热郁蒸，均可致使肝胆疏泄不利，胆汁外溢，发为黄疸，出现身黄、目黄、小便黄等。此外，脾气虚弱可致肝失疏泄，甚则动风，称之为脾虚生风。如脾虚久泻的患儿，可发展成"慢脾风"，临床上以四肢抽搐为特征。此为脾虚肝乘，与肝木乘脾的发病机制不同。所以在治疗上，前者当疏肝理脾，土中达木；后者应补脾舒肝，培土抑木。

（2）血液方面：脾气虚弱，运化无力，化源不足，或脾不统血，失血过多，均可累及于肝，使肝血不足，而出现食少、消瘦、眩晕、视物模糊、肢麻、月经涩少或闭经等，

2. 脾与肾 脾为后天之本，肾为先天之本，在病理上相互影响。肾阳不足，不能温煦脾阳，使脾阳不振，或脾阳久虚，进而损及肾阳，引起肾阳亦虚，二者最终均可导致脾肾阳虚。临床上主要表现为消化功能失调和水液代谢紊乱两个方面。

（1）消化功能失调：由于脾肾阳虚，脾失健运，则水反为湿，谷反为滞，水谷不化，而生泄泻。如肾阳不足，命门火衰，不能温煦脾土，阴寒极盛，发为五更泄泻。故《华佗神医秘传》曰："肾泄者，五更泄也。其原为肾阳虚亏，既不能温养子脾，又不能禁固于下，故遇子后阳生之时，其气不振，阴寒反胜，则腹鸣奔响作胀，泻去一二行乃安。此病藏于肾，宜治于下而不宜治中。"

（2）水液代谢紊乱：脾虚不能制水，水湿壅盛，必损其阳，故脾虚及肾，肾阳亦衰。肾阳不足，不能温煦脾土，脾阳益虚。脾虚则土不制水而反克，肾虚水无所主而妄行，则水液潴留，泛滥为患，出现水肿、小便不利等。

3. 脾与胃 脾与胃相表里，病理上相互影响，表现为纳运失调、升降失常、燥湿不济等。

（1）纳运失调：胃主纳，脾主运，一纳一运，密切配合，则消化功能正常。胃不能受纳腐熟水谷，则食欲减退，或嘈杂易饥。脾失健运，则现消化不良、食后饱胀、大便溏泄。胃主受纳，脾主消化。食而不化，责在脾；不能食，责在胃。但是，由于脾与胃在病理状态下互相影响，故脾胃纳运失调的症状，往往同时并见，其治亦须调脾理胃，两者兼顾。

（2）升降失常：脾主升清，若脾气不升，甚至中气下陷，就会出现泄泻、脱肛、内脏下垂等。胃主降浊，胃气不降而反上逆，就会出现恶心、呕吐、呃逆、嗳气，以及大便不通等。脾升胃降是相互为用的，所以清气不升，必致浊气不降，浊气不降，也必致清气不升，所谓清浊相干而病作。其治疗虽须健脾和胃、升清降浊，但总以恢复脾胃升降为要。

（3）燥湿不济：脾喜燥恶湿，胃喜润恶燥，燥湿适度，水谷乃化。若湿邪困脾，脾阳受困，可致水湿停滞为患；脾失健运，水不化津，也易生湿。故脾病多寒多湿，药宜温燥。热邪易于伤津，灼伤胃津而化燥；胃气上逆，频繁呕吐，胃津耗损，也会出现燥象。故胃病多热多燥，药宜凉润。

脾与胃同居中焦，以膜相连，职司水谷运化。脾主运化，胃主受纳，一升一降，相互为用，共同配合，完成纳运水谷，化生气血等生理活动。脾脏与胃腑，在五行均属土，一为阴土，一为阳土，两者在生理上关系密切，病理上相互影响。因此，脾阴虚常并见胃阴不足，而胃阴虚又常兼见脾阴虚之象。但两者还有一定的区别，脾阴虚多因情志内伤，五志化火，阴精暗耗；胃阴虚多由热病伤津所致。前者多表现为味觉障碍，常感味觉欠佳、食欲减退、口唇干燥、大便秘结，而后者易出现饥不欲食、消谷善饥、干呕呃逆等。

总之，脾与胃，纳运协调，升降相因，燥湿相济，以维持饮食物的消化和水谷精微的吸收、输布的功能活动。如果脾胃纳运失调，升降失常，燥湿不济，也会相互影响，导致消化功能失常，产生各种病变。

四、肝

肝为风木之脏，主疏泄而藏血，其气升发，喜条达而恶抑郁，主筋，开窍于目，与胆相表里。肝以血为体，以气为用，体阴而用阳，集阴阳气血于一身，成为阴阳统一之体。故其病理变化复杂多端，每易形成肝气抑郁，郁久化火，肝阳上亢，肝风内动等肝气、肝火、肝阳、肝风之变，且肝之阴血又易于亏损。因此，肝气、肝阳常有余，肝血、肝阴常不足就成为肝的重要病理特点。肝为五脏之贼，故除本身病变外，易牵涉和影响其他脏腑，形成比较复杂的病理变化。

（一）肝病的病机及临床表现

肝病的病理变化有虚实两类，而又以实为多。

1. 肝气、肝阳失调　以肝气、肝火、肝阳的亢盛有余为多见。肝阳上亢多为肝阴不足，阴虚阳亢所致，故放在肝阴、肝血失调之中阐述。因此，肝气、肝阳失调的病机，主要表现在肝气郁结和肝火上炎等方面。

（1）肝气郁结：肝气郁结简称肝郁、肝气郁，是肝脏病理中最常见的病理变化。精神刺激，情志抑郁不畅，或病久不愈而因病致郁，或他脏之病理影响于肝等，均可使肝失疏泄，气机不畅，形成肝气郁结之候，其轻者称为肝气不舒或肝气郁滞。肝气郁结之病理特点是肝之疏泄功能受到抑制，气机不得条达舒畅，其滞或在形躯，或在脏腑。因此，临床上以情绪抑郁、悒悒不乐，以及胁肋胀痛等气机郁滞之候为特征，且每当太息、嗳气之后略觉舒缓。

肝气郁结的病理发展趋势如下。

1）气滞血瘀：气有一息之不行，则血有一息之不行。肝气郁结，气机阻滞，则血行不畅，必然导致血瘀，表现为胁肋刺痛、癥积肿块、舌青紫或瘀点瘀斑等。气滞血瘀影响冲任二脉，则冲任失调，可见妇女月经不调、痛经、闭经或经血有块等。

2）痰气郁结：气郁生痰，痰与气结，阻于咽喉，则为梅核气；积聚于颈部则为瘿瘤等。

3）气郁化火：气有余便是火，肝气郁结，久而化火，形成气火逆于上的肝火上炎之候。

4）犯脾克胃：肝气郁而不达，或气滞转化为横逆，均可影响脾胃之纳运，形成兼有呕吐、嗳气、脘胁胀痛等肝气犯胃证和兼有腹胀肠鸣、腹痛泄泻、大便不爽等肝气犯脾之候。

肝气郁结与肝气横逆，虽同是肝气为病，且皆为实证，但二者的病理性质并不完全相同。肝气郁结为肝之疏泄不及，肝气抑郁；而肝气横逆则为疏泄太过，肝气过旺。所以，在精神情志方面，前者为情志抑郁、多疑喜愁、闷闷欲哭，后者为性急易怒。

总之，肝气郁结的基本病理变化，主要表现在精神抑郁和气机失调两个方面。

（2）肝火上炎：肝火上炎又名肝火、肝经实火，是肝脏阳热亢盛，气火上冲的一种病理变化。肝火上炎多因肝郁气滞，郁而化火，而致肝火上冲，或因暴怒伤肝，肝气暴张，引发肝火上升，或因情志所伤，五志过极化火，心火亢盛，引动肝火所致。

肝火上炎，为肝之阳气升发太过，具有气火上冲，头面部热象显著的特点，故可见头胀头痛、面红目赤、急躁易怒、耳暴鸣或暴聋等病理表现。肝的阳气升动太过，郁火内灼，极易耗伤阴血而致阴虚火旺。肝火灼伤肺胃脉络，则易出现咳血、吐血、衄血。气血上逆之极，则血菀于上，发为昏厥。

2. 肝阴、肝血失调 肝阴、肝血失调的病机，均以肝之阴血不足为其特点。阴血虚则阳亢，则为肝阳上亢，阳亢无制而生风，为肝风内动。因此，肝阳上亢、肝风内动，亦多与肝之阴血不足有关。

（1）肝阴不足：肝阴不足又称肝阴虚。肝为刚脏，赖肾水以滋养。肾阴亏损，水不涵木，或肝郁化火，暗耗肝阴等，均可导致肝阴不足。肝阴不足，以头目眩晕、目睛干涩、两胁隐痛、面部烘热、口燥咽干、五心烦热等为主要临床表现。乙癸同源，故肝阴不足往往易与肾阴不足合并出现。

（2）肝血亏虚：肝血亏虚，多因失血过多，或久病损耗，或脾胃虚弱，化生气血的功能减退所致。其病理变化除血虚征象外，主要表现在肝血不能荣筋养目等方面，临床上以肢麻不仁、关节屈伸不利、爪甲不荣等筋脉失养和眩晕眼花、两目干涩、视物模糊等血虚不能上荣头目之征为特点。此外，肝血不足常可导致冲任不足和血虚生风。冲任不足，血海空虚，可引起月经量少乃至闭经。血虚生风致虚风内动，可见皮肤瘙痒、筋挛、肉瞤、瘛疭等病理表现。

（3）肝阳上亢：肝阳上亢，多由肝阴不足，阴不制阳，肝之阳气升浮亢逆所致，或因情志失调，郁怒伤肝，气郁化火，肝火炽盛，耗伤肝阴，发展为阴虚阳亢而成。因肝肾同源，故肾阴不足，水不涵木而致肝肾阴虚，最易引起肝阳上亢。肝阳上亢的病理特点为阴虚阳亢，本虚标实，上盛下虚。上盛则为阳气亢逆，属标病，表现为眩晕耳鸣、头重脚轻、面红目赤、烦躁易怒等；下虚为肝阴虚，属本病，表现为腰膝酸软、足痿无力等。

肝气郁结、肝火上炎、肝阳上亢三者，在病理上是相互影响的。肝气郁结、郁而化火，可致肝火上炎，久之肝火内耗肝阴，阴虚阳亢，又可形成肝阳上亢。但肝气郁结系肝失疏泄，气机郁滞，以情志异常和气机失调为主要临床特征；肝火上炎系气郁化火，气火上逆，以头面部热象显著或气火上冲为特征；肝阳上亢则是阴不制阳，肝阳升动太过，阴虚阳亢。

肝阳上亢之阳亢与肝火上炎之气火上逆相似，但肝阳上亢属虚候，与阴虚并见，而肝火上炎是但实无虚。故中医学认为，郁而不舒为肝气，浮而亢逆为肝阳（肝阳上亢），气郁化火为肝火（肝火上炎）。

（4）肝风内动：肝风内动属于内风范畴，多是肝脏阴阳气血失调，发展至极期的病理变化。临床上以眩晕、震颤、抽搐等动摇不定的症状为主要特征。肝风内动有热极生风、肝阳化风、血虚生风、阴虚风动之分。

1）热极生风：热极生风又称热盛动风，多因邪热炽盛所致。其病理特点为：发病急骤，多在里热、实火情况下出现，常见于温热病邪入营血阶段，或某些发热性疾病的极期，以高热、神昏、抽搐、痉厥为其临床特征。

2）肝阳化风：肝阳化风，系肝阴不足，肝阳失去制约，阳亢无制，妄自升动而致。其病理变化多有肝阴不足，肝阳上亢之候，继之出现眩晕欲仆、肢麻震颤、筋惕肉𥆧等，甚则昏仆、偏瘫，发为中风。

3）血虚生风：血虚生风系阴血不足，筋脉失养所致。一般是在血虚基础上发生的，阴血不足症状比较明显，风胜则动之表现轻微，或仅见于肌表，如皮肤瘙痒、手足发麻等，少有抽搐现象。

4）阴虚风动：阴虚风动多是在温热病末期，患者下焦肝肾阴血不足所致，以手足蠕动、心中憺憺大动为特征。

总之，肝风内动，以肝肾阴虚，不能制约阳气，肝的阳气升动太过者为多见。

综上所述，可知气、火、风为肝脏病理发展过程中的一大特点。肝气郁结是肝失疏泄，气机郁滞的表现。肝郁不舒，郁而化火，可形成肝火；久之肝火内耗肝阴，肝阴不能制约肝阳而致肝阳上亢；肝阳升动无制，风气内动，则为肝风（肝阳化风）。三者之间，常以肝气郁结为先导，亦即肝病的原发因素。再则，气病及血，气滞必血瘀，气郁不达，津液停聚，亦可酿痰。气、火、痰、瘀、风的病理变化过程，可产生各种复杂的病变，其病理根源，则均与肝气郁结有关。

（二）肝病与其他脏腑的关系

肝为五脏之贼，欺强凌弱，故肝病往往不限于本脏，常能影响上下左右。乘土即所谓木旺克土，最为多见；刑金则是肝火犯肺，可致咳嗽阵作、干咳痰少、面红胁痛，甚则咳血，所谓"木火刑金""木叩金鸣"；冲心，可致心肝火旺；及肾亦为多见，耗水伤阴，每致肝肾阴虚，肾失闭藏。六腑以疏通畅泄为顺，故肝气郁结，又可使六腑传化失常。

如前所述，在病理上，肝与心多表现为心肝火旺、心肝血虚。肝与肺，多表现为木火刑金，较少见金乘木之证。肝与脾，则以肝木乘脾、土壅木郁为常见。这里，主要讨论肝与肾及胆之间的病理影响。

1. 肝与肾 肝与肾在病理上的相互影响，主要体现于阴阳失调、精血失调和藏泄失司等方面。

（1）阴阳失调：肝肾之阴，息息相通，相互制约，协调平衡，故在病理上也相互影响。肾阴不足可引起肝阴不足，阴不制阳而导致肝阳上亢，出现腰酸膝软、头重脚轻、眩晕耳鸣等上盛下虚之征，甚至阳亢无制而生风，表现出肢麻、震颤等肝风内动之象，这种病理变化称之为"水不涵木"。反之，肝阴不足，下及肾阴，使肾阴不足，导致肝肾阴虚，临床上表现为眩晕耳鸣、失眠健忘、腰膝酸软、五心烦热、男子遗精、女子月经量少等阴虚阳亢、虚火内扰的病理现象。肝火太盛，也可劫伤肾阴，形成肾阴不足。

（2）精血失调：肾精亏损，可致肝血不足，而肝血不足，也可引起肾精亏损，终致肝肾精血亏损，出现形体消瘦、肌肤甲错、颧红少寐、女子经闭等症状。

（3）藏泄失司：肝之疏泄与肾之闭藏之间的关系失调，会导致女性月经异常，男子排精功能紊乱的病理变化。女子则现月经过多、先期而至，或月经量少，甚至闭经。男子则现遗精、滑精、梦交，或性交不能射精等。

2. 肝与胆 肝与胆相表里，故肝与胆在病理上相互影响，主要表现在胆汁疏泄失常和精神情志异常。

（1）胆汁疏泄不利：胆汁来源于肝，肝的疏泄功能失常，就会影响胆汁的正常分泌、贮存和排泄。反之，胆道受阻，又会影响肝，使之不能发挥疏泄功能。肝胆相互影响，终则肝胆俱病。如，肝胆湿热，疏泄不利，不仅可有目黄、身黄、尿黄、口苦等胆汁外溢的症状，又可有胁肋胀满、抑郁不乐等肝气郁结的表现。所以，治疗上宜清热利湿与疏肝利胆并用而肝胆同治。

（2）精神情志异常：肝主谋虑，胆主决断，谋虑必须决断，决断又来自谋虑。两者功能失调，就会发生情志病变。如，肝病及胆则胆气不宁，可出现虚烦不寐，或噩梦惊恐，触事易惊，或善恐。

五、肾

肾为水火之脏，藏真阴而寓真阳，为先天之本、生命之根，主藏精、纳气，主水，开窍于耳及二阴，其华在发，与膀胱相表里。故肾精充足则骨强、齿坚、髓满、脑灵、耳聪、目明；命火充足，则五脏六腑的阳气旺盛而生机勃勃。所以，凡是有关生长发育、生殖功能、水液代谢的异常，脑、髓、骨以及某些呼吸、听觉、大小便的病变，多与肾的生理功能异常有关。

肾为人身元阴、元阳秘藏之所,元阴、元阳为人体生殖发育之根本,只宜秘藏,不宜泄露。固秘则能维持正常的生理功能,耗伤则根本虚衰,诸病由之而生。所以,肾的病理变化是虚证多而实证少。

肾脏水中有火,阴中有阳,阴平阳秘,功能正常。其病则主要表现为水火阴阳失调,但水火阴阳失调又有虚实之分。因邪实而发病者属实,如外感寒湿,或湿热困于肾,病多为实,实证日久则由实转虚。因正虚而发病者属虚。肾虚有阴阳之别,精亏气虚之分。但肾虚日久,必致由阴及阳,或由阳及阴,而成为阴阳两虚之证。

肾为人身阴阳之根。肾脏病变与其他脏腑的关系甚为密切。五脏之伤,久必及肾,而肾病又必影响其他各脏。

(一)肾病的病机及临床表现

肾病多虚证,一般分为阴虚和阳虚两类。

1. 肾阳、肾气失调 肾阳、肾气失调主要表现为肾阳虚损、命火不足和肾气虚衰、封藏不固等病理变化,表现为全身性生理功能衰退、水液气化功能障碍、脾胃生化水谷精微功能紊乱、生育功能衰退和肺气出纳升降功能失常等。

(1)肾气不固:肾气不固又称下元不固,是肾气虚衰、封藏失职的一种病理变化。肾气不固多因年高肾气虚弱,或年幼而肾气不充,或久病而肾气耗伤等,使肾气不能固摄封藏所致。临床上以精关不固而遗精、滑精、早泄,膀胱失约而小便失禁、尿后余沥、遗尿,冲任不固而月经淋漓不断,或崩漏、带下清稀、小产、滑胎,以及肠虚滑脱而久泻不止、大便失禁等精、尿、经、胎、便等固摄失调为特征。

(2)肾不纳气:肾不纳气是指肾气虚弱不能摄纳肺气的病理变化。多因劳伤肾气,或久病气虚,气不归元,肾失摄纳所致。肾不纳气以短气、喘息、呼多吸少、动辄气急而喘甚为临床特征。肾不纳气,多见于咳嗽喘促历时已久的患者,常以肺气虚为前奏,病久累及于肾而成,是肾气虚的一种综合表现,以上盛下虚、呼吸困难、呼多吸少、动则喘促加剧、气不得续,且伴有肾阳虚或肾阴虚的某些表现为其特点。

(3)肾阳不足:肾阳不足又称肾阳衰微、命门火衰,多因素体阳虚,久病不愈,或年老体弱,下元亏损所致。肾阳虚损对肾的生理功能影响,主要表现在:一是生殖功能减退而男子阳痿、早泄、精冷,女子宫寒不孕;二是水液代谢障碍,肾阳虚衰,气化无权,开合失度,则发为水肿,或尿频、尿闭;三是水谷精微化生减弱,因命门火衰,不能温煦脾阳,脾肾阳虚,则运化功能失职,可见下利清谷、五更泄泻等。

2. 肾阴、肾精失调 主要反映在肾精不足、肾阴亏虚、相火妄动等方面。

(1)肾精不足:肾精不足多由禀赋不足,或久病失养,或房劳过度,损耗肾精所致。肾精关系到人体的生殖和生长发育能力以及血液的生成。故肾精不足的病理变化为：一是生殖功能减退，如男子精少不育，女子经闭不孕；二是生长发育功能障碍，如小儿发育不良或迟缓，如五迟五软、囟门迟闭，以及"鸡胸""龟背"等。成人则可见早衰，如发脱齿摇、耳鸣健忘、足痿无力、精神呆钝等；三是影响血液的生成，肾精不足，精不化血，则可致血液不足等。

（2）肾阴亏虚：肾阴亏虚又称肾水不足，为肾脏本身的阴液亏损，多由伤精、失血、耗液，或过服温燥劫阴之品，或情志内伤，暗耗精血，或房事不节，以及久病伤肾，真阴耗伤而成。肾阴亏虚则形体脏腑失其滋养，精髓阴血日益不足，肾阳无制则亢而为害。故肾阴亏虚的病理变化，一为阴液精血亏少，如腰膝酸软、形体消瘦、眩晕耳鸣、少寐健忘，或女子经少、经闭等；一为阴虚内热或阴虚火旺，如五心烦热或骨蒸潮热、口干咽燥、颧红盗汗、舌红少苔，或相火妄动，扰于精室，而阳兴梦遗，或迫血妄行，可见崩漏等。

肾阴虚的特点是既有肾虚之象，又有虚热特征；而肾精不足但见虚象而无明显的虚热征象。

（3）相火妄动：相火妄动是阴虚火旺而出现火迫精泄的病理变化，多由于肾水亏损或肝肾阴虚，阴虚火旺，相火不能潜藏而妄动。其临床表现除阴虚火旺之象外，以性欲亢进、遗精早泄为特征，常具有火逆于上的特点。

综上所述，肾之病理变化，虚多实少。其寒为阳虚之病，其热为阴亏之变，故肾虚之害，分为阴虚和阳虚两类。阴虚或阳虚之极，又可出现阴损及阳，阳损及阴之害，终致阴阳两虚，精气俱伤。

（二）肾病与其他脏腑的关系

肾为先天之本，肾阴、肾阳为人身阴阳之根本，故五脏有病，久病必伤肾，而肾病亦易于影响全身各个脏腑。

1. 肾与心、肺、脾、肝的关系　如前所述，肾阳不足与心、肺、脾的关系较为密切，表现为心肾阳虚、肺肾气虚、脾肾阳虚等。而肾阴不足则与心、肺、肝的关系较为密切，表现为心肾阴虚、肺肾阴虚和肝肾阴虚等。

2. 肾与膀胱　肾与膀胱经脉相连。肾阳虚气化功能减弱，则膀胱排尿不利；若肾虚固摄作用不足，膀胱失约，则可见小便失禁或遗尿。尿液的贮存和排泄异常，主要为膀胱的病变，如膀胱湿热，气化不利，而现小便赤涩，甚至尿血、癃闭等。膀胱气虚，失于约束，每见小便频数，淋漓不尽，小便失禁或遗尿等。但是，膀胱的贮尿和排尿功能，依赖于肾的气化，小便异常除与膀胱有关外，还与肾的气化功能有关。临床上，一般以实证多责之于膀胱，虚证多责之于肾。如，老年人常见的小便失禁、多尿等，多为肾气衰弱所致。

第二节　六腑疾病概述

一、胆

胆附于肝，与肝相表里，为中清之腑，禀春木之气，其性刚直，豪壮果断。故胆在病理上多表现为阳亢火旺之证，以实者居多。因火热可煎灼津液而为痰，故胆病又多兼痰，痰火郁遏，易扰心神。

胆病的病机及临床表现主要反映在胆汁贮藏和排泄障碍，以及心神不安等方面。

1. 胆汁分泌、排泄障碍　情志所伤，肝失疏泄，或中焦湿热，阻遏肝胆气机，胆失疏泄，则胆汁分泌、排泄异常。胆汁排泄障碍，可以使肝气郁滞加剧，阻碍脾胃运化功能正常进行，甚至可以导致黄疸的发生。

2. 胆经郁热、夹痰上扰　胆郁痰扰，上扰心神，则可出现心烦、失眠、多梦易惊等病理表现。

二、胃

胃为水谷之海，喜润恶燥，以降为顺，主受纳饮食和腐熟水谷。因此，胃的功能失调，主要表现为受纳和腐熟功能异常，以及胃失和降而胃气上逆等。

胃病的病机及临床表现为胃的功能失调，主要表现为寒热虚实几个方面。

1. 胃气虚　胃气虚多因饮食不节，损伤胃气所致；素体虚弱，久病胃气不复等，也可导致胃气虚。其病理变化：一是受纳功能减退而胃脘满闷、胃纳不佳、饮食乏味，甚则不思饮食等；一是胃气上逆，胃失和降，气机上逆，而现嗳气、呃逆、恶心、呕吐等。

2. 胃阴虚　胃阴虚主要是指胃中阴津缺乏，以致津伤气少而引起的胃的功能失调，多由火热之邪损伤胃中津液，或由胃火（热）证转化而来，或久病不复，消烁阴液所致。其病理变化：其一，受纳、腐熟功能减退，如不思饮食，或食后饱胀；胃失和降，胃气上逆，则脘痞不舒、泛恶干呕；其二，阴津亏损，如口舌干燥、小便短少、大便秘结、舌光红少苔、脉细数。

3. 胃寒　胃寒多由过食生冷，或过用寒凉克伐药物，损伤胃阳，或禀赋胃阳素虚所致。其病理变化：其一，寒邪伤阳，消化能力减退，常表现为腐熟能力不足，不能正常消化水谷，多见呕吐清水等饮食不化的病理变化；其二，寒性凝滞，侵袭中焦，气机阻滞，则见胃脘冷痛，轻则绵绵不已，重则拘急作痛。

4. 胃热（火）　胃热（火）多因胃阳素盛与情志郁火相并，或因热邪入里，或因嗜食辛辣炙煿之品，化热伤胃所致，以阳盛阴虚、胃腑功能亢进、火热蕴盛为其病理特点。主要病理变化：一是腐熟功能亢进，热能消谷，胃火亢盛，故消谷善饥；二是胃失和降，可见口苦、恶心、呕吐；三是胃火上炎，或为齿龈肿痛，或为衄血，火热蕴盛，灼伤胃络，则可呕血等。

三、小肠

小肠受盛胃中之水谷，泌别清浊，清者输于全身，浊者渗入膀胱，下注大肠，与心互为表里。故小肠的病理变化主要反映为二便异常。

小肠病的病机及临床表现为清浊不化，转输障碍，以小便不利、大便泄泻为主要临床表现。

1. 失于受盛　失于受盛则见呕吐、食入腹痛等。

2. 失于化物　失于化物则见食入腹胀、完谷不化等。

3. 清浊不化　清浊不化则上吐下泻、腹痛肠鸣。

4. 小肠实热　小肠实热多由湿热下注，或心移热于小肠所致，表现为小便频数，或尿液浑浊不清，或淋浊，或赤涩，或茎中痛。

5. 小肠虚寒　小肠虚寒多因饮食不节，损伤脾胃所致，表现为肠鸣泄泻、腹痛喜按等。

四、大肠

大肠为传导之官，主津，其经脉络肺。因此，大肠的病机，主要表现为传化功能失常而出现大便异常。

大肠有传导糟粕和吸收水分的功能，故大肠病则传化失常，表现为大便异常，如泄泻、痢疾和大便秘结等。

1. 大肠热结　大肠热结多因燥热内结，或因肺移热于大肠，或湿热积滞等，使大肠津液缺乏而便秘，或热结旁流。

2. 大肠湿热　湿热积于大肠或寒湿化热，湿热下注，则生泄泻；若湿热与气血相搏，则痢下赤白、里急后重；若湿热阻滞经络，气滞血瘀，又可产生痔瘘等。

3. 大肠虚寒　大肠虚寒，脾阳不振，运化失常，或肾阳虚衰，阴寒内盛，则泄泻便溏、完谷不化，乃至滑脱不禁，或阳虚不运，或肺气虚衰，大肠传导无力而便秘。

4. 大肠液涸　大肠主津，津液枯涸，传导不畅，则津亏便秘。

五、膀胱

膀胱有贮存尿液、化气行水的功能。膀胱的气化功能全赖于肾的气化作用，其病理变化主要在于膀胱气化失常，而出现排尿异常及尿液外观的改变。

膀胱病的病机及临床表现主要是膀胱气化失常，或气化不利，或气化无权。

1. 气化不利　或因邪实，或因肾阳不足，气化不利，而尿少、癃闭。

2. 气化无权　肾失封藏，气失固摄，则气化无权，而遗尿、小便失禁等。

3.湿热下注 或心火下移，或湿热下注膀胱，则可致尿频、尿急、尿道涩痛、尿血等。

4.膀胱虚寒 膀胱虚寒多由肾气亏虚，固摄无权，膀胱失约所致，表现为小便频数、清长，或不禁，尿有余沥，遗尿，或小便点滴不爽，排尿无力等。

六、三焦

三焦的功能，实际概括了全身的气化作用，故三焦的病理变化反映了上、中、下三焦所包括脏腑的病理变化。

三焦病的病机及临床表现，一方面表现为心、肺、脾胃、肾、肝等病理变化，另一方面又表现为水液代谢功能障碍。

三焦的气化功能失司，主要包括两个方面。一是表现为心和肺、脾和胃肠、肝和胆、肾和膀胱的气机不利，气的升降出入异常，从而导致有关脏腑的生理功能异常。心的行血，肺的呼吸和宣发肃降，脾和胃、肠的运化、升降，肝和胆的疏泄，肾和膀胱的蒸腾气化排浊等生理功能，无一不有赖于气的升降出入运动的协调平衡。所以，上述脏腑功能的异常，可归结为三焦的气化功能失司。另一方面，由于三焦是气和津液运行的通道，是气化活动的场所，因而三焦的气化功能，概括了肺、脾、肾等脏腑调节津液代谢的生理功能。所以将肺失通调，归结为上焦的气化功能失司；将脾胃的运化水液、输布精微、升清降浊等功能失常，归结为中焦的气化失司；将肾和膀胱的蒸腾气化、升清泄浊，肠的传化糟粕等功能失常，归结为下焦的气化功能失司。故三焦的气化功能失司，概括了全身水液代谢障碍的病理机制。

第三节　经络疾病概述

一、十二经脉功能失调概述

十二经脉是指十二脏腑所属的经脉，是经络系统的主体，是气血运行的主要通道，又称为"正经"。十二经脉包括手三阴经，手太阴肺经、手厥阴心包经、手少阴心经；手三阳经，手阳明大肠经、手少阳三焦经、手太阳小肠经；足三阳经，足阳明胃经、足少阳胆经、足太阳膀胱经；足三阴经，足太阴脾经、足厥阴肝经、足少阴肾经。十二经脉内属于脏腑，外络于肢节，其表里经脉相合，将脏腑与肢体连接形成有机的整体；脏腑通过十二经脉输注气血于全身，濡养机体；脏腑精气充足，十二经脉畅通，可使营卫之气密布周身，在内和调于五脏，洒陈于六腑，在外抗御病邪，防病邪内侵。十二经脉内属于脏腑，在外可反映脏腑的功能状态；十二经脉功能失调，也可影响脏腑功能。

《灵枢·经脉》有言："经脉者，所以能决死生，处百病，调虚实，不可不通。"十二经脉的功能正常，经脉畅通，对于维持机体正常的生理功能、维持人体健康有着重要意义。《素问·调经论》中指出"夫十二经脉皆生其病……经脉之病，皆有虚实"，"五脏之道，皆出于经隧，以行血气，血气不和，百病乃变化而生"。引起十二经脉功能失常的原因有外感、饮食、情志、脏腑功能异常等。十二经脉功能失调，可以表现为经脉循行部位的异常，如寒、热、胀、酸、痛等，也可表现出与其相关的脏腑功能异常，如肺则咳嗽、脾则消化异常等，也可以二者同时并见。经络的主要功能是运行气血，所以不论经络的脉气变动或是其所生之病，其结果必然影响气血的运行，从而出现虚实的病理变化。其实证，多由经脉之气为某种致病因素所激惹或壅阻导致气血运行不能通畅，即所谓经气壅滞。其虚证，多为经气虚陷，气血不足而成。

二、十二经脉功能失调的临床表现

《灵枢·经脉》中的"是动则病"与"所生病"，是对十二经脉证候特点的概括。但目前对于"是动则病"及"所生病"并无统一定论。《难经》"是动"是气病，"所生"是血病。有医家认为"是动"乃本经病，"所生"则为旁及他经为病。亦有医家认为"是动"者病在表，为经脉为病；"所生"者病在里，为脏腑病。近代有学者认为"是动则病"是指患者受病后感到痛苦和困扰的突出证候，"所生病"是指相应经脉受病后所产生的证候。现将《灵枢·经脉》原文摘录供探讨。

"肺手太阴之脉……是动则病肺胀满，膨膨而喘咳，缺盆中痛，甚则交两手而瞀，此为臂厥。是主肺所生病者，咳，上气，喘渴，烦心，胸满，臑臂内前廉痛，厥，掌中热。气盛有余，则肩背痛，风寒，汗出中风，小便数而欠。气虚则肩背痛寒，少气不足以息，溺色变。"

"大肠手阳明之脉……是动则病齿痛颈肿。是主津所生病者，目黄口干，鼽衄，喉痹，肩前臑痛，大指次指痛不用。气有余则当脉所过者热肿，虚则寒栗不复。"

"胃足阳明之脉……是动则病洒洒振寒，善伸数欠，颜黑，病至则恶人与火，闻木声则惕然而惊，心欲动，独闭户塞牖而处，甚则欲上高而歌，弃衣而走，贲响腹胀，是为骭厥。是主血所生病者，狂疟温淫，汗出鼽衄，口㖞唇胗，颈肿喉痹，大腹水肿，膝膑肿痛，循膺、乳、气街、股、伏兔、骭外廉、足跗上皆痛，中指不用。气盛则身以前皆热，其有余于胃，则消谷善饥，溺色黄。气不足则身以前皆寒栗，胃中寒则胀满。"

"脾足太阴之脉……是动则病舌本强，食则呕，胃脘痛，腹胀善噫，得后与气则快然如衰，身体皆重。是主脾所生病者，舌本痛，体不能动摇，食不下，烦心，心下急痛，溏瘕泄，水闭，黄疸，不能卧，强立，股膝内肿厥，足大指不用。"

"心手少阴之脉……是动则病嗌干心痛，渴而欲饮，是为臂厥。是主心所生病者，目黄胁痛，臑臂内后廉痛厥，掌中热痛。"

"小肠手太阳之脉……是动则病嗌痛颔肿，不可以顾，肩似拔，臑似折。是主液所生病者，耳聋目黄颊肿，颈、颔、肩、臑、肘、臂外后廉痛。"

"膀胱足太阳之脉……是动则病冲头痛，目似脱，项如拔，脊痛，腰似折，髀不可以曲，腘如结，踹如裂，是为踝厥。是主筋所生病者，痔，疟，狂癫疾，头囟项痛，目黄泪出，鼽衄，项、背、腰、尻、腘、踹、脚皆痛，小指不用。"

"肾足少阴之脉……是动则病饥不欲食，面如漆柴，咳唾则有血，喝喝而喘，坐而欲起，目𥇀𥇀如无所见，心如悬若饥状，气不足则善恐，心惕惕如人将捕之，是为骨厥。是主肾所生病者，口热舌干，咽肿上气，嗌干及痛，烦心心痛，黄疸，肠澼，脊股内后廉痛，痿厥嗜卧，足下热而痛。"

"心主手厥阴心包络之脉……是动则病手心热，臂肘挛急，腋肿，甚则胸胁支满，心中憺憺大动，面赤目黄，喜笑不休。是主脉所生病者，烦心心痛，掌中热。"

"三焦手少阳之脉……是动则病耳聋，浑浑焞焞，嗌肿喉痹。是主气所生病者，汗出，目锐眦痛，颊痛，耳后、肩、臑、肘、臂外皆痛，小指次指不用。"

"胆足少阳之脉……是动则病口苦，善太息，心胁痛不能转侧，甚则面微有尘，体无膏泽，足外反热，是为阳厥。是主骨所生病者，头痛，颔痛，目锐眦痛，缺盆中肿痛，腋下肿，马刀侠瘿，汗出振寒，疟，胸、胁、肋、髀、膝外至胫、绝骨、外踝前及诸节皆痛，小指次指不用。"

"肝足厥阴之脉……是动则病腰痛不可以俯仰，丈夫㿉疝，妇人少腹肿，甚则嗌干，面尘脱色。是主肝所生病者，胸满，呕逆，飧泄，狐疝，遗溺，闭癃。"

总而言之，由于经络"内属脏腑，外络肢节"，所以十二经脉的功能失调，实际上离不开脏腑以及皮肉筋骨等组织功能异常，同时，由于十二经脉之间存在阴阳表里、生克制化等生理病理的关系，故十二经脉的病候，实际上是多脏腑器官病变的证候群，有着错综复杂的关系，在识别辨证时须具体分析。

与此同时，经脉失调有些证候虽然相同，但由于隶属的经脉不同，病理传变的结果也不相同，临床上必须加以辨析。例如，膀胱经病可有腰痛，肝经病也见有腰痛，二者均有同一症状——腰痛。但膀胱经的腰痛因脉气厥逆，气血不通，脉道壅塞而致，属实证，所以疼痛如折断腰脊，不能转侧；而肝经的腰痛，则为肝病不能淫气于筋，腰部的筋肉，缺少阳气温养，故而拘急板滞，不能俯仰，犹如"张弓弩弦"的样子。再如肺经和肾经同有喘证。肺经的喘乃是经气厥逆，肺气壅阻而成，所以其症是"膨膨喘满"；而肾经的喘则是肾虚不能纳摄肺气而致，故多为逆气而喘。临床上必结合脏腑的特性和病理关系，全面考虑，细加研究。

三、奇经八脉概述

奇经八脉是指别道奇行的经脉。它们与十二正经不同，既不直属脏腑，又无表里配合关系。奇经八脉包括任脉、督脉、冲脉、带脉、阴跷脉、阳跷脉、阴维脉、阳维脉八条经脉。奇经八脉除带脉横向循行外，其余均纵向循行，纵横交错分布于十二经脉之间，其功能有：①沟通十二经脉的联系，将部位相近、功能相似的经脉连接起来，起到统摄经脉气血、调和阴阳的作用。②对十二经气血有蓄积渗灌等调节作用。假若将十二经脉喻作江河，那么奇经八脉犹如湖泊，具有调节经脉气血的作用。

四、奇经八脉的功能及其功能失调

1. 任脉　行于腹面正中线，其脉多次与手足三阴及阴维脉交会，能总任一身之阴经，故称"阴脉之海"。任脉起于胞宫，与女子月经来潮及妊养、生殖功能相关。任脉通畅，血液充足，则月经来潮，孕养胞胎。任脉功能异常，多可出现腹部症状，女子月经异常、妊娠时期胎儿生长异常等。

2. 督脉　行于背部正中，其脉多次与手足三阳经及阳维脉交会，能总督一身之阳经，故称"阳脉之海"。督脉行于脊里，上行入脑，并从脊里分出属肾。它与脑、脊髓、肾有密切联系。督脉功能异常，可见神志异常、厥、项脊活动异常；督脉络肾，肾主生殖，男女生殖功能异常常可从督脉论治。

3. 冲脉　上至于头，下至于足，贯穿全身，成为气血的要冲，能调节十二经气血，故称"十二经脉之海"，又称"血海"。冲脉为病，可出现逆气里急、腹部拘挛等症状。女子月经及孕育功能皆以血为基础，均与冲脉盛衰密切相关。冲脉受损，则可出现月经不调、赤白带下、经漏、经崩等病症。临床治疗妇科疾病多以调理冲任为要。

4. 带脉　起于季胁，斜向下行到带脉穴，绕身一周，如腰带，能约束纵行的诸脉。带脉主司妇女带下，带脉亏虚，不能约束经脉，可出现腹部胀满，腰部酸软无力；妇女多见带下量多，腰酸无力。

5. 阴跷脉、阳跷脉　跷，有轻健矫捷之意。二脉有濡养眼目、司眼睑开合和下肢运动的功能。其功能异常，常可表现为眼睑开闭、下肢肌肉迟缓无力或是拘急紧张、下肢肢体活动异常。

6. 阴维脉、阳维脉　维，有维系之意。阴维脉的功能是"维络诸阴"；阳维脉的功能是"维络诸阳"。阴阳不能相维，则可出现郁郁寡欢、神疲乏力等。阳维为病苦寒热，阴维为病苦心痛。阴维病出现阴证、里证，见心腹部、胸胁痛等；阳维病出现阳证、表证，见恶寒发热及腰痛等。

第十章　气血津液疾病

第一节　气的病变

中医之气的病变，包括气之生成不足或耗散太过，气的运行失常以及气的生理功能减退等，常见有气虚、气陷、气滞、气逆、气闭、气脱几个方面。

一、气虚

气虚是指元气不足，全身或某些脏腑功能衰退的病理变化。气虚主要表现为元气不足，脏腑功能活动减退，以及机体抗病能力下降等方面，其形成的主要原因多是先天不足，或后天失养，或肺脾肾功能失调，也可因劳伤过度、久病耗伤、年老体弱所致。气虚多见于慢性疾患、老年患者、营养缺乏、疾病恢复期以及体质衰弱等患者。其临床表现以少气懒言、疲倦乏力、脉细软无力等症为重要特点。

各脏腑气虚的特点，多与其生理功能有关。如肺气虚的特点是"主气"的功能衰退；心气虚的特点是"主血脉"和"藏神"的功能衰退；脾胃气虚的特点是"腐熟水谷"和"运化精微"的功能衰退以及中气下陷等；肾气虚的特点是"藏精""生髓"和"气化""封藏"以及"纳气"等功能的衰退等。

肺主一身之气，脾为后天之本、气血生化之源，脾肺气虚直接影响元气的生成，故临床上所谓气虚证，多是指脾气虚、肺气虚以及脾肺气虚。

气虚和阳虚，虽然都是脏腑组织功能活动的衰退和抗病能力的减弱，但气虚则是指单纯的功能减退，而阳虚则是在气虚的基础上进一步发展，出现了阳气虚少，所以气虚属于阳虚的范畴，气虚可发展为阳虚，但气虚则不一定阳虚。其区别在于：气虚是虚而无寒象，而阳虚则是虚而有寒象。

由于气与血、津液的关系极为密切，因而在气虚的情况下，必然会影响血和津液，从而引起血和津液的多种病变。如气虚可导致血虚、血瘀和出血，也可引起津液的代谢障碍，如脾气虚不能运化水湿而形成痰饮、水肿等。

二、气陷

气陷为气虚病机之一，是以气的升举无力，应升反降为主要特征的一种病理变化。气陷多因气虚进一步发展而来。脾宜升则健，脾气虚，易导致气陷，常称"中气下陷"。机体内脏位置的相对恒定，全赖于气的正常升降出入运动。所以，在气虚而升举力量减弱的情况下，就会引起某些内脏的下垂，如胃下垂、肾下垂、子宫脱垂、脱肛等，还可伴见腰腹胀满重坠、便意频频，以及短气乏力、语声低微、脉弱无力等症。

三、气脱

气脱是指气虚之极而有脱失消亡之危的一种病理变化。由于体内气血津液严重损耗，以致脏腑生理功能极度衰退，真气外泄而陷于脱绝危亡之境。气脱有虚脱、暴脱之分：精气逐渐消耗，引起脏腑功能极度衰竭者，为虚脱；精气骤然消耗殆尽；引起阴竭阳亡者，为暴脱。如心气虚脱则心神浮越，脉微细欲绝；肝气虚脱则目视昏蒙，四肢微搐；脾气虚脱则肌肉大脱，泄利不止；肺气虚脱则呼吸息高，鼾声如雷；肾气虚脱则诸液滑遗，呼气困难。阴气暴脱则肤皱眶陷，烦躁昏谵；阳气暴脱则冷汗如珠，四肢厥逆等。

四、气滞

气滞是指某些脏腑经络或局部气机郁滞的病理变化。气滞主要是由于情志内郁，或痰、湿、食、积、瘀血等阻滞，以及外伤侵袭、跌仆闪挫等因素，使气机阻滞而不畅，从而导致相应脏腑经络的功能失调或障碍所致，以闷胀、疼痛为其临床特点。由于人体气机升降出入多与肝主疏泄、肺主宣降、脾主升清、胃主降浊，以及肠主泌别传导功能有关，故气滞多与这些脏腑功能失调有关。气行则血行，气滞则血瘀；气行水亦行，气滞则水停。所以，气滞可以引起血瘀、水停，形成瘀血、痰饮、水肿等病理变化。

五、气逆

气逆是气机逆乱、失常之统称。气逆，主要指气机上逆，是气机升降失常，脏腑之气逆乱的一种病理变化。气逆多由情志所伤，或因饮食寒温不适，或因痰浊壅阻等所致。气逆最常见于肺、胃和肝等脏腑。肺以清肃下降为顺，若肺气逆，则肺失肃降，发为咳逆上气。胃气宜降则和，若胃气逆，则胃失和降，发为恶心、呕吐、嗳气、呃逆。肝主升发，若肝气逆，则升发太过，发为头痛胀，面红目赤而易怒。由于肝为刚脏，主动主升，且又为藏血之脏，因此，在肝气上逆时，甚则可导致血随气逆，或为咯血、吐血，或壅遏清窍而致昏厥。肝气主调达，其气逆也可出现横逆的现象，导致横逆犯脾（胃）影响胃之和降以及脾之升清运化；或者肝气上逆犯肺，影响肺之肃降。一般来说，气逆于上，以实为主，但也有因虚而气上逆者。如肺虚而失肃降或肾不纳气，都可导致肺气上逆，胃虚失降也能导致胃气上逆，均属因虚而气逆。

六、气闭

气闭是脏腑经络气机闭塞不通的一种病理变化。气闭多是外邪，如风寒、湿热、痰浊等邪毒，深陷于脏腑或郁闭于经络，以致某一官窍失其通顺。如心气内闭则谵语癫狂，神昏痉厥；胸肺气闭，则胸痹结胸，气喘声哑；膀胱气闭则小便不通；大肠气闭则大便秘结；经络气闭则关节疼痛。其中以心闭神昏最为严重，一般所说的闭证，主要是指心气内闭而言。

第二节　血的病变

血的病变，主要表现为血液的生成不足或耗损太过、血液的运行失常以及血液濡养功能减退等几个方面。血之紊乱包括血虚、血瘀、血热和血寒。

一、血虚

血虚是指血液不足，濡养功能减退的一种病理变化。其形成的原因如下。一是失血过多，如吐血、衄血、月经过多、外伤出血等使体内血液大量丧失，而新血又不能及时生成和补充。二是血液生化不足。脾胃为气血生化之源，脾胃虚弱，化源不足，导致生成的血液减少，或化生血液的功能减弱。三是久病不愈，慢性消耗等因素而致营血暗耗。四是瘀血阻滞，瘀血不去则新血不生，最终导致全身血虚。

血是维持人体生命活动的重要物质之一，对人体具有营养作用。因此，血液亏虚不能营养脏腑组织，必然导致全身或局部失于营养，生理功能逐渐减退等病理变化。其临床表现以眩晕，面色不华，唇、舌、爪甲淡白无华为重要特征。

由于心主血，肝藏血，脾为气血生化之源，肾精能化血，所以血虚多与心、肝、脾、肾等脏功能失调关系密切。血虚与阴虚同属阴血不足，但血虚是虚而无热象，而阴虚是虚而有热象。两者在病机上既有联系又有区别。

二、血瘀

血瘀是指瘀血内阻，血行不畅的一种病理变化。气滞而致血行受阻，或气虚而血运迟缓，或痰浊阻于脉络，或寒邪入血，血寒而凝，或邪热入血，煎熬血液等，均足以形成血瘀，甚则血液瘀结而成瘀血。所以，瘀血是血瘀的病理产物，而在瘀血形成之后，又可阻于脉络，而成为血瘀的一种原因。

血瘀的病机主要是血行不畅。瘀血阻滞在脏腑、经络等某一局部时，则发为疼痛，痛有定处，得寒温而不减，甚则可形成肿块，称之为癥；同时，可伴见面目黧黑、肌肤甲错、唇舌紫暗以及瘀斑等血行迟缓和血液瘀滞的现象。

血瘀反过来又可加剧气机的郁滞，从而形成气滞导致血瘀，血瘀导致气滞的恶性循环。由于血瘀与气虚、气滞、血寒、血热等在病理上相互影响，所以血瘀除有寒热之别外，常常出现血瘀兼气虚、血瘀兼气滞、血瘀兼血虚等病理改变。

三、血热

血热是指血分有热，血行加速，甚则出血的一种病理变化。血热多由外感热邪侵袭机体，或外感寒邪入里化热，伤及血分，以及情志郁结，郁久化火，火热内生，伤及血分所致。

由于血得温则行，故在血热的情况下，血液运行加速，甚则灼伤脉络，迫血妄行，邪热又可煎熬阴血和津液。所以，血热的病理变化，以既有热象，又有耗血、动血及伤阴为特征。

四、血寒

血寒是血分有寒，血行迟缓的一种病理变化，多因寒邪侵袭或阳虚内寒所致，以肢体手足麻木冷痛，心腹怕冷，腹有块痛，得温则减，女子月经不调为其病变特征。

第三节　津液的病变

津液是人体一切正常水液的总称。津液包括各脏腑组织的正常体液和正常的分泌物，如胃液、肠液、唾液、关节液等。

津液的病变包括津液不足和津液代谢失常。津液代谢失常是指津液的生成、输布和排泄失去平衡，从而出现津液的生成不足，或是输布失常，排泄障碍，以致津液在体内的环流缓慢，形成水液潴留、停阻、泛滥等病理变化。津液的代谢，是一个复杂的生理过程，由多个脏腑的多种生理功能相互协调，才能维持正常的代谢平衡，其中与肺、脾、肾的关系更为密切。所以，肺、脾、肾等脏腑中，任何一脏或任何一种生理功能的异常，均能导致津液的代谢失常，形成体内津液不足，或是津液在体内潴留，从而内生水湿或痰饮。

一、津液不足

津液不足，是指津液在数量上的亏少，失其濡润滋养作用，进而导致内则脏腑，外而孔窍、皮毛的一系列干燥失润的病理变化。津液不足多由燥热之邪或五志之火，或高热、多汗、吐泻、多尿、失血，或过用辛燥之剂等引起津液耗伤所致。

由于津液亏损程度不同，津液不足的病理变化有伤津和伤阴之分。津和液，在性状、分布部位、生理功能等方面均有所不同，因而津液不足的病机及临床表现，也存在着一定的差异。津较清稀，流动性较大，内则充盈血脉，润泽脏腑，外则达于皮毛和孔窍，易于耗散，也易于补充。如炎夏而多汗，或因高热而口渴引饮，气候干燥的季节而见口、鼻、皮肤干燥，大吐、大泻、多尿时出现的目陷、指纹螺瘪，甚则手指、腿脚转筋等，均属于以伤津为主的临床表现。液较稠厚，流动性较小，是以濡养脏腑，充养骨髓、脑髓、脊髓，滑利关节为主，一般不易损耗，一旦亏损则亦不易迅速补充。如热病后期或久病伤阴，所见到的舌光红无苔或少苔，唇舌干燥而不引饮，形瘦肉脱，皮肤毛发枯槁，甚则肉瞤、手足震颤蠕动等，均属于阴液枯涸以及动风的临床表现。

伤津和脱液，在病机和临床表现方面虽然有所区别，但津液本为一体，二者相互为用，病理上互相影响。一般说来，轻者为伤津，重者为伤阴。伤津并不一定兼有伤阴，但伤阴则必兼有伤津。所以说，伤津乃伤阴之渐，伤阴乃津枯之甚。

由于津血同源，故津液亏乏或枯竭，必然导致阴血亏乏，出现血燥虚热内生或血燥生风等津枯血燥的病理改变。若津液耗损，使血液减少而血行郁滞不畅，从而发生血瘀之变，终致津亏血瘀。

二、津液的代谢输布与排泄异常

津液的代谢输布与排泄，有赖于气的升降出入运动。气的固摄和气化作用，可以控制和调节津液的生成与排泄。津液的输布与排泄障碍，是指津液得不到正常输布，导致津液在体内环流迟缓，或在体内某一局部发生潴留，因而津液不化，水湿内生，酿成痰饮的一种病理变化。导致津液输布障碍的原因很多，涉及肺的宣发和肃降、脾的运化和散精、肝的疏泄条达和三焦的水道是否通利等各个方面，但其中最主要的是脾的运化功能障碍。津液的输布和排泄，是津液代谢中的两个重要环节。津液的输布和排泄的功能障碍，虽然各有不同，但其结果都能导致津液在体内不正常的停滞，成为内生水湿、痰饮等病理产物的根本原因，从而形成湿浊困阻、痰饮凝聚和水液潴留等病理变化。

（一）湿浊困阻

湿浊困阻虽为肺、脾、肾等相关为病，但以脾不运湿为要。湿之为病最多，《医原记略》曰："其为害最缓，最隐，而难觉察也……在经多见肿而冷，或腰背强，头重如裹，或肢作困，为疮为疡，湿性缠绵，或全身疼，浮肿、痹证、痿痹，种种为病；入里则气机壅塞，为胀为痞，或温湿寒热、湿痰泄泻，为病不一。"

（二）痰饮凝聚

痰与饮都是脏腑功能失调，津液代谢障碍，以致水湿停聚而形成的病理产物，又是多种疾患的致病因素，导致复杂的病理变化。

痰证多指水液凝结，质地稠厚，停聚于脏腑、经络、组织之间而引起的病证。痰证常由外感六淫，内伤七情，导致脏腑功能失调而产生。临床可见咳嗽咯痰，痰质黏稠，胸脘满闷，纳呆呕恶，头晕目眩，或神昏癫狂，喉中痰鸣，或肢体麻木，见瘰疬、瘿瘤、乳癖、痰核等证候。而饮证是指水饮质地清稀，停滞于脏腑组织之间所表现的病证。饮证多由脏腑功能衰退障碍等原因引起。临床可见咳嗽气喘，痰多而稀，胸闷心悸，甚或倚息不能平卧，或脘腹痞胀，水声漉漉，泛吐清水，或头晕目眩，小便不利，肢体浮肿，沉重酸困等证候。

（三）水液潴留

水液潴留多由肺、脾、肾等脏腑功能失调，水液代谢障碍，从而使水液潴留体内，而发为水肿。水液泛溢肌肤，则头面、眼睑、四肢浮肿，甚则全身水肿。若水邪潴留腹腔，则腹肿胀大，发为腹水。

气可以化水，水停则气阻。津液代谢障碍，水湿痰饮潴留，可导致气机阻滞的病理变化。如水饮阻肺，肺气壅滞，宣降失职，可见胸满咳嗽、喘促不能平卧；水饮凌心，阻遏心气，心阳被抑，则可见心悸、心痛；水饮停滞中焦，阻遏脾胃气机，可致清气不升，浊气不降，而见头昏困倦、脘腹胀满、纳化呆滞；水饮停于四肢，则可使经脉阻滞，表现为肢体沉重胀痛等临床表现。

第四节　精的病变

精是构成人体和维持人体生命活动的精微物质。精能生气，气能生神，精满则气壮，气壮则神旺，神旺则身健，身健而少病，内则五脏敷华，外则肌肤润泽，容颜光彩，耳目聪明，老当益壮。因而，精病多亏虚。肾为人体阴阳之根本，为藏精之本，因此，精病又归结于肾，其病理变化可以参考前述肾病的辨证。

肾精根据其功能表现可分肾阴或肾阳，其虚则表现为肾阴虚或者肾阳虚，当其他脏腑阴阳虚日久，或久病，都会耗伤肾阴、肾阳而致肾阴不足或肾阳不足之证，即真阴不足、真阳不足，最终导致肾精之亏虚。

精亏不足主要影响以下功能。

一、繁衍生殖

生殖之精与生俱来，为生命起源的原始物质，具有繁衍后代的作用。这种具有生殖能力的精，称为"天癸"。男子二八天癸至，精气溢泻；女子二七而天癸至，月事应时而下。精盈而天癸至，则具有生殖能力。男女媾精，阴阳和调，胎孕方成，故能有子而繁衍后代；侯至老年，精气衰微，天癸竭而地道不通，则丧失了生殖繁衍能力。由此可见，精是繁衍后代的物质基础，肾精充足，则生殖能力强；肾精不足，就会导致生殖能力低下。故补肾填精是临床上治疗不育、不孕等生殖功能低下的重要方法。

二、生长发育

人之生，始于精，由精而成形，精是胚胎形成和发育的物质基础。人出生之后，犹赖精的充养，才能维持正常的生长发育。随着精气由盛而衰的变化，人则从幼年而青年而壮年而步入老年，呈现出生、长、壮、老、已的生命运动规律；先天之精不足可见小儿生长发育延迟，出现五迟、五软等；后天不注意摄生，大量消耗人体之精，后天之精补充不足则可见机体功能过早减退、早衰等。如上是临床上补肾以治疗五软、五迟等长发育障碍和防治早衰的理论依据。

三、生髓化血

肾藏精，精生髓，脑为髓海。故肾精充盛，则脑髓充足而肢体行动灵活，耳目聪敏。精盈髓充则脑自健，脑健则能生智慧，强意志，利耳目，轻身延年。故防治老年性痴呆多从补肾益髓入手。《素问·阴阳应象大论》记载"肾生骨髓"，髓居骨中，骨赖髓以养。肾精充足，则骨髓充满，骨骼因得髓之滋养而坚固有力，运动轻捷。齿为骨之余，牙齿亦赖肾精生髓而充养，肾精充足则牙齿坚固而有光泽。肾精不足则可见骨骼失养、骨质疏松、牙齿松动脱落；生髓不足可见头晕神疲、智力减退。

精生髓，髓可化血。《景岳全书·血证》曰："然人之初生，必从精始，精之与血，若乎非类。而丹家曰：涕、唾、精、津、汗、血、液，七般灵物总属阴……而血即精之属也。但精藏于肾，所蕴不多，而血富于冲，所至皆是。盖其……生化于脾，总统于心，藏受于肝，宣布于肺，施泄于肾，灌溉一身，无所不及。"精足则血充，故有精血同源之说。故临床上用血肉有情之品补益精髓治疗血虚证。

四、濡润脏腑

人以水谷为本，受水谷之气以生。饮食经脾胃消化吸收，转化为精。水谷精微不断输布到五脏六腑等全身各组织器官之中，起着滋养作用，维持人体的正常生理活动，其剩余部分则归藏于肾，储以备用。肾中所藏之精，既贮藏又输泄，如此生生不息。中医有"久病必穷肾"之说，故疾病末期常补益肾之阴精以治。

第四篇

诊治概论

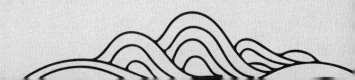

近代中医学习西医的分科法，把诊断疾病与治疗疾病分为两个科目——诊断学与治疗学。治疗学的内容又散见于伤寒、温病、内科、妇科、儿科等。但中医学的最大特点之一是辨证论治。但要谈及辨证，就无法与治疗分开，分开的结果就会造成辨证论治体系的支离破碎，使六经辨证论治仅见于《伤寒论》《金匮要略》，三焦和卫气营血辨证论治仅见于《温病学》，脏腑辨证论治仅见于《内科学》。其实，《妇科学》《儿科学》等，也无不遵循相同的辨证论治原则。一个掌握了整个中医辨证论治理论体系的中医，无不能通治内、妇、儿各科疾病。

辨证论治理论的建立与发展经历了近两千年的历程，而每一种辨治理论都是诊、治的高度结合，具有极强的特异性及不可分割性。比如《伤寒论》建立的六经辨证论治体系，以"辨某某病脉证并治"分为六个单元，只有把每一个病的诊与治的奥秘学通透了，才能最便捷、最全面地把握六经辨证论治的精神。如若把它分割为辨证与论治两部分，再分别谈其中六个单元的辨与治的内容，显然势必相互重复，且不利理解记忆。

更何况，每一种辨证论治理论不仅对某一类疾病（如六经辨证论治体系对伤寒病）的诊治有效，更普遍适用于所有病机相同的疾病（这就是中医能够做到"异病同治"的根源）。试想，把庞大的中医辨证论治理论体系一个个分裂开来，再像西医那样分成诊断与治疗两个学科，结果是什么？除了学科间交叉重叠、浪费大量学时之外，尤其严重的是割裂了中医这一理论的灵魂——理论缔造者们对人与天地气化时空的活泼灵动的理性思维。须知，中医理论是自成体系，不是西方医学所能企及的，当然不能用西医的分科法来生搬硬套。半个多世纪的中医药院校教学史已然证明了这一点。

是故本教材把诊与治并提，还其本来面目。既使辨证论治理论一气贯通，便于理解记忆，又节省了学时。

第十一章　诊　法

诊断疾病就是认识疾病。诊断疾病的过程就是认识疾病的过程。疾病的发生、发展不是静止或孤立的现象，必须全面地、整体地、动态地、辩证地认识疾病。中医认识疾病的方法与过程称为辨证，辨清病证之后，才能个性治疗，即对每个患者采取针对性的个别治疗。这是中医治病的最大特点。

辨证，首先要采集病史，主要方法是"四诊"，包括"望、闻、问、切"，四者必须合参，才能最大限度地掌握第一手临床资料。四诊一般遵循"问诊先行，望闻结合，切诊殿后"的原则。《黄帝内经》《伤寒论》《金匮要略》垂范千古，无不反复辨证，备详症状，故脉诊必与证合参，方遵法度。

四诊内容纷繁，难以概述万病之症状，在进行四诊的过程中，但以把握病因、病位、病象、病势四大纲领为要。

本章以概述四诊采集病史、病症内容为主，其各证之辨证或病因、病机的表述则从简或忽略，以免与前述"病因病机"部分及后述"辨证论治"部分重叠。读者宜前后联系对照理解。

第一节　问　诊

问诊在诊法中占有极为重要的地位。诸如患者的发病时间、发病原因、发病经过，及既往曾患何病（既往病史），还包括体质禀赋、性格特点、生活习惯、五味偏嗜等与疾病有关的情况，只能通过问诊才能了解。这些有关资料也是其他诊法（望、闻、切）所难以获得的。因此，历代医家都把问诊放在第一位。《黄帝内经》就很重视问诊，并批评一些医生不进行问诊，只靠切脉看病，是医生四大过失之一。如《素问·徵四失论》说："诊病不问其始，忧患饮食之失节，起居之过度，或伤于毒，不先言此，卒持寸口，何病能中，妄言作名，为粗所穷，此治之四失也。"张景岳很重视问诊在临证中的地位。他在《景岳全书·传忠录》把问诊内容概括为"十问"，并指出："十问者，乃诊治之要领，临证之首务也。明此十问，则六变具存而万病形情，俱在吾目中矣。"明·李中梓在《诊家正眼·先问明然后诊脉》则指明应"先问后诊"，清·陈修园在《医学实在易·问证》中强调"问证是医家第一要事"。

问诊，应首先询问患者最感痛苦的症状，即主要病痛。有时患者会罗列一大堆病痛，自己分不清哪一病痛突出。此时，医生应结合已掌握的病情资料，对比分析，然后找出患者的主要症状，再围绕与这一主症相关的脏腑、经络、气血津液等方面进行有目的地询问，方能在纷乱的病症中把握主症。

围绕主症进行更深层次的询问，辨明病因、病位、病象、病势，这个过程体现的是医者的思路与技巧。

除了面对危重急症病患必须争分夺秒及时抢救者外，均应详细全面问诊。

问诊的主要内容如下。

一、问一般情况

问姓名、性别、年龄、民族、籍贯、婚姻状况、职业等。

有些疾病只见于或多见于女性，有些疾病则只见于或多见于男性。有些疾病只见于或多见于小儿，而不见或少见于成年人。其他如职业和工作环境、籍贯、生活习惯等都与某些疾病的发生有一定关系。所以，对一般情况的问诊也不应忽视。

二、问个人生活习惯与状况

个人的起居习惯，饮食偏嗜，学习、工作、家庭环境的逆顺，对某些疾病有直接影响。如平素喜暖怕冷者，多为阴气偏盛体质，其病则易于偏虚、偏寒；平素喜凉怕热，多为阳盛体质，其病则易于偏实、偏热。素喜酒茶者，病多痰湿。平素体弱，气血不充，证多属虚；素体壮盛，气血充实，证多属实。某些疾病，如情志疾病，即与生活环境的不良影响，心情苦闷有关。明·李梴《医学入门》说："当问所处顺否，所处顺则性情和而气血易调；所处逆，则气血怫郁。"这些都是问诊时应注意的内容。

三、问过去病史、家族病史

患者过去所患疾病，往往与当前病证有因果关系，或属旧病复发。因此，过去病史对当前疾病的诊断极有参考意义。家族中成员的病史均应有所了解。

四、问现病史

问现病史又称"刻诊"，据陈修园《十问歌》所述内容，分述如下。

（一）问寒热

问寒热是问患者怕风、怕冷或怕热、发热（体温升高）情况。

怕风吹，称恶风；无风而寒，得暖不减，称恶寒；二者兼而有之谓恶风寒。平素体弱怕冷，得暖而减，称形寒或畏冷（包括身寒、手足寒）。

发热，为体温升高。37～38℃为低度发热，38.1～39℃为中度热，39.1～40℃为高热，40℃以上为过高热。

寒、热在症状上可表现为"恶寒发热""但热不寒""但寒不热"和"寒热往来""潮热"等类型，在病机上有外感内伤之分和真假之别。

1.恶寒发热 为恶风寒与发热并见。恶寒发热多见于外感病初期，外邪束表，是正邪相争的反映。重者多伴有寒战，甚至手足冰冷。

2.但热不寒 为发热而不恶寒。热盛肌肤灼手为壮热；发热定时而作如潮汐之来，称为潮热。但热不寒是热邪炽盛或寒邪郁阳化热的表现。

3.往来寒热 是恶寒与发热交替而作，即寒已而热，热已而寒，发作有定时或作无定时。往来寒热是正邪交争于半表半里的症状。

4.但寒不热 患者只出现恶风、恶寒而无发热，是寒邪在里之症。

（二）问汗

问患者有汗、无汗，以及汗出时间、汗出多少、汗出部位，及汗出时伴有的症状等。

汗有少汗、汗出不透、多汗、大汗、漏汗、脱汗、战汗、自汗、盗汗、头汗、手足汗、腋汗、半身汗等表现。

1. 自汗　是指不因劳动、天热、厚衣被等因素而经常汗自出，称为自汗（自知出汗），为表虚之象。

2. 盗汗　又称"寝汗"，即睡时汗出，醒来即止，汗出不自知，为阴虚内热之象。

3. 大汗　即大量汗出，为里热炽盛之象。

4. 漏汗　汗出不止如漏，为大虚之候。

5. 脱汗　又称绝汗，常表现为大汗淋漓，汗出如珠，或汗出如油等，为亡阴亡阳、阴阳离决之危象。

6. 战汗　是先恶寒战栗而后汗出。战汗是正气驱邪外出，邪从汗解之象。

7. 头汗　指汗出仅限于头面部、颈项以上，或腰以上，而他处无汗。头汗是湿邪郁遏之象。

8. 半身汗出　是汗出偏身之左侧，或身之右侧。半身汗出又称汗出偏沮，是中风偏枯之兆。

9. 手足心汗　汗出量少或青少年汗手、汗足，无其他伴随症状者，不属病态。但若手足心汗过多，并伴有某些全身症状者，即属病态，当全面辨证。

（三）问疼痛

疼痛是临床常见症状之一，多种病证均可出现疼痛。由于产生疼痛的病因、病机不同，因而疼痛的部位、性质、发作时间、持续时间、严重程度等不尽相同，均须细辨。但疼痛总因经络气血的郁闭滞涩所致，不通则痛，通则不痛。

痛的性质，有胀痛、灼痛（属热）、紧痛、冷痛（属寒）、抽掣样痛、昏痛（属风）、重痛（属湿）、刺痛及刀绞样痛（属瘀）、闷痛及隐痛（病较轻）、剧痛（病重），喜按（属虚）、拒按（属实）等。此为共性，诸痛均然，应予细辨。

以下就痛的部位分述之。

1. 头痛　十二经脉和奇经八脉都直接或间接分布于头面。因此，人体脏腑、经络、精、神、气、血、津液等病变，都可能反映于头，而引起头痛、头昏等症状的发生，是临床最常见的症状之一。

头痛部位有前额眉棱骨痛、巅顶痛、后脑痛、项背痛、头角痛、偏头痛或昏晕等。有的头痛发作时间有规律（如每于月经来潮发作），有的病史可长达数十年以上。

头痛时作，痛连项背，多见于风寒头痛；头痛如裹，多见于风湿头痛；头痛而眩，多见于肝阳头痛；头脑空痛，多见于肾虚头痛；头痛绵绵，多见于气虚头痛；头痛而晕，多见于血虚头痛；头痛昏蒙沉重，多见于痰浊头痛；头部刺痛，固定不移，或头部有外伤史，多见于瘀血头痛。

2. 身痛　外感风寒湿邪郁闭肌腠经络常致全身痛楚或沉重。

3. 胸痛　胸痛与心、肺关系密切，常见于胸痹心痛、肺系诸疾和跌仆损伤等。又胸痛常向肩、背部或胁部放散。

4. 胁痛　胁为肝胆二经分布的部位。所以，胁痛多与肝胆二经及其所属脏腑有关。

5. 胃脘痛　胃脘痛是以上腹部为主，从剑突下至脐上部位（上、中、下三脘）的疼痛，也称胃痛。古籍所称心腹痛、心痛、心下痛等，多包括胃脘痛在内。

6. 腹痛　腹痛是泛指脐部（含脐周）及脐以下的腹部作痛。根据疼痛的部位不同，又有当脐痛、脐腹痛、小腹痛（痛在脐下腹部）、少腹痛（痛在小腹脐下部）等。

7. 腰痛　腰为肾之外府，所以腰痛一症多与肾病有关。风湿骨痛、跌打损伤亦常以腰为好发部位。

8. 四肢痛　四肢痛，多因风寒湿之邪着于筋骨、肌肉、关节或血亏筋脉失养所致，还可以出现酸痛、僵痛、拘挛变形等。

（四）问饮食

1. 问饮　主要包括有无口干口渴，饮水多少，喜凉饮或热饮，及有无夜间咽干，是否需要饮水或但欲漱水不欲咽。口渴多与阴津亏损有关，也有气化不足、津不上承所致者。

2. 问食　主要包括食欲是否正常，有无消谷善饥、多饮多食，有无厌食、厌油，是否口淡乏味，有无饥饿感或饥而不欲食，是否食少，食后是否饱胀，饱胀持续多长时间，有何特殊嗜好等。进食异常多为脾胃功能失常所致。

3. 问口味　指患者自觉口中气味异常，如口苦属胆热，口甜、口腻、口臭多属脾家湿热，口酸属肝，口咸属肾，口淡或口中木不知味属脾虚等。

4. 问呕吐　有声有物为呕；无声有物为吐；有声无物为哕。病在上脘，食入即吐，不得入于胃，呕多于吐；病在中脘，食已后吐，呕吐并作，饮食皆出；病在下脘，食久后吐，呕少于吐。

（五）问二便

1. 大便　大便色正黄，不软不硬，呈香蕉状，排便通畅，便后肛门干净，用手纸少，日一二次为正常。

大便干结难下为便秘；稀溏次多为泄泻。便色深黄、黑色为热；浅黄、灰白属寒；青绿酸馊臭为食滞。肛门坠胀欲便难下称里急后重，因湿热内阻，肠道气滞所致；便下脓血伴腹痛里急后重为痢疾。便前出血是近血，多由大肠湿热，或大肠风燥，伤及血络所致；便后出血是远血，多由脾虚不能统摄血液，或瘀阻胃络所致。腹泻，便前腹痛，便后痛减称痛泻。里急欲便，频频如厕而不得便称努责虚坐。便后肛门脱垂称脱肛，见于脾虚气陷或大肠湿热等证。大便不能自控称大便失禁（遗屎），属脾肾阳虚。大便黄褐如糜而臭，多属大肠湿热。大便颜色灰白如陶土，溏结不调者，多见于黄疸。

2. 小便　小便色淡黄、清亮、畅利为正常。一般正常情况下，每个成年人每天排尿约 5 次，夜尿 0～1 次，24 小时尿量为 1000～1800mL。

尿色深为热；尿清为寒；次数增加为尿频；小便窘急称尿急；尿时灼热疼痛称尿灼痛；24 小时尿量少于 500mL 为尿少；小便点滴不畅称癃；小便不通或 24 小时尿量少于 50mL 为尿闭；小便余沥为肾气亏虚；小便失禁，遗尿属肾关不固；尿如米泔或为小儿消化不良兼风寒外感，或为丝虫病感染；血尿原因较多（湿、热、瘀、虚），当辨证求之。

（六）问睡眠

问睡眠主要问有无失眠或多睡、嗜睡情况。失眠是指睡眠时间过少，或难以入睡，或睡而易醒、早醒。多睡、嗜睡是指睡眠时间过多，有的甚至在白天稍一安静即不自主地入睡。危重患者昏睡呼之不醒须紧急处理。

睡后易醒，不易再睡者，多属心脾两虚；心烦不寐，甚至彻夜不眠者，多为心肾不交。入睡而时时惊醒，不易安卧者，多见于胆郁痰扰。失眠而频频太息，伴情绪异常，为肝气郁结，心气不宁。夜卧不安，难以入眠，伴脘腹胀闷、嗳气频作、矢气恶臭者，多为食滞内停。

困倦嗜睡，头目昏沉，胸闷脘痞，肢体困重者，多是痰湿困脾，清阳不升所致。饭后困倦嗜睡，纳呆腹胀，少气懒言者，多因脾失健运，清阳不升，脑失所养引起。精神极度疲惫，神识朦胧，困倦易睡，肢冷脉微者，多因心肾阳虚，神失温养所致。

（七）问经带胎产

女性有月经、带下、妊娠、产育等生理特点。凡女性患者就诊，即使对一般疾病也当了解上述几方面的情况，尤其是月经和带下更为重要。

1. 月经　主要询问月经的周期、行经的天数、经量、经色、经质及围经期的伴随症状。末次月经的日期，以及初潮或停经的年龄均属当问之列。

（1）经期：月经周期一般为 28 天左右，提前或推迟在一周内属正常，超过或推迟一周称为"月经先期"或"月经后期"，若时先时后不定者，称"先后不定期"。先期者多因血热妄行，或气虚不摄而致；后期者多因血虚、血瘀而致；先后不定期，多因肝气郁滞，气机逆乱，或脾肾虚损，冲任失调，血海蓄溢失常所致。行经一般为 3～4 天，少数为 5～6 天。月经两月一至称"并月"，三月一潮称为"季经"，有极少数妇女终身不见月经，但也正常妊娠生育的，称为"暗经"，均属于生理上的异常现象，不作病论。

（2）经量：由于个体素质、年龄的不同，在正常情况下，经量有相对的多或少的差异，均为生理范围。若经量超过了生理范围，称为月经过多。经血大下不止者又称"崩"，久久点滴不净为"漏"。月经过多多因血热内扰，迫血妄行；或因气虚，冲任不固，经血失约；或因瘀血阻滞冲任，血不归经所致。少于正常量，称为月经过少。若停经超过三个月，而又未妊娠者，称为闭经。闭经多因营血不足，或肾气亏虚，精血不足，血海不盈，或因寒凝、血瘀、痰湿阻滞，血行不畅所致。

（3）色质：正常月经色正红，质地不稀不稠，亦不夹杂血块。经色淡红质稀，多为血少不荣；经色深红质稠，多为血热内炽；经色暗红或紫，夹有血块，多为血瘀。

2. 带下 正常情况下，妇女阴道内应有少量乳白色、无臭的分泌物，有濡润阴道壁的作用。若分泌过多或缠绵不绝，即为带下。

问带下，应注意了解带下量的多少，色（白、黄、青、赤或五色带等）、质（稀薄、浓稠、豆渣样等）和气味（腥、臭、酸腐等）。一般情况下，带下色深，质地黏稠，有臭味，多属实热；质稀或有腥味者，多属虚寒。治带下，应据全身状况辨其脏腑阴阳之虚，湿、热、浊邪之盛以治。

3. 胎产 妊娠期间呕吐称为恶阻，主要由于胎气上逆，胃失和降所致。妊娠浮肿为子肿，多由脾肾阳虚，水湿不化，或气滞湿停所致。妊娠抽搐为子痫，多因肝风内动，或痰火上扰所致。妊娠下血为胎漏，多由肾虚、血热、气血虚弱或血瘀导致冲任损伤、胎元不固所致。此外，产后恶露等，均须详问。孕后腰腹痛，见红者为胎动不安，要防堕胎。

现代临床还须问孕次、产次及是否流产等。

（八）问小儿

小儿科称为"哑科"。小儿或不能自述，或叙述不清，所以主要依靠询问亲属和望、闻、切诊。

问小儿病，除一般问诊的有关内容外，还要询问出生前后（包括孕育期和产乳期）的情况，是否患过麻疹、水痘，有无高烧、惊厥史，曾做过哪些预防接种，有无与传染病者接触，采用什么喂养方法，出牙、走路、学语的迟早，以及父母健康情况，有无遗传的疾病，小儿常接触的人有无特殊的疾患等。

小儿的生理特点使其对某些致病因素反应较为敏感。如小儿脏腑娇嫩，抗病能力弱，易受寒、热等气候、环境影响，易感受外邪，以致感冒、咳嗽、肺炎咳喘等；小儿脾胃薄弱，运化功能尚未健全，且小儿生长发育对水谷精微需求迫切，加之小儿饮食无节制，易伤食而出现积滞、呕吐、腹泻等症；小儿脑神发育不完善，易受惊吓，而见哭闹、惊叫、夜啼，甚至出现惊风抽搐等表现。关于发病的原因，如有无受惊、着凉、伤食等，都须根据病情逐一细问。

【附】清·陈修园《十问歌》
一问寒热二问汗，三问头身四问便，
五问饮食六胸腹，七聋八渴俱当辨，
九问旧病十问因，再兼服药参机变，
妇人尤必问经期，迟速闭崩皆可见，
再添片语告儿科，天花麻疹全占验。

第二节 望 诊

望诊，是医生对患者的神、色、形、态及其分泌物、排泄物等的观察，从而获取病情资料的一种诊察方法。

一、望神

神，一指人的精神，二指人体阴阳、脏腑气血盛衰显现于外的各种征象。但无论是精神活动之神，还是阴阳脏腑气血征象之神，都是以人体元气为物质基础的，是元气盛衰的反映，所以神的变化对于判断疾病轻重、预后善恶，有着十分重要的意义。《素问·移精变气论》云"得神者昌，失神者亡"，足见望神的重要性。

望神主要观察患者的精神情况，神志是否清楚，反映是否灵活。望神的重点是观察患者的眼神。由于"五脏六腑之精气皆上注于目"，"神藏于心，外候在目"，目是人体的一面镜子。从眼神的变化，可察知人体精气盛衰存亡的情况。

正常人目光灵动，神志清楚，言语清亮，为有神，又称"得神"。患者神的异常情况大致有三种。

1. 少神 患者精神不振，目光晦滞，面色少华，少气懒言。

2. 失神 患者两目呆滞，表情淡漠，甚至神志不清，言语无伦等为失神。

3. 假神 久病而重危的患者，突然精神转佳，言语不休，索饮索食，呼吸平匀，如同常人，这是阴阳离决，行将死亡时出现的假象，俗称"回光返照"。当重危患者出现假神时，经过短暂时间即告死亡。

望神对于癫、狂、痫的患者，则又别论。

二、望面

望面色，是指观察面部的颜色和光泽，即色泽，又称气色，神色。《灵枢·邪气脏腑病形》曰："十二经脉，三百六十五络，其血气皆上注于面而走空窍。"因此，面部的色泽，反映了脏腑经络气血的盛衰。

中国人正常面色是微黄红润，但由于禀赋有异，地域有别，及季节、气候、职业的不同，面色也略有正常范围内的差异，或偏于黑，或偏于白，只要色现明润，即为正常之面色。

一般来说，面色明润光泽，是气血未衰，主病势轻浅，其病易愈；面色晦暗枯槁而无润泽之象，是气血已伤，主病势深重，其病难愈。

临床常见的五官、五色与六淫之邪、脏腑所伤，均如影随形，总以病有浅深之殊，所应亦各有异，当在后文其他诊法的面诊中详述，兹从略。

三、望形态

望躯体的形象与动静之情态。

（一）从六淫望躯体形态

1. 风　风性筋急，风主动摇，猝倒、痉、痫、角弓反张、四肢抽掣、口眼㖞僻、头摇弄舌、目睛窜视，或目闭不张、张则眩晕均属之。《黄帝内经》所谓，诸风掉眩，诸暴强直，皆属于风是也。

2. 热　热性急迫，腹满胀急、按之如鼓、胸高气粗、膨膨若不能容者均属之。热又主熏蒸而致混乱，目中不了了，睛不和者均属之。《黄帝内经》所谓，诸热瞀瘛，诸腹胀大，皆属于热是也。

3. 湿　湿性壅滞，肢体肿满、目下如卧蚕状。《黄帝内经》所谓，诸湿肿满，皆属于脾是也。

4. 燥　燥主干枯，皮肤皴揭，鼻干唇裂。此为刘完素所补《黄帝内经》诸涩枯涸，干劲皴揭，皆属于燥是也。

5. 寒　寒主凝敛，项强拘挛。《黄帝内经》所谓，诸寒收引，皆属于肾是也。

6. 火　火性炎灼，疮疡斑疹。《黄帝内经》所谓，诸疮肿痛，皆属于火是也。

但血虚也有拘挛，不似寒之疼痛；阴虚也间现斑，不似火之焮赤为可据辨。

（二）从五脏望躯体形态

1. 从肝看　肝主筋，虚则筋脉不能自收持，膝部不能屈伸，行则偻附；绝则或筋弛而眼合，或筋急，舌卷，囊缩。

2. 从心看　心主血脉，虚则脉痿，枢折不能提挈，胫纵不能任地；绝则血液将枯，发直如妆。

3. 从肺看　肺主气，虚则不能布津，皮聚毛落，肺失气充，胸陷背曲；绝则阳气浮散，鼻鼾鼻扇，喘汗不收。

4. 从脾看　脾主四肢，眼皮也属其所司，虚则脾困眼息，四肢倦怠；绝则手撒，大肉尽脱。

5. 从肾看　肾主骨，为元阴元阳之根，虚则骨痿不能久立，行则振掉，腰软不能转摇；绝则天柱无力，而头倾视深；元阳败则汗如贯珠；元阴败则目睛直视，耳轮焦缩，齿长而垢。

（三）从六淫、五脏望动静之情态

风则汗出恶风，毛耸洒淅，疏泄而气不密也。

湿则精神疲倦，身重行迟，性缓而气机滞也。

燥则登高弃衣，谵妄失伦，胃实而气暴也。

火则狂越督乱，烦躁不宁，扰乱而神不藏也。

寒主气凝，故无汗恶寒，甚则寒栗鼓颔，无热蜷卧，欲得衣被向火。

热甚气宄，故蒸蒸发热，甚则扬手掷足，不欲近衣，反覆颠倒，神亦不安。

偏寒偏阴，喜卧向里；偏热偏阳，喜卧向外。

身大寒不欲近衣，乃假寒真热也；身大热反欲得近衣，乃假热真寒也。

阴盛格阳，反裸体欲坐井中，但饮水不欲咽；阳极似阴，反恶阳光，独闭户塞牖而处。此中疑似，当从同中之异，兼察色脉以辨之。

若循衣摸床，两手撮空，如理线状者，乃肝阴将竭，神出而魂乱也。

百合病有如神灵，为肺之魄神不藏。

太阴病终日寂寂，为脾之阳气不振。

心气虚者，叉手冒心。

心血虚者，烦躁失眠。

肾阳虚则但欲寐；肾阴虚则手足躁扰。

更有病因七情，内扰五脏，神志失常态，如肺之悲伤欲哭、肝之暴怒呕逆、心之狂笑、脾之忧思沉寂、肾之惕惕如人将捕之状。

综而论之，形状虽繁，要不外乎虚实两端，形状强实者病多有余，形状虚怯者病多不足。更能视其特征，察其所主，则六气五脏之所属不难望而得知矣。

四、望头颈、五官、九窍

（一）望头

小儿囟门须察有无下陷（囟陷），或高突（囟填），或迟闭。囟填多因热邪炽盛，火毒上攻，或颅内水液停聚，或脑髓有病所致。囟陷多因吐泻伤津，气血不足，或先天肾精亏虚，脑髓失充所致。但6个月以内的婴儿囟门微陷属正常。迟闭为先天胎赋不足，肾精亏虚，或后天脾胃失调，生化无源，骨骼失养的表现。老人头摇，多属肝阳化风、虚风内动之兆。头颅增大，颅缝开裂，颜面较小，智力低下者，多因先天不足，肾阳虚衰所致。头颅狭小，头顶尖圆，颅缝早合，智力低下者，多因肾精不足，颅骨发育不良所致。他如面目浮肿，或腮肿（痄腮），均在当察之列。

（二）望颈

望颈主要看瘿瘤，瘰疬，颈动脉搏动。

（三）望发

发为血之余。头发浓密光泽为肾气盛，精血足，反之则稀疏枯黄。大片脱发，圆形脱发（俗称斑秃）均以血虚生风为主。

（四）望目

目为肝窍。《灵枢·大惑论》曰："五脏六腑之精气皆上注于目。"故目的变化可以测知体内的病状。

目的常见病症有：目赤、肿、涩痛为天行赤眼，火毒所致；翳障、胬肉、针眼多属热；斜视为先天病；目窠浮肿为湿；目下青紫，或见深浅不同的黑眼圈为肾虚；白睛黄染为湿热黄疸；青白二色现于白珠，乃肝肺阳虚，风寒内郁之象；小儿睡眼露睛为脾虚等。

目窠内陷、两目上视、两目直视、瞳仁缩小、瞳仁散大、瞳仁固定等则只见于危急重症。

目与脏腑的对应：两眦赤脉在心，白珠属肺，黑珠属肝，瞳仁属肾，上下眼包属脾。现对目疾及耳、鼻、喉病的认识均已发展为专科，在此不再细论。

（五）望耳

耳为肾窍。耳是一个倒置的人体，聚集了人体全息，在诊断与治疗学上已自成体系。一般来说，耳的外观大而丰厚润泽或小而瘦薄干枯代表人体的壮实或不足。常见的耳病有耵聍、脓耳等。

（六）望鼻

鼻为肺窍，属脾胃。其现色多在鼻之准头，准头乃中土之部次，金、木、水、火之色多归乎中土，故《金匮要略》独详于准头之色。其色青者，木来克土，主腹中急痛；色黑者，水犯土位，主有水气；黄而色萎者，乃土不生津而便难；黄而鲜明，乃土不布津，而致留饮；亡血则色白不荣；虚寒则白而苦冷；肺胃风热，色每现赤；肺胃阳毒，鼻孔黑如焦煤。其有鼻孔黑而冷者，为肺脾阳绝之征也。常见的鼻病有鼻衄、鼻渊（均以鼻塞流涕多嚏或涕臭为主症）、鼻息肉、酒糟鼻等。

（七）望唇

唇为肌肉之本，脾胃之外候，宜红而润泽。唇色青紫暗滞，为寒凝，气血不活；赤为热，赤紫而鲜明为火热；色淡白为气血不荣；唇干，甚至焦黑起皮、皲裂，为阴津亏虚。

（八）望咽喉

咽喉为肺（呼吸）胃（饮食）之门户，人身之要冲，诸经所络，故望喉可诊察体内病变。正常咽喉黏膜淡红嫩滑，不肿不痛，无乳蛾、滤泡。

咽喉常见的局部变化有：①咽喉后壁及两峡部黏膜红、肿、溃烂，或苍白、干，或有大小多少不等的滤泡。②白膜。一般白膜刮之可去，若刮之不去，重刮出血，随即复生，多为白喉。③乳蛾。乳蛾体积的大小、颜色红或淡、化脓与否等均应细察。

咽喉深部的变化则需专科检查。新病咽部深红，肿痛较甚，多属实热证，因风热邪毒或肺胃热毒壅盛所致；久病咽部嫩红，肿痛不甚，多属阴虚证，因肾阴亏虚、虚火上炎所致；若咽部淡红漫肿，疼痛轻微，多因痰湿凝聚所致。

五、望舌

望舌，又称舌诊。舌诊即观察舌象（包括舌形、舌质、舌苔、舌下络脉）的变化。由于舌为心窍，又为脾之外候，五脏六腑之经脉直接或间接与舌相通，所以，舌象的变化与脏腑、经络病证直接相关。以其根于至深，发于最浅，内外相应，转变甚速，最显而最可凭，故俗有"舌为外露之内脏"之说。

舌面划分为四部分，并反映各部分所属的脏腑或三焦的病变：舌尖属心肺（上焦），舌中属脾胃（中焦），舌根属肾（下焦），舌两边属肝胆。

察舌时还应注意光线及食物、药物对舌苔颜色的影响。

（一）舌苔

舌苔是胃气所生。常人仅有一层薄白苔，干湿适中。察苔，主要是察苔色、苔质两方面。

1. 苔色　苔色主要有白、黄、黑三种。

白薄为寒轻；白厚为寒重；白滑主湿、痰；灰白主寒湿；白如积粉乃温疫秽浊满布之征；白而干燥乃津伤邪仍不解之候。

黄候里热，淡黄者热轻，深黄者热重；黄而厚腻乃湿热两盛，互相蒸变；黄而粗糙是热盛灼津，势将化燥；若浮黄之色，其热尚在气分；黄如酱或如沉香色，或焦干而起芒刺，均主阳明胃实，燥火劫阴。

心肾水火偏亢，或脾胃之燥湿偏盛均可现黑苔。大抵阳盛之黑如烟煤，甚则起刺；阴盛之黑如淡墨，甚则起芒。湿热上腾者，黑而滑厚；燥火重灼者，黑而干裂。属心则舌质或红或赤，属肾则舌质或淡或紫。胃之焦黑多从黄厚而转；脾之灰黑则或从白黄，或从微黄而现。阴阳偏虚者黑从舌根而起，以宜壮水以制阳光，或益火以消阴翳。燥湿偏盛者往往现于舌之中心，治宜泄阳以救津阴，或温中以化湿浊，证象治法不容少混。

2. 苔质　苔质厚、薄可辨邪气深浅；润、燥、干、粗、起刺以辨津液存亡；滑、腐、腻辨痰湿、食积；白腻花剥（又称地图舌）主痰饮；薄苔花剥主阴虚；全舌光剥称"镜面舌"，主阴枯。

舌苔刮之不去，称为有根苔，又叫真苔。舌苔刮之即去，称为无根苔，又称假苔。

舌苔有无，可辨胃气之盛衰；舌苔真假，可辨胃气之有无、病证之虚实。

（二）舌质

察舌质（即舌体），包括察舌质颜色和舌体形态。正常舌质呈淡红色而润泽，舌体柔软灵活。

疾病时舌质的异常改变常见有：淡白舌（气血虚）、红舌（主热）、绛舌（热盛）、紫舌（热瘀）、青舌（寒瘀），或见青黑瘀点或瘀斑（瘀血），舌面红点或芒刺（热盛）。

舌下络脉在正常人仅舌根系带两旁隐约可见。若络脉伸长过半个舌长以上，增粗，或怒张，或分枝多，甚至布满舌下，或枝上多紫红瘀点，均属瘀血内聚之证。

（三）舌体形态

舌体胖、嫩、润为湿、为阳虚；瘦薄而干为阴虚；苍老为实；有裂纹属阴血不足；齿痕为脾虚湿盛。另，口腔内近牙沿处的黏膜出现一条白色肿胀线，称为腮印，多与齿印并存，为脾虚湿盛较重；舌体强硬为中风；痿软为阴亏重证；颤动属动风之象；吐舌、弄舌为心脾有热或惊风先兆；歪斜为风中经络或颈椎病；短缩伸不出口为危重之症，阴阳皆伤极。

临床上，舌苔、舌质、舌体的异常变化，常相兼出现，所以应综合分析。

六、望齿、龈

齿为骨之余，肾主骨，胃经行于齿龈中，所以齿与龈的改变可以反映出肾与胃的改变。齿燥为热盛；牙齿松动，牙龈萎缩，齿根外露，为老年肾虚；磨牙，牙龈红肿为胃热；牙龈出血，称齿衄，为胃火或肾阴亏火旺。

七、望皮肤

望皮肤，主要是观察皮肤颜色及形态变化。如全身皮肤发黄，为黄疸；肢体、颜面或全身浮肿，为水肿等。这里重点介绍斑疹、白㾦、痈疽疔疖所引起的皮肤颜色和形态改变。

（一）斑疹

斑疹是某些病证在皮表的反映。斑成片，或红或紫，平布于皮面，摸之不碍手。疹为红点，小如粟粒，高出皮肤，摸之碍手。

斑疹的色泽，以红活润泽为顺。深红如鸡冠色，或紫暗为逆。色淡为虚。

斑疹形态，以分布均匀，疏密适中为顺。稀疏松浮，为病邪轻浅；稠密紧束，压之色不退，为热毒深重；疹点疏密不匀，或见而即失，多为正气不足、邪气内陷之重证。

斑色紫暗，斑片较大，时有时无，多为气虚不能摄血，血不循经之瘀血。

（二）白㾦

白㾦是一种大如粟粒，高出皮肤，透明如痱子的小水泡。白㾦多出现于颈项及胸部，偶见于四肢，唯不见于面部。白㾦多因温郁肌表，汗出不彻所致，或为湿热之邪外透之象。其中，晶莹饱满者为顺；枯白无泽，浆水不饱满者为逆。

（三）痈疽疔疖

痈疽疔疖，属于外科病证。范围较大，红肿热痛，根盘明显者为痈。漫肿无头，部位较深，局部肤色不变者为疽。发病范围小，初起如粟粒大小，根脚坚硬，或麻或木或痒，顶部白色而痛者为疔。发于浅表，形圆，红肿热痛，化脓即软，为疖。

第三节　闻　诊

闻诊，包括听声音、嗅气味。听声音主要是听患者的语言气息，语音的高低，语速的快慢，气息的强弱，以及呼吸、咳嗽、呃逆、嗳气声等。嗅气味，是嗅患者口气、体气及排出物的气味。

一、听声音

（一）语言

言为心声，舌为心苗。患者语声高亢有力为实，低怯无力为虚。发声困难、嘶哑，或发不出声音，为音哑或失音，分喉瘖和舌瘖两种。喉瘖，舌灵活，喉间音不出，病在会厌，有外感肺气郁闭与内伤肺痿之异；舌瘖又称舌蹇，音未失，舌不灵活，口不能言，病在舌本，因厥阴风痰。

心主神明。神志不清，语无伦次，为"谵语"，多属实；神志不清，语言重复，时断时续，语声低微无力，是"郑声"，多属虚。自言死者，元气空虚；言家私者，多忧虑；言负德者，肝郁易怒。另外，语无伦次，还见于癫证或狂证。

（二）气息

一呼一吸合为一息。心肺主呼，肝肾主吸，呼吸出入之间，脾胃主之。

1.气息强弱　吸弱，为肝肾之气虚；气息粗重，称息高，为心肺之气有余；少气不足以息，主中气虚馁。

2.喘哮　喘是患者呼吸困难，张口抬肩（三凹呼吸），不能平卧。气粗声高者属实，气怯声低者属虚。哮是患者呼吸困难而喉间有水鸡声（哮鸣音、痰鸣音）。

3.上气　自觉气上冲咽喉，多见于肺气郁闭之咳嗽。

4. 叹息　又称"太息"，主忧思郁结。

（三）咳嗽

五脏六腑皆令人咳。咳嗽在闻诊方面主要包括咳嗽声音的高低强弱，有无特殊咳声，咳声的连续程度，是否有痰等。应结合全身症状细辨其证候。咳声重浊沉闷，多属实证，多因寒痰湿浊停聚于肺，肺失肃降所致；咳声轻清低微，多属虚证，多因久病耗伤肺气，失于宣降所致；咳声重浊，痰白清稀，鼻塞不通，多因风寒袭肺，肺失宣降所致；咳嗽声高响亮，痰稠色黄，不易咯出，多属热证，多因热邪犯肺，灼伤肺津所致；咳嗽痰多，易于咯出，多属痰浊阻肺；干咳无痰或痰少而黏，不易咯出，多属燥邪犯肺或阴虚肺燥。

小儿见咳嗽阵发而连续，咳嗽时气急满面涨红，咳嗽终止时的吸气声如鹭鸶叫，为顿咳（百日咳），多因风邪与痰热搏结所致。小儿咳声如犬吠，是肺肾阴虚、疫毒攻喉所致，应注意是否为白喉。

（四）呃逆、嗳气

呃逆、嗳气均为胃气上逆所致。应辨其声调高低，持续时间的长短以辨寒热虚实。病久见喘呃多主虚脱败绝，元气不藏，非邪气相搏之比。

（五）呕吐

有声有物为呕；无声有物为吐；无物有声为哕或干呕；无物无声，仅心中欲呕为恶心。

二、嗅气味

嗅气味包括病体的气味与病室的气味。病体的气味包括口气、汗气、鼻臭、身臭（如狐臭）。一般气味酸腐臭秽者，多属实热；气味偏淡或微有腥臭者，多属虚寒。故嗅气味可以了解疾病的寒热虚实。口气酸臭，兼见食少纳呆，脘腹胀满者，多属食积胃肠；口气臭秽者，多属胃热；口气腐臭，或兼咳吐脓血者，多是内有溃腐脓疡；口气臭秽难闻，牙龈腐烂者，为牙疳。

排泄物（包括痰涎、大便、小便、经带等）的气味异常（腥、臭），一般可在问诊中获知。大便臭秽难闻者，多为肠中郁热；大便溏泄而腥者，多属脾胃虚寒；大便泄泻臭如败卵，或夹有未消化食物，矢气酸臭者，为伤食。小便黄赤混浊，臊臭异常者，多属膀胱湿热；尿液若散发出烂苹果样气味者，多属消渴病后期。

若病室中有异味（如烂苹果味或秽浊之气），多为病气弥漫，示病情危重。

第四节　切　诊

切诊分脉诊与按诊两部分。脉诊是切脉，按诊是触、摸、按、压患者的体表各部位。

一、脉诊

诊脉古有"遍诊法""三部诊法"与"寸口诊法"三种，今广泛应用的是"寸口"诊法。寸口又称气口、脉口，位于手腕后桡动脉所在的位置。

诊脉独取寸口的理论依据是什么呢？《素问·五脏别论》曰："帝曰：气口何以独为五脏主？曰：胃者水谷之海，六腑之大源也。五味入口，藏于胃以养五脏气，气口亦太阴也。是以五脏六腑之气味皆出于胃，变见于气口。"《难经·一难》曰："十二经皆有动脉，独取寸口，以决五脏六腑死生吉凶之法，何谓也？然，寸口者，脉之大会，手太阴之脉动也。"太阴肺经起始于中焦，中焦是全身气血生化之源，而全身血脉又上朝于肺（"肺朝百脉"），所以，寸口脉可反映五脏六腑及气血等全身状况。

寸口脉分为三部，掌后高骨处为"关"，中指定"关"，"关"前（食指）为"寸"，"关"后（无名指）为"尺"，左右两手共六部。左手寸、关、尺分候心（心包）、肝（胆）、肾（膀胱、小肠）；右手寸、关、尺分候肺（胸中）、脾（胃）、肾（命门、大肠）。这是多种分候法中较为常用的一种。

（一）诊脉的方法

诊脉时，患者取坐位或仰卧位，手臂与其心脏近于同一水平上，手掌向上，手臂自然平放。对成人患者用三指定位法，即医生先用中指按于掌后高骨处定关部，然后食指按于关前定寸部，无名指按于关后定尺部。三指应呈弓形自然斜按于同一水平，以三指指目接触脉体。三指间距，应视患者身高和臂长适当调整。

诊脉时根据医生指力大小分为浮取、中取、沉取，又称举、按、寻。手指轻按于脉体上，称浮取，又称"举"；中等用力，按至肌肉，为中取，又称"按"；用力较重，按至筋骨，为沉取，又称"寻"。寸、关、尺三部，每部有浮、中、沉三候，共九候，故也称"三部九候"。

寸、关、尺三部之五脏定位，左手依上下之序各候心、肝、肾（水），右候肺、脾、命（门）。六腑按表里关系相配：左寸小肠、心包络，左关胆，左尺膀胱；右寸大肠，右关胃，右尺三焦。而大肠、小肠病有例外：若腑病受于脏，如心移热于小肠，肺移热于大肠，其脉自应于寸；若腑病由自招，本腑之气偏亢，病在下焦，非由上焦传来，其脉则应于尺。

关于三部所诊部位之说甚多，一般多从上说。

诊脉时，医生与患者应注意的问题如下：①环境要安静，患者应静息片刻后诊脉。②诊脉的时间，以上午或距离饭后较远的时间为好。③诊脉时，医生必须心神专一，认真仔细体察脉象；同时，医生呼吸应均匀，方能定患者一息的至数。④诊脉的时间不应少于五十息或三分钟，有的脉象不易辨别，时间应稍加延长。

（二）正常脉象

正常脉象，又称平人脉、和缓脉。平人脉的至数是一息（一呼一吸）脉来五至（相当于每分钟 72 ~ 80 次），寸、关、尺三部和浮、中、沉九候脉象来去从容，节律均匀，和缓有力，软滑流利。

平脉的三个主要特点是：有胃（气）、有神、有根。在临床上，脉象有无胃、神、根是判断正气盛衰、预后吉凶的主要依据。

脉象和人体内外环境的关系十分密切，这不仅表现在疾病状态下脉象的变化，而且在生理情况下，脉象也会因人的年龄、性别、体质、精神状态等不同，而有一定程度的生理性差别。年龄越小，脉律越快；瘦人脉象多稍浮，胖人脉象多偏沉。另外，运动、饮酒、饱餐、情绪激动时，脉搏多快而有力，饥饿时脉搏较弱。

正常人的脉象还可因季节气候的影响发生变化。如春季脉稍弦，夏季脉稍洪，秋季脉稍浮，冬季脉稍沉。

有的人脉搏不见于寸口部，而从尺部斜向手背，名为"斜飞脉"；还有人脉搏显现于手背，名为"反关脉"；还有极少数人单手或双手无脉。这些均是桡动脉位置生理上的异常所致，不属病脉。

（三）病脉与主病

关于病脉的种类，历来说法不尽相同，近世多以二十八脉为准，兹结合古今，介绍如下。

1. 浮脉（统洪、虚、散、芤、濡、微、革七脉）

脉象：轻取即得，重按稍弱而不空。

主病：表证。浮脉为外邪袭表，正气趋向于表而抗邪之象。寸浮伤风，头疼鼻塞。左关浮者，风在中焦。右关浮者，风痰在膈。尺部得之，下焦风热，小便不利，大便秘涩。无力表虚，有力表实，浮紧风寒，浮缓中风，浮涩血伤，浮芤失血，浮滑风痰，浮洪热极，浮虚暑急，浮弦风饮，浮散虚竭。

2. 洪脉（附：大脉）

脉象：脉形阔大，如波涛汹涌，来盛去衰。

主病：邪热盛。左寸洪大，心烦舌破。右寸洪大，胸满气逆。左关见洪，肝木太过。右关见洪，脾土胀热。左尺洪为水枯便难，右尺洪为龙火燔灼。

大脉：脉形阔大，但无汹涌之势。若大而有力，为实热证。大而无力，为阳气虚浮不能内守之象。

3. 虚脉

脉象：其形浮大而软，寻按几不可见。

主病：虚证，又主伤暑。左寸心亏，惊悸怔忡。右寸肺亏，自汗气怯。左关肝伤，血不营筋。右关脾寒，食不消化。左尺水衰，腰膝痿痹。右尺火衰，寒疝蜂起。

4. 散脉

脉象：浮乱中空，按之无。

主病：左寸之散，怔忡不寐。右寸见散，自汗淋漓。左关之散，当有溢饮。右关之散，胀满蛊疾。左尺见散，北方水竭。右尺得之，阳消命绝。

5. 芤脉

脉象：浮大中空，如按葱管。

主病：主失血、大汗阴津骤伤。左寸芤为心血不足；右寸芤为肺病吐衄。左关芤主肝血不藏；右关芤主肠胃痈疡。左尺芤主溺血崩漏；右尺芤主便血。

6. 濡脉

脉象：浮而细软，轻取可得，按之反不明显。

主病：主虚，又主湿。

7. 微脉

脉象：似有似无，欲绝不绝。

主病：多为阳气衰微之重证。

8. 革脉

脉象：革大弦急，浮取即得，按之乃空。

主病：左寸之革，血虚心痛。右寸之革，金衰气壅。左关遇之，疝瘕为祟。右关遇之，土虚为痛。左尺之革，精空可必。右尺之革，殒命为忧。女人得之，半产漏下。

9. 沉脉（统伏、牢、实、弱、细五脉）

脉象：沉行筋骨，如水投石，按之有余，举之不足。

主病：里证。寸沉气短，胃痛引胁，或为痰饮，或水与血。关主中寒，因而痛结，或为满闷。尺主背痛，亦主腰膝、阴下湿痒、痰浊痢泄。无力表虚，有力表实。沉迟痼冷，沉数内热，沉滑痰饮，沉涩血结，沉弱虚衰，沉牢坚积，沉紧冷痛，沉缓寒湿。

10. 伏脉

脉象：比沉脉显现部位更深，重按推筋着骨始得。

主病：受病入深，见于左寸为血郁，右寸为气郁。左关伏为肝血在腋，右关伏为寒凝水谷。左尺伏为疝瘕，右尺伏为少火消散。伏脉见于邪气内闭的厥证，若同时太溪与跗阳脉不应者，病危。

11. 牢脉

脉象：沉大弦实，浮中二候，了不可得。

主病：牢主坚积，病在乎内。左寸之牢，伏梁为病。右寸之牢，息贲可定。左关见牢，肝家血积。右关见牢，阴寒癥癖。左尺牢形，奔豚为患。右尺牢形，疝瘕痛甚。

12. 实脉

脉象：三部脉举按皆长大有力。

主病：火热壅结之实证。

13. 弱脉

脉象：脉来沉软无力。

主病：主气血两虚诸证。

14. 细脉

脉象：脉细直而软，但显于微。

主病：诸虚劳损，以阴虚、血虚为主，又主湿。阴血不足，脉道不充盈，故脉细如线。

15. 迟脉（统缓、涩、结、代四脉）

脉象：脉来迟慢，一息不足四至（每分钟少于 60 次）。

主病：寒证。有力积冷，无力虚寒。浮迟表寒，沉迟里寒，迟涩血少，迟缓寒湿，迟滑胀满，迟微虚极。

16. 涩脉

脉象：往来艰涩，迟细而短，如轻刀刮竹。

主病：涩而无力为精伤、血少。涩而有力为气滞、血瘀。涩而坚大，为有实热。涩而虚软，虚火炎灼。

17. 结脉

脉象：脉来缓，时一止，止无定数。

主病：主阴盛凝积、寒痰、瘀血。

18. 代脉

脉象：脉来缓弱而时止，良久复动，止有定数。

主病：主脏气衰微。

促、结、代均有歇止，三者当详加鉴别。

19. 数脉（统滑、紧、促、动、疾五脉）

脉象：脉来快速，一息六至以上（每分钟超过 90 次）。

主病：热证。有力实火，无力虚火。左数阴戕，右数火亢。

20. 滑脉

脉象：往来流利，应指圆滑。

主病：主痰饮、食积。寸滑咳嗽，胸满吐逆。关滑胃热，壅气伤食。尺滑病淋，或为痢疾，男子浊血，妇人经郁。浮滑风痰，沉滑痰食，滑数痰火，滑短气塞。滑而浮大，尿则阴痛。滑而浮数，中风瘫痪。滑而冲和，娠孕可决。

21. 紧脉

脉象：脉来绷急，如牵绳转索，应指紧张有力。

主病：主寒，主痛。左寸紧，心满急痛；右寸紧，伤寒喘嗽。左关浮紧，外伤寒邪；右关沉紧，内伤饮食。左尺紧，脐下痛极；右尺紧，奔豚疝疾。浮紧伤寒，沉紧伤食。

22. 促脉

脉象：脉来急数，时而一止，止无定数。

主病：主阳盛热实，血瘀、气滞、痰饮、宿食停滞。

23. 动脉

脉象：脉动如豆而兼滑数。

主病：主痛，亦主惊。

24. 疾脉

脉象：脉来急疾，一息七至以上。

主病：主热。伤寒热甚，脉不忌疾；脉号离经，阴气欲竭；余病得之，皆为不及。孕妇将产，又当别论。

25. 长脉

脉象：首尾端直，超过本位，如循长竿。

主病：主气逆火盛。左寸长，君火为病；右寸长，满逆为定。左关见长，木实之殃；右关见长，土郁满闷。左尺长，奔豚冲竟；右尺长，相火专令。

26. 弦脉

脉象：端直而长，如按琴弦，指下挺然。

主病：主肝胆病，诸痛，痰饮。弦在左寸，心中必烦；弦在右寸，胸及头疼。左关弦为痰疟癥瘕；右关弦为胃寒膈痛。左尺弦，饮在下焦；右尺弦，足挛疝痛。浮弦支饮，沉弦悬饮；弦数多热，弦迟多寒；弦大主虚，弦细拘急；阳弦头痛，阴弦腹痛；单弦饮癖，双弦寒痼。

27. 短脉

脉象：首尾俱俯，中间突起，短不满部。

主病：主气虚。短居左寸，心神不定；短居右寸，肺虚头痛。短居左关，肝有所伤；短居右关，膈间为殃；左尺短时，小腹必痛；右尺短时，其火不降。

28. 绝脉

雀啄连来四五啄，屋漏半日一点落。鱼翔状似鱼掉尾，虾游静中忽一跃。弹石硬来寻即散，搭指散乱为解索。寄语医人仔细看，六脉一见休下药。

29. 怪脉

脉有反关，动在臂后，别由列缺，不干证候。更有鬼脉，乍大乍小，怪而不诞，绝无仅有。

30. 胎脉

妇人停经，或闭或孕，一二月间，指下难明，身病脉和，当作孕论。若脉沉涩，经闭之征。孕脉为何？阴搏阳别，两寸动甚，其胎已结；滑疾不散，胎必三月；但疾不散，五月可决；六七八九，流利和缓；十月离经，产期不远。

（四）小儿脉法

小儿五岁以下，血气未盛，经脉未充，无以辨其脉象。故以食指络脉之象彰于外者察之。食指第一节寅位为风关，第二节卯位为气关，第三节辰位为命关，以男女左右为则。纹色紫曰热，红曰伤寒，青曰惊风，白曰疳积，淡黄隐隐为无病，黑色曰危。在风关为轻，气关为重，命关为危。脉纹入掌为内钩，纹弯里为风寒，绞弯外为食积。及五岁以上，乃以一指取寸关尺之处，当以六至为平，加则为热，减则为寒，余皆如诊大人法。

由于三至五岁小儿以望指纹代察脉，故虽属望诊内容之一，亦并于脉诊小儿脉法之中介绍。

1. 望指纹方法 医生用左手食、中指固定住小儿左拇指，以右手食、拇指夹住小儿左食指端，用左拇指在小儿左食指指纹处从指尖向根部推 3～4 次，用力要适中，使指纹显现，便于观察。看完后换手看小儿右指纹。

2. 指纹主病

（1）颜色：小儿正常指纹，色淡黄，于风关之内隐隐可见。红为寒；紫为热；色紫黑者，病多危重；色青主惊风疼痛；色淡为虚。推之不现，随手而起为常，滞而不隐为实。

（2）延伸部位：指纹未出风关者，病势轻浅；透至气关者，为病势深入；达于命关者，病势危重；指纹延伸至指甲端者，称"透关射甲"，多难治。

（3）浮沉：浮为指纹浮露外现，主病在表；沉为指纹深藏但可见，主病在里。

（五）脉与证的顺逆与从舍

脉与证的顺逆，是指二者相应与不相应，相应者为顺，不相应者为逆。一般来说，病属有余之证，脉见洪、数、实者，为脉证相应，为顺证，表示邪实正盛，正气抗邪有力；若反见沉、细、微脉，是为脉证不符，为逆。久病脉见浮、洪、数、实，则表明正衰邪进，均属逆证。

脉象是中医诊断学中极具特色的部分，历史上代有发展，不乏明医，至今仍有"持脉说病"屡中不爽者。如许跃远在其所著《象脉学》一书中所展现的特殊功能，使诊脉术诊断疾病的精确度几堪与西医检测仪器媲美。

附一：罗国纲先生相似脉的鉴别

罗国纲，清代医家，字振召，号整斋，湖南省湘乡县（现湖南省湘乡市）人，礼部左侍郎罗国俊之胞兄。罗国纲少习举子业，喜读医书，辨证精细，论治灵活，治验颇多。《罗氏会约医镜》系罗国纲所著，成书于乾隆五十四年（1789）。全书共二十卷，是一部综合性医书。罗氏撷取历代医籍精华，积平生之心得，论理有据，语简言赅。本书分类论述，首述脉法，次论治法精要、伤寒、瘟疫、杂证、妇科、本草、儿科、疮科及痘科，间附临证考脉法及治疗经验。现将罗国纲先生相似脉的鉴别点转录如下。

"洪与虚，皆浮也。浮而有力为洪，浮而无力为虚。沉与伏，皆沉也。沉脉行于筋间，重按即见。伏脉行于骨间，必推筋至骨，乃可见也。数与紧，皆急也。数脉以六至得名，而紧则不必六至，惟弦紧而左右弹然，如切紧绳也。迟与缓，皆慢也。迟则三至，极其迟慢，缓则四至，徐而不迫。实与牢，皆兼弦、大、实、长之四脉也。实则浮中沉，三按皆有力。牢则但于沉候取也。洪与实，皆有力也。洪则重按小衰。实则按之亦强也。革与牢，皆大而弦也。革则浮取而得。牢则沉取而见也。濡与弱，皆细小也。濡在浮分，重按即不见也。弱主沉分，轻取不可见也。细与微，皆无力也。细则指下分明。微则似有若无，模糊难见也。促、结、涩、代，皆有止者也。数时一止为促。缓时一止为结。往来迟滞，似止非止为涩。动而中止，不能自还，止有定数为代。"

附二：姚国美先生脉证真假辨

姚国美（1893—1952），名公裳，号佐卿，江西南昌人，我国现代著名中医学家。姚国美先生 1932 年创办中医专门学校，讲授中医病理学、诊断治疗学两种，讲稿精炼，诊断治疗的关键处阐发详明，多有点睛之笔，对学习中医者有较大的参考价值。《姚国美医学讲义合编》为两部——中医《病理学讲义》和中医《诊断治疗学讲义》之合编，由当时的江西省第一所中医高等院校"江西国医专修院"出面内部印刷，作为该院学生的教材。现将姚国美先生脉证真假辨的相关内容转录如下。

脉有真假，证亦有真假，或大实而似虚，或大虚而似实，或真寒而假热，或真热而假寒。大实似虚者，如积滞为病，滑实有力，脉之真也，然气机阻滞，反兼沉迟、倦怠之假象。大虚似实者，如脾困为病，沉而且迟，脉之真也，久泻不止，证之真也，然土弱水旺，反兼弦硬胀急之假象。阳极似阴，多成脉伏肢冷，酷似阳虚，然验其脉，必沉数有力，证必舌青唇红，爪甲青紫，即知其真热假寒。阴盛格阳，每多面赤，躁扰身热，酷似阳盛，但验其脉，必洪大而空，证必足冷，虽躁扰而有静时，虽身热反欲近衣，即知其真寒假热。真假疑似之间，毫厘千里，假者显著而易见，真者掩伏而难求，稍有疏忽，生死反掌，果能察及几微，脉证相参，自得其同中之异。

以脉证虽各有真假，而实无不相印证者。而后世有"舍脉从证""舍证从脉"之说，一若证脉不可两凭者，但知脉有真假而不知证有真假，见脉之洪大而空，知其空为真虚，大为假实，认证则忽足冷之真虚，而以面赤之假为真实，遂谓脉可凭而证不可凭，而发"舍证从脉"之论。或但知证有真假，而不知脉有真假，见证之泄泻满胀，知其泄泻为真虚，满胀为假实，认脉则忽其强硬、少胃气之真虚，以弦而有力之假为真实，遂谓证可凭而脉不可凭，而作"舍脉从证"之语。

反观前为所辨，特患审之不明，辨之不精，何尝有不可凭之脉证乎。此说入人既深且久，欲辟其非，积重难返，且以可凭不可凭释以从舍二字，亦未必为立说之本旨。

窃以脉有素禀，病有轻重，治即因之而有缓急，如本赋脉沉，骤感外邪之轻者，其脉未必即浮，但见其毫无里象，即从证而治表，姑勿问其素禀之脉也；若脉沉微欲绝，虽兼表象，如少阴之下利清谷，身疼痛者，急当从脉以救里，姑勿问其证之兼表也。从舍二字，必从此会通而善用之，始与脉证各有真假之义无悖，否则脉证果均有不可凭之时，又将何所据而用其从舍哉。

二、按诊

按诊是根据病情需要，以手触摸按压患者某些部位的诊法。

（一）按肌表

在无体温计的时代，前人用"尺肤诊法"测体温的高低和有无，至今仍不失为临床方便适用之法。尺肤是指从肘部内侧至掌后横纹处的皮肤，医者一手按住尺肤，另一手按其前额，皆热者为发热，仅一个部位热者，非发热。若小男孩阴囊松散与大腿内侧皮肤粘连，亦可确诊发热。

初按皮肤灼热，久按热转轻的，是热在表；若久按其热更甚，热从内向外蒸发的，是热在里。手心热，或肌肤热而无蒸腾之感的，属内伤发热。按皮肤或手足腰膝发凉，属阳虚寒证。

望之浮肿，按之凹陷不起者是水肿；按之举手而起的，是气肿。

在外科方面，触按肌肤，可辨别证候的阴阳和脓成与未成。如疮疡按之肿硬而不热，根盘平塌而漫肿的，多属阴证。高肿烙手，根盘紧束的，多属阳证。按之固定，坚硬而热或热不甚，为脓未成。按之边硬顶软而有波动感，热甚的，为脓已成。

（二）按手足

手足俱冷的，多属寒；手足俱热的，多属热。

（三）按脘腹

脘，指胸骨剑突以下至脐上部位，平分为上、中、下三脘。剑下，古称"心下"。腹部泛指脘部至耻骨以上的部位，分为上腹（脐上）、脐腹（当脐）、小腹（脐腹下至耻骨上），小腹两旁称少腹，中脘两旁称胁腹。

按脘腹主要是辨别各部位的凉、热，软、硬，满、痛，喜按、拒按，是否有肿块，是否有水囊状物，等等。具体内容在后文其他诊法的腹诊中有详论，兹从略。

（四）按穴位

许多疾病都会在某些特定的穴位出现敏感现象，最常见的是疼痛，临床称为痛点，又叫"阿是穴"。这些敏感现象还可表现为或是局部皮肤色红，或穴位测温异常等。通过这些敏感穴位，不仅可以诊断疾病，还能治疗疾病，特别是痛证、感冒发热、口眼歪斜初期等，往往有立竿见影的效果。

第五节　其他诊法

一、面诊

面诊，即医生运用望、闻、问、切四诊法来对面部整体以及面部五官进行观察，从而判断人体全身与局部的病变情况。所谓"相由心生"，内在五脏六腑的病理变化或是心理变化，终会表现在脸部的相关区域，所以脸部的望诊最能洞察病机，掌握病情。

（一）观五官

五脏之气外应于五窍：鼻者肺之官，目者肝之官，口唇者脾之官，舌者心之官，耳者肾之官。所谓"官"有"司管"的意思，在临床上可以归纳如下。①肺气通于鼻，肺脏和顺健康，则鼻能闻香臭；肺有病状则喘息鼻张，影响呼吸气息。②肝气通于目，肝气顺则目清明，目清则能辨五色；肝有病状则目眦发青，影响视觉。③脾气通于口，脾和顺则口唇能纳五谷；脾有病状则唇色发黄，影响消化吸收功能。④心气通于舌，心气和顺则舌能辨五味；心气不顺有病状则舌卷短，且颧发赤，影响话语清晰。⑤肾气通于耳，肾气足则耳能听五音；肾气虚则颧与颜黑，且耳鸣耳聋，影响听力。

（二）察五色

五色与五脏的相应关系是：赤为心色，青为肝色，白为肺色，黄为脾色，黑为肾色。五色主病是：赤色主热。如满面通红，多为阳盛之外感发热，或脏腑实热；若两颧潮红娇嫩，则属阴虚火旺之虚热证。青色主寒、痛、气滞、肝风和血瘀。黄色主脾虚，主湿。白色主虚，主寒。黑色主肾虚、水饮、寒证和瘀血。

除了察面部颜色外，对面部光泽也要同时考虑。凡色泽明润，为脏腑精气未衰；凡色泽枯槁、晦暗，为脏腑精气大衰。

面部颜色的望诊要注意动态观察，疾病的发生、发展和变化是一个动态过程。因此，人体的症状和体征也会随之不断改变，而人生活在自然环境中，容易受到外界环境的影响，如四季气候的变化、生活条件的不同、生活习惯的不同等会使人面色肤色有很大差异。这是正常情况，称为常色，要与病色相区别。

病色从临床上看，主要有以下几种情况：①面色晦暗不泽，是正气大衰，精气将竭之象。②面色过于鲜露，色浮少泽，或与病情不符。③某色独显，病情加重。④面色太过或不及，与其本色、环境不相应。

临床运用面诊观察患者时，要善于结合当时的外界环境特点和患者的个体差异，灵活掌握诊断标准，以常测变，正确判断各种症状。

综上所论，肝、心、脾、肺、肾各有外应的器官，五脏健康则五官亦能各司其职，目辨色，口唇纳食，舌辨味，鼻闻味，而耳听音。应把握五行原理，将五脏、五官与气味及自然环境变化相结合，临证运用时方能掌握察言观色的要领。

二、手诊

手能反映人体的生理功能和病理变化，诊察手的异常反应来判断病证的方法，称手诊法。手之阴经从脏走手，手之阳经从手走头，从而把体内各脏腑组织联系起来。通过经络气血的联系，手掌与人体的各器官、组织相通应，手的变化可反映整体的病变。

手部的诊察，着重诊察手掌、手背、手指各部的肌肤、纹理、脉络形态、色泽、温度及动态的异常变化。

（一）诊形态变化

手瘦小，指纤细，多主气血不足，或禀赋衰弱。指节粗如梭状，伴疼痛者，多为痹病。鱼际至腕的肌肤呈黑色或暗紫色条状变化，常为肾虚腰痛。指端粗大如鼓槌状，多属气虚血瘀，提示有久病咳喘、痰饮、积聚、肺胀及心阳虚等。小指和无名指关节部若现青筋暴露，常提示胸痹。手掌虚浮无纹，或手背肿至手腕，触之冷冰，自觉麻木者，为心阳虚衰，或阳虚气结。若手掌杂纹密集紊乱，多提示内脏失常而多病。

（二）诊色泽变化

鱼际肌肤干涩无光，多为血虚或津液不足；色红赤，可是胃热；色青者，多为脾胃虚寒；色呈青、黑、赤交错，多为寒热往来之证；色紫黑者为瘀血气滞。掌面暗红或布紫色斑点，多见于肝郁积聚。手肌肤色黄，可为湿热之肝胆病或严重之血虚证。

（三）诊温度及汗

手部肌肉瘦薄而冰凉，多为气血不足，或阳气虚少之证。手足心热，多为阴虚火旺。手部厥冷，多为阳虚。手部灼热是为热证。若手背较手心热者，为外感发热；若手心较手背热者，为内伤发热。手心多汗，为湿热内蕴，或脾胃不调。妇人两手皮肤皲裂，手掌赤热汗出者，主月经不调，或心肝血虚证。

（四）诊动态

手颤多为肝肾阴虚。手颤指伸不灵，多为风痰。两手紧握，伴牙关紧闭、身热、神昏，多为邪热内闭。手指撮溺，为血虚生风。久病两手松散，多为元气衰败。手肌松弛，无力握物，为痿证。手指瘦削枯萎，痛而活动不灵者为痹证。手指躁扰，捻衣摸床者，为元气散乱。

（五）诊手纹

掌部有三大主纹。地纹，也称生命纹，紧靠大鱼际的粗大纹。人纹，也称智慧纹，此纹在地纹上方，介于天地纹之间。天纹，也称感情纹，此纹位于手掌上方指根之下，此三纹以深长、清晰、中间不间断、淡红色、无斑点、无过多杂纹干扰，成一弧形为理想形状。地纹与人的健康、疾病、寿命的关系密切；人纹与心理因素有关；天纹与感情生活有关。

手诊法是我国医学诊法中的一种重要方法，周代即有之，历史上有不少专著流传于世，在一些国家和地区甚是盛行，其内容颇为丰富，此处仅介绍了手诊的最一般内容。

三、耳诊

耳诊，又叫耳部信息诊断法，是通过耳郭脏腑身形区域的温度、色泽、形态、生物电的改变，测知人体相关病证的方法。耳郭全息穴位图见图 11-1。在耳诊方法的研究方面，近三十多年来取得了很大进展，除古老的诊察方法得到发扬外，还利用现代技术进行诊察，如电测测定法、压痛法、压痕法等。

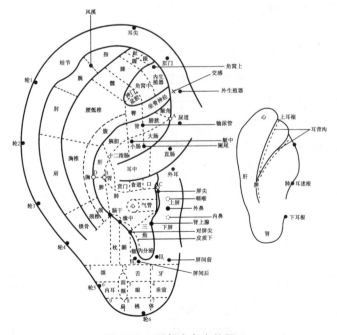

图 11-1 耳郭全息穴位图

耳为肾之外窍，心寄窍于耳，又为"宗脉之所聚"，十二经脉，三百六十五络，其别气走于耳，所以耳通过经络气血的作用，与五脏六腑、四肢百骸密切地联系在一起，故能反映整体的病变。

（一）压痛法

压痛法是在耳郭寻找压痛点。压痛点的测试是近代耳诊法中较常用的诊法，具有重要的临床意义和价值。压痛点，即用正确的方法在患者耳郭上进行触压，患者自我感觉有痛感的地方，即压痛敏感点，称压痛点阳性。压痛点反应常在形态变化、内脏病理变化反应前发生，据此可作早期诊断。在探找压痛敏感的穴区后，可再根据敏感穴（区）点所对应的解剖生理功能部位或脏腑进行分析诊断。如肝区出现压痛敏感点阳性时，提示可能有肝病，肾区出现压痛点阳性时，可能有肾病、腰痛等病，其余类此。若在多个穴区出现压痛点阳性时，就要进行比较，寻找最为敏感的穴区，若有则提示该穴区所对应的内脏器官可能有病。在诊断时应考虑脏腑的联系，相互影响，不能简单地以穴定病。

（二）观察形色变化法

对耳穴形色变化的观察，也是耳诊中常用的诊病方法。耳穴形色变化常出现棕色点或片状，或出现棕灰色、白色丘疹、凹陷、结节、隆起等，应观察上述变化出现的穴区，可以推测与之相应的内脏病变。如脾胃病，多在相应耳穴出现点状或片状充血红晕；肝硬化或肝癌患者，常在肝穴、脾穴等处出现索状或隆起结节。耳郭形色反应点的多少，常与病情轻重成正比。

（三）电测测定法

电测测定法是采用信息诊断仪或耳穴探测仪，通过探查耳穴生物电的改变（主要是电阻变低）的部位作为躯体、内脏病证诊断的参考，也称为良导法，所探查到的穴点也叫良导点。对耳穴所探测的良导点，应根据藏象学说理论进行分析，如脉管炎患者在心、肺穴区有阳性反应，胃炎患者在肝穴有阳性信号，可据"心主血脉""肺朝百脉""肝气犯胃"理论进行分析。多数情况应该根据阳性反应点所在区域与内脏器官的对应关系定位判断；还应根据经络理论分析，如睾丸病、外阴病在肝区出现明显信号，不能误认为肝病。

（四）耳穴压痕法

耳穴压痕法是用压痛的手法，在耳穴上压痕进行观察分析的参考诊断的方法。耳穴压痕法主要根据压痕点颜色红、白和凹陷恢复的快慢来决定有关病证的虚实。压痕颜色淡，不发红，或凹陷恢复的时间缓慢者，多为虚证。压痕颜色深暗，发红，或凹陷恢复时间快者，为实证。

四、腹诊

腹诊指中医用手触摸按压患者腹部，了解腹内脏腑异常变化和全身状况，以诊察疾病的方法，属于按诊范畴。其临床目的在于了解腹部皮肤凉热，腹壁肌肉软硬度，腹部胀满、压痛、肿块等情况，以及脐间动气（脐周动脉搏动）充盛与否，为疾病的辨证分析提供依据。

（一）理论根据

腹部在人体属阴，内藏脾、胃、肾、膀胱、大肠、小肠、女子胞等脏腑。腹部一般分为心下、胃脘、大腹、小腹、少腹五部分。剑突下方为心下，上腹部相当于胃脘，脐周为大腹，下腹部为小腹，小腹两侧为少腹。心下、胃脘、大腹部位，又名中焦，内居脾、胃；小腹、少腹部位又名下焦，内居肾、膀胱、大肠、小肠、女子胞等。由于各脏腑之气都聚于腹，并通过经络沟通，气血运行充养腹部内外，因此加强了腹部肌肤和内脏的联系。各脏腑在腹内的分布与腹外相对应，加上经络内外循行联络，所以若脏腑经络发生病变，必然反映于腹外一定部位，并因病因病机的不同，而表现出不同的体征。故腹诊可以判断脏腑病变和全身状况。

（二）操作方法

腹诊时，让患者排空二便后仰卧于床上，两手放在身体两侧，头部垫起，大致与身体呈一平面，袒露胸腹，全身放松，体态自然。待情绪安定后，先观察患者腹外有无异常变化，然后，用触、摸、按（见切诊）三种方法，自上而下，先左后右，由轻到重按切腹部。

（三）基本内容

腹诊主要了解腹部凉热、软硬度、胀满、肿块、压痛等情况。

1.诊腹部皮肤凉热　触摸腹部皮肤凉热，可辨别病证的寒热虚实。按之不温或冷，为寒证。喜暖手按抚，为虚寒证。按之热甚而灼手，为热证。喜冷物按放，为实热证。按之灼热，为里热内伏。按之不热而脉数，是表证。热退后，腹部按之仍热，为热邪未尽。少腹冰冷，为阳气欲绝的危重病。治疗后脐下转温，是阳气来复的佳兆。

2.诊腹壁肌肉软硬度　轻按腹壁柔软，而重按脐腹有力，为正常状态。腹壁瘦薄，脐腹按之柔软无力，多为虚证；腹壁按之坚硬，为实证。外感病，按腹未硬者为表证，按腹硬而疼痛者为里证。

3.诊腹部胀满　按之有充实感，有压痛，叩击声音重浊，为胀满实证；按之不充实，无压痛，叩击闻空声者，为胀满虚证。腹部高度膨胀，状如鼓，称鼓胀。鼓胀分为水鼓和气鼓。以手分置腹部两侧，一手轻拍，另一手可触到波动感，按之如囊裹水，腹壁有凹痕，为水鼓；无波动感，按之无凹痕者，为气鼓。

4.诊腹部压痛　按腹疼痛，甚而拒按，为实证。若局部肿胀拒按，为内痈。按之疼痛，痛处固定不移，刺痛不止，为瘀血。按之疼痛，痛无定处，胀痛时发时止，为气滞。腹痛喜按，无明显压痛，为虚证。

5.诊腹部肿块　腹诊发现肿块，须注意其大小、形状、硬度、有无压痛、表面是否光滑等。腹部肿块疼痛为积聚。肿块固定不移，按之有形，疼痛有定处，为积病，病属血分；肿块聚散不定，按之无形，疼痛无定处，为聚证，病属气分。妇女小腹有肿块为血瘕，男子小腹有肿块多为疝病。左少腹作痛，按之累累有硬块，为宿粪。右少腹作痛，按之疼痛而有肿块，为肠痈。若形如筋结，久按转移，觉指下如蚯蚓蠕动状，腹壁凹凸不平，按之起伏聚散不定，为虫积所致。

6.诊脐间动气　又称诊冲任。诊脐间动气是了解肾气充盛与否、诊察全身状况的重要方法。诊察时，应三指并拢（食、中、无名三指），按切脐之上下左右动脉搏动情况。凡动气和缓有力，一息四至，绕脐充实，为肾气充盛。按之躁动而细数，上及中脘（脐上4寸处），为阴虚气逆。按之分散，一息一至，为肾气虚败。按之搏动明显，为内有积热。按之搏动微弱，且空虚无力而局部冷，是肾阳不足。按之搏动明显，局部灼手，症虽寒战、肢冷、下利，是真热假寒；按腹两旁热，脐旁四周久按却无热而冷，症虽面红、口渴，是真寒假热。

第十二章　辨证论治

辨证论治，是将四诊所得，运用中医辨证论治体系，进行分析、归纳、综合，明确疾病的病因、病机，得出正确的诊断，然后采取针对性的治法，选择恰当的方、药进行个性治疗，并随着疾病的发展、变化，把握疾病的进程，防治疾病。

在临床实践中，辨证论治是一个技巧性和思悟性很强的工作，是医者智慧能力的体现，也是决定医疗效果的关键所在。

本章主要介绍伤寒六经、温病三焦、卫气营血、脏腑、八纲及经络的辨证论治方法。

第一节　伤寒六经辨证论治

《黄帝内经》和《难经》都以伤寒概括六淫疾患，因此，"伤寒"一名便成为外感病的总称。到了东汉时期，张仲景继承内、难之说，在"勤求古训"的基础上，"博采众方"，结合自己的发明，著成《伤寒杂病论》一书，形成了伤寒学说的六经辨证论治体系，其基本内容如下。

一、太阳病

太阳病为风寒之邪犯表，卫气抗邪，病性属寒，病位在表。

（一）太阳表寒虚、实证治

以恶寒、发热、头项背腰强痛、脉浮为主症，无汗而脉紧的，属太阳经表寒实证，宜用麻黄汤（麻黄、桂枝、杏仁、甘草）峻汗逐邪，开表宣肺。汗出而脉缓虚弱的，属太阳经表寒虚证，宜用桂枝汤（桂枝、白芍、甘草、生姜、大枣）以缓汗养正，调和营卫。

本证又称"太阳经证"，因太阳经脉从头下项挟脊抵腰，寒邪束表，太阳经气不舒所致。恶寒、发热、无汗或汗出不多不透、通身肢节疼痛等风寒邪气束表，卫阳郁而不伸的病象，是因为太阳主皮肤而统卫气，肺主气属卫而外合皮毛的缘故。

（二）太阳咳喘证治

太阳咳喘证包括麻黄汤所主治的表寒实证的咳喘，桂枝加厚朴杏子汤（桂枝汤加厚朴、杏仁）所主治的表寒虚证的咳喘，小青龙汤（麻黄、桂枝、白芍、细辛、干姜、五味子、半夏、甘草）所主治的表寒里饮的咳喘，麻杏甘石汤（麻黄、杏仁、甘草、石膏）所主治的表热迫肺的咳喘等。太阳、卫分和上焦肺三者的关系极为密切，病在太阳，势必牵连肺卫，导致肺气宣降不利而咳喘。

（三）太阳蓄水、蓄血证治

太阳蓄水、蓄血证，又称太阳腑证。若太阳表寒由经入腑，以致膀胱气化被阻，水蓄不行，而见小腹胀满、小便不利等症的，宜用五苓散（猪苓、泽泻、茯苓、白术、桂枝）以通阳化气利水。若太阳随经瘀热在里，血蓄不行，而现少腹硬满、小便自利等症的，宜用核桃承气汤（桃仁、桂枝、大黄、芒硝、甘草）甚至抵当汤（桃仁、大黄、水蛭、虻虫）以攻下瘀血。

太阳病篇虽以论述太阳伤寒证治为主，但也提到"太阳病，发热而渴，不恶寒者，为温病"，只是未出方治而已。即此可见《伤寒论》是详寒略温的。《伤寒论》以太阳病篇条文为最多，几乎占了全部条文的一半。其中以太阳风寒本证及其兼证的麻、桂两大法（包括麻黄汤法及其加减法和桂枝汤法及其加减法）为主，并详述其由表入里而遍涉各经的变证治法。在其兼、变证治的论述中，不仅备载了太阳病涉各经的理、法、方、药，而且显示了太阳病实则多传阳明，虚则多传少阴的传变规律。故太阳病篇为学习研究《伤寒论》的重点所在。

二、阳明病

阳明病为伤寒郁阳化热入里，正邪斗争激烈，病性为热，病位在里。

（一）阳明里热经证治

以但热不寒、大热、大汗、大烦、大渴、脉洪大、舌红苔黄（俗称"五大一黄"）为主症，脉洪大而充实有力，属里实热证，宜用白虎汤（石膏、知母、粳米、甘草）清热救津。脉洪大而空虚无力的，属里虚热证，宜用白虎加人参汤（即白虎汤加人参）以清热生津益气。由于阳明经脉起自鼻之交頞中，上抵额颅，络目、挟鼻而布于面，故多伴有头额眉心连目眶胀痛、面赤、目赤、鼻干等症。

（二）阳明里热腑证治

阳明里实，热由经入腑，阳明腑中燥热结实，而现腹胀、满、痛、拒按、不大便、脉实等症的，属实热内结阳明胃肠，宜用大承气汤以急下存阴。

（三）热深厥深证治

阳明热极内伏而现手足厥冷、脉滑（或伏），仍应随宜采用白虎汤、承气汤以清、下其实热。

（四）阳明热利证治

里热下迫而现下利不止，宜用葛根芩连汤（葛根、黄芩、黄连、甘草）以清热止利。

（五）脾约证治

阳明腑热，日久太阴阴液不足而大便干结难下，宜用麻子仁丸（麻仁、白芍、杏仁、蜂蜜、大黄、枳实、厚朴）以润下之。

（六）阳明里寒证治

"食谷欲呕，属阳明也，吴茱萸汤（吴茱萸、党参、生姜、红枣）主之。"

三、少阳病

少阳病为正气不足以抗邪于表，正邪交争于半表半里之枢，寒热虚实错杂。

（一）少阳半表半里寒热虚实证治

少阳证以往来寒热、胸胁满痛、喜呕、口苦、咽干、目眩、耳聋、头角掣痛、脉浮弦为主症。这是由于少阳胆经起于目锐眦，入耳中，抵头角，布胁肋，故呈现上述少阳经腑之气不舒的病象，宜用小柴胡汤（柴胡、黄芩、半夏、人参、甘草、生姜、大枣）以和解之。若证无虚象，则方去人参。

（二）少阳胆腑里热证治

少阳胆腑里热证以胁痛、口苦、咽干、目眩、脉弦数为主症，宜用黄芩汤（黄芩、白芍、甘草、大枣）以清解之。黄芩汤又为治湿热下注而木火下迫的热痢的祖方。

（三）少阳病兼太阳表寒证治

两经证相兼同现，可用柴胡桂枝汤（即小柴胡汤合桂枝汤）的和兼汗法。

（四）少阳病兼阳明里热证治

两经证相兼并见，可用大柴胡汤（即小柴胡汤去人参、甘草，加大黄、枳实、白芍）的和兼下法。

四、太阴病

太阴病为寒邪伤阳入里成里虚寒证。

（一）太阴脾里虚寒证治

太阴脾里虚寒证以但寒不热、吐利不渴、腹满时痛、脉沉迟缓弱为主症，宜用理中汤（干姜、白术、人参、甘草）温补脾阳以化里寒。由于脾为湿土，脾脏阳虚，必生内湿，故太阴脾脏虚寒证，必有内湿为患，而其主方理中汤既能温中祛寒，也能健脾燥湿。

（二）太阴里寒兼太阳表寒的表里俱虚寒证治

两证相兼出现时，宜用桂枝人参汤（即理中汤加桂枝）以温中为主兼解表寒。

由于太阴脾为湿土而阳明胃为燥土，故太阴脾病多见里虚寒湿证，而阳明胃病多见里实燥热证。因脾胃同处中焦，相为表里，关系极为密切，故在一定条件下，其病可以互相转化，即既可由阳明胃里实燥热证转化为太阴脾里虚寒湿证，也可由太阴脾里虚寒湿证转化为阳明胃里实燥热证，因有"实则阳明，虚则太阴"之说。

五、少阴病

少阴病为寒邪伤阳，深入宫城。

（一）少阴寒化证治

1. 少阴心肾虚寒证治　以但寒不热、四肢厥冷、倦卧欲寐、小便清白、脉沉微细为主症，宜用四逆汤（附子、干姜、甘草）温补心肾阳气以化里寒。

2. 少阴阴盛格阳证治　由阴寒太盛，少阴虚阳无以潜藏而被格拒于外所致。见身大热、反欲得衣、脉浮大而按之虚空，或其人面色赤、身反不恶寒、手足厥冷而脉微欲绝等症的，宜用通脉四逆汤（附子、干姜、甘草、葱白）以通脉回阳，或加猪胆汁、人尿以反佐之。

3. 少阴阳虚水泛证治　肾阳衰微，火不制水，以致水气泛滥于上下内外，而现通身面目浮肿，小便不利，悸、眩、眴、振等症的，宜用真武汤（附子、白术、茯苓、生姜、白芍）以温阳化气利水。

4. 少阴身痛证治　阳虚风寒湿盛，留着筋骨关节，致背脊恶寒，身体骨节疼痛，手足寒，脉沉者，宜用附子汤（附子、白术、茯苓、白芍、党参）温阳驱寒，除湿止痛。

5. 少阴下利、便脓血证治　太阴病传少阴，中气失守，下元不固，气不摄血，现腹痛、便脓血、下利不止、小便不利等证者，宜用桃花汤（赤石脂、干姜、粳米）温补固涩止血。

6. 少阴表实里虚寒证治　少阴病始得之，反发热，脉沉，宜用麻黄附子细辛汤，以发表温里。若属太阳病发热、头痛而脉反沉的表实里虚证，又当急用四逆汤以救其里。

伤寒邪入少阴，损伤心肾阳气，多见亡阳虚寒脱证。由于心火乃命火之焰，肾阳为人身阳气之根本，故少阴阳虚，以肾为主。前人所谓"少阴病是生死关"，就是因为少阴伤寒动摇了人身阳气的根本的缘故。

（二）少阴热化证治

1. 少阴心肾不交证治　心火亢旺于上，肾水亏损于下，而现心中烦不得卧等症的，宜用黄连阿胶汤（黄连、黄芩、阿胶、白芍、鸡子黄）以泻心火且补肾水。

2. 少阴阴虚内热证治　心移热于小肠，肾移热于膀胱，而现烦渴、不眠、小便不利，甚至尿血等症的，宜用猪苓汤（猪苓、泽泻、茯苓、滑石、阿胶）以育阴清热利水。

六、厥阴病

《伤寒论》厥阴病素让医家叹为"千古疑案"，万友生教授对此进行了长达半个世纪的研究，兹据其议，简介之。

（一）厥阴病的主症

《素问·热论》云："人之伤于寒也，则为病热……六日厥阴受之，厥阴脉绕阴器而络于肝，故烦满而囊缩。""其病两感于寒者……三日则少阳与厥阴俱病，则耳聋、囊缩而厥，水浆不入，不知人，六日死。"《素问·诊要经终论》云："厥阴终者，中热嗌干，善溺心烦，甚则舌卷卵上缩而终矣。"《伤寒论》中有肢厥（手足逆冷），脏厥（通身肤冷），太阳病（第6条）热化逆传手厥阴心包的鼾睡、语言难出、失溲，和足厥阴热动肝风的直视、瘛疭等症，但无方治。后世温病学家在厥阴热化证方面进行了创造性的补充与发展，肯定厥阴病主症是：昏厥、谵语、发痉、手足瘛疭、肢厥、舌蹇等。与《黄帝内经》《伤寒论》合看，则还有舌卷、囊缩、体厥、直视、失溲等。

（二）厥阴寒化证治

1. 厥阴阳脱证治　寒邪伤阳入里，由少阴心肾进一步伤及厥阴心包络和肝，在少阴寒化证的基础上，由神志淡漠转为昏厥，由肢厥转为体厥、无语或语乱、抽搐、阴器上缩（男女皆有）、舌内卷不能伸出唇外、脉沉微欲绝或散或若游丝，甚至出现雀啄脉、屋漏脉等绝脉。此实为临终极危之象，故有厥阴病为最后阶段的说法。在《伤寒论》厥阴病篇中，未出方治，多为死证。李可老中医在《李可老中医急危重症疑难病经验专辑》一书中，介绍了他创制的"破格救心汤"（附子、干姜、炙甘草、高丽参、山茱萸、生龙骨粉、生牡蛎粉、磁石粉、麝香），并总结说：本方救治了数以千例的各类、各型心衰垂危急症，不仅可以泛应曲当，救生死于顷刻，而且突破了古代医籍所载五脏绝症、绝脉等必死之症的禁区及现代医院放弃治疗的垂死患者，一经投用本方，多数可以起死回生。从他所救治的病例看，应属厥阴寒化证。

2. 厥阴肝气冲逆证治　厥阴寒风上冒，木邪侮土，浊阴冲逆，见头顶痛、干呕、吐涎沫等症，宜吴茱萸汤（吴茱萸、党参、生姜、红枣）温肝降浊，平冲止痛。

3. 寒凝厥阴证治　寒凝厥阴经表，血脉不通，以致手足厥寒、脉细欲绝，宜用当归四逆汤（当归、桂枝、细辛、白芍、通草、大枣、炙甘草）温通血脉散寒。若其人内寒已久，应加吴茱萸、生姜以助其温肝散寒之力以上厥阴肝气冲逆证、寒凝厥阴证当属杂病范畴，非危重急症。

（三）厥阴热化证治

1. 手厥阴热化证治　邪入营血，热闭包络，扰乱神明，可致神昏谵语或笑，或不语，或舌蹇语涩。温热证则壮热，舌绛苔黄而干燥；湿温证则身热不扬，舌绛苔黄而润滑或白腻。

温热证治宜凉开心窍，用安宫牛黄丸、紫雪丹、至宝丹；湿温证而湿偏重者宜选苏合香丸温开心窍。

2. 足厥阴热化证治　邪入营血，热盛动风（属实）或阴虚风动（属虚），可致痉厥瘛疭。瘛疭有力，脉弦数为实；瘛疭无力，脉虚弱为虚。

热盛动风的实证治宜凉肝息风，方选羚角钩藤汤；阴虚风动的虚证治宜柔肝息风，方选大定风珠。

3. 厥阴杂病证治　在《伤寒论》厥阴篇 55 条原文中，只有 4 条明文提到厥阴病，但未出方治，所述脉证又很简略，难以研索。其余 51 条大都是泛论厥、热、呕、利等文，约半数条文是判生死预后，且死证为多。后世医家大多就厥、热、呕、利诸症与该篇所载的几个方剂进行研究，认为厥阴病是寒热错杂、上热下寒之证。

（1）厥阴寒热错杂证：消渴，气上撞心，心中疼热而饥，是厥阴心包夹心火发动于上；不欲食，食则吐蛔，下之利不止，为厥阴肝气夹肾水之寒相应而起。这是厥阴病主症，乌梅丸（乌梅、细辛、干姜、黄连、当归、附子、蜀椒、桂枝、人参、黄柏）为主方。

（2）厥阴胃热肠寒证：原文为"本自寒下"而"食入口即吐"是胃热肠寒，宜用干姜芩连人参汤（干姜、黄芩、黄连、人参）。

（3）厥阴肺热脾寒证：咽喉不利，唾脓血为上热；泄利不止，手足厥逆，寸脉沉而迟，下部脉不至为下寒。其治宜用麻黄升麻汤（麻黄、升麻、当归、知母、黄芩、玉竹、芍药、天冬、桂枝、茯苓、甘草、石膏、白术、干姜），发越郁阳，清上温下。

（4）热利证治：下利，腹痛，里急后重，肛门坠胀、灼热，苔黄腻，脉弦滑，宜用白头翁汤（白头翁、秦皮、黄连、黄柏），疏肝清热，燥湿止利。

以上应属杂病范畴，非厥阴危重急症。

第二节　温病三焦和卫气营血辨证论治

《黄帝内经》《难经》和《伤寒论》都把温病包括于伤寒之内，伤寒和温病虽然曾经长期处于合论阶段，但由于历代医家的实践经验不断丰富和发展，他们逐渐认识到《伤寒论》六经学说详寒略温，未能满足临床上治疗外感六淫疾病的需要。如金元时期的刘河间指出，"此一时，彼一时，不可峻用辛温大热之药，纵获一效，其祸数作，故善用药者，须知寒凉之味"，因而自制双解、凉膈、天水、通圣诸方，以代麻黄、桂枝之法。后世推崇他为温病治法的创始人，因有"伤寒宗仲景，热病主河间"之说。到了明代，医家们明确划分了伤寒和温病的界限，并认识到温病有新感和伏气之分。如王安道说："温病不得混称伤寒，因伏热在内，虽见表证，惟以里证为多，法当清里热为主，佐以清表之法，亦有里热清而表自解者。"汪石山说："伤寒至春而发，不感异气，名曰温病，此伏气之温病也；不因冬月伤寒而病温者，乃感春温之气，可名曰春温，此新感之温病也。"从此以后，治疗温病，属于新感者，以辛凉解肌为主；属于伏气者，以苦寒清里为主，于是温病乃从伤寒中分化出来。至吴又可著成《温疫论》，温病就开始有了独立的学说。到了清代，叶天士、薛生白、王孟英、陈平伯、余师愚、吴鞠通等人分别著成《温热论》《湿热论》《温热经纬》《风温篇》《疫病篇》《温病条辨》等书论后，才形成了温病学说的三焦和卫气营血辨证论治体系。

一、三焦辨证论治

上、中、下三焦的辨证论治，早在东汉张仲景所著的《伤寒论》《金匮要略》中就曾约略谈过。至明末清初的喻嘉言引伸其义，明确提出瘟疫分上、中、下三焦论治："未病前，预饮芳香正气药，则邪不能入，此为上也。邪既入，急以逐秽为第一义，上焦如雾，升而逐之，兼以解毒；中焦如沤，疏而逐之，兼以解毒；下焦如渎，决而逐之，兼以解毒。"但三焦辨证成为温病学中的一个理法方药具备的辨证方法，则是由清代的吴鞠通来完成的。《温病条辨》首列《原病篇》，以明温病之源，次列上、中、下三篇，以三焦为纲，以风温、暑温、湿温、秋燥、冬温等为目，并仿照《伤寒论》辨证论治的条文体例，进行自条自辨，末列《杂说》，以伸未尽之义。他根据叶天士"温邪上受，首先犯肺"之说，提出"凡病温者，始于上焦，在手太阴"。上焦病不解则传入中焦胃与脾，中焦病不解则传入下焦肾与肝。由此可见，他所说的三焦，既是温病的辨证论治纲领，也是温病病机的理论概括。温病中的三焦和《黄帝内经》中六腑之一的三焦概念是不相同的。

（一）上焦病证治

上焦病主要病在肺与心（心包络）。叶天士《温热论》开头就明确指出："温邪上受，首先犯肺，逆传心包。肺主气属卫，心主血属营，辨营卫气血虽与伤寒同，若论治法则与伤寒大异也。"这就是说，外感病无论伤寒或温病，外邪侵入人体的病位虽然相同，但由于病性相反而治法大异。因为一属寒邪致病，病性属寒，治法宜温；而一属温邪致病，病性属热，治法宜清的缘故。

1. 上焦风温病证治

（1）卫分证治：风温之邪犯上焦肺卫，多见身热、咳嗽、口微渴、舌苔薄白微黄、脉浮数等症，宜用桑菊饮（桑叶、菊花、连翘、薄荷、桔梗、杏仁、甘草、芦根）以宣清肺卫分之邪。

若邪自肺卫分迫及肺，表邪渐次入里，表里相兼，则上症加重，咳而且喘（甚至鼻扇），口渴较甚的，则宜用麻杏甘石汤以清宣肺卫气分之热。前者以宣为主而以清为佐，后者以清为主而以宣为佐。

（2）气分证治：温邪化热由肺卫分传入肺气分，症见大热、大汗、大烦、大渴、喘息、鼻扇、舌苔黄燥、脉洪大的，则宜用白虎汤以大清肺气分的热邪。

若因肺热日久，耗散津气，以致津气空虚，脉由洪大变为芤大的，则宜用白虎加人参汤以清热生津益气。若津气欲脱，而脉呈散大的，宜用生脉散（人参、麦冬、五味子）以敛补津气而固脱。

（3）营血分证治：若因肺热伤及血络而见咳血的，则宜合用犀角地黄汤（犀角、生地黄、赤芍、牡丹皮）或苇茎汤（芦根、生薏苡仁、冬瓜仁、桃仁）加味以凉血散血而止血。

若因肺热逆传心包，内闭心神，而见神昏、谵语或舌蹇、肢厥、舌绛、脉细数等症的，则宜用安宫牛黄丸、紫雪丹、至宝丹等以凉开心窍。

若因手厥阴心包热盛引动足厥阴肝风，而见痉厥、抽搐有力、脉弦数等症的，则宜用羚角钩藤汤（羚羊角、钩藤、桑叶、菊花、茯神、川贝母、竹茹、生地黄、白芍、甘草）以凉肝息风。

2. 上焦湿温病证治　初起邪遏上焦肺气，而现身热不扬、汗出不透、胸闷咳嗽、口腻不渴、腹胀便溏不爽、小便不利、舌苔白多黄少而腻、脉濡等症的，宜用三仁汤（杏仁、白蔻仁、生薏仁、半夏、厚朴、木通、滑石、竹叶）开肺气以化湿。

若因湿温邪入心包，湿痰蒙蔽心神，而现神昏谵语、苔白脉濡等症的，宜用苏合香丸以温开心窍。

（二）中焦病证治

中焦病主要病在胃与脾。脾胃同处中焦，阳明胃为燥土而喜柔润，太阴脾为湿土而喜刚燥。故阳明胃多燥病而宜润燥，太阴脾多湿病而宜燥湿。因此，外邪侵入中焦，或为阳邪入胃的燥热病证，或为阴邪入脾的寒湿病证，或为阴阳错杂之邪两伤脾胃的湿热病证。就中焦温病来说，主要是温热和湿温两证。

1. 中焦燥热病证治

（1）气分热盛证治：胃中热盛，现大热、大汗、大烦、大渴、舌苔黄燥、脉洪大等症的，宜用白虎汤，大清胃热而救津。

（2）阳明腑实证治：胃肠热结燥实，现腹胀痛拒按、不大便、舌苔老黄甚至焦黑、脉体反小而实等症的，宜用大承气汤以急下肠热而存阴。

（3）肺气不降证治：上焦痰热未清而中焦热盛，上症兼见喘促不宁、痰涎壅盛、右寸实大，为肺气不降，宜宣白承气汤（瓜蒌皮、杏仁、石膏、大黄）或陷胸承气汤（瓜蒌、半夏、黄连、大黄、枳实、厚朴）主之。

（4）热入心包兼腑实证治：阳明温病，下之不通，邪闭心包，神昏舌短，内窍不通，饮不解渴，牛黄承气汤（安宫牛黄丸加大黄）主之。

（5）阳明腑实兼小肠热盛证治：阳明温病，下之不通，小便赤痛，时时烦渴，左尺坚牢，导赤承气汤（大黄、芒硝、生地黄、赤芍、黄连、黄柏）主之。

（6）热结阴亏证治：津液不足，无水舟停，服增液汤（生地黄、玄参、麦冬）不下者，增液承气汤（即增液汤加大黄、芒硝）主之。

（7）热结阴伤证治：下后数日热不退，或退不尽，口燥咽干，舌苔干黑或金黄色，脉沉而有力，护胃承气汤（即增液汤加大黄、牡丹皮、知母）微和之；脉沉而弱者，增液汤主之。

（8）热结里实兼气阴不足证治：阳明温病，应下失下，正虚不能运药，新加黄龙汤（即增液汤合调胃承气汤加人参、海参、当归、生姜汁）主之。

2. 中焦湿温病证治　湿温邪入中焦，则为太阴脾与阳明胃同病。

（1）湿偏重证治：太阴脾湿偏重，而现身热不扬，汗出不透，胸闷，脘痞，腹胀，口腻，不渴，不饥，大便溏而不爽，小便浑浊、短少，舌苔白多黄少而腻，脉濡而缓等症的，宜用藿香正气散加减。如《温病条辨》中五个加减正气散之用藿香、苍术、草果、厚朴、陈皮等以芳香化浊、苦温燥湿，生薏苡仁、通草、滑石、茯苓等以淡渗清利湿热，以祛湿为主，清热为佐。

（2）热偏重证治：阳明胃热偏重，而现身热午后加甚，汗出热不减，胸闷脘痞腹胀，不饥不食，口苦而腻，渴不欲饮，大便溏而不爽，肛门灼热，小便黄赤短少，舌苔黄多白少而腻，脉濡而数等症的，宜用连朴饮（黄连、厚朴、栀子、黄芩、芦根、半夏、石菖蒲、淡豆豉）加减以清热为主，祛湿为佐。

湿温祛湿之法，主要是芳香化湿（如藿香、佩兰等）、苦温燥湿（如苍术、厚朴等）和淡渗利湿（如通草、滑石等）；清热之法，则多用苦寒（如黄连、黄芩等）。

（三）下焦病证治

温病传至下焦，已进入末期，必灼伤少阴以及厥阴的阴液，出现邪热与阴虚并存的局面。

1. 正虚邪留证治　少阴阴虚而壮火尚盛，呈现身热、心烦、不得卧、舌绛、苔黄、脉细数等症，宜用黄连阿胶汤（生地黄、白芍、黄芩、炙甘草、鸡子黄）以泻火补水。

厥阴阴虚而邪伏血分，呈现暮热早凉，热退无汗，舌绛苔黄，脉细弦数等症的，宜用青蒿鳖甲汤（青蒿、鳖甲、生地黄、牡丹皮、知母）以养阴凉血透邪。

2. 正虚邪退证治　少阴阴虚阳亢，而见身有微热，手足心热，甚至耳聋，心悸，齿黑，舌光绛，脉虚大，或细数，或促、结、代等症的，宜用加减复脉汤（炙甘草、生地黄、麦冬、阿胶、白芍、麻仁）以滋阴潜阳。

3. 阴虚风动证治　见微热，瘛疭，或神倦，瘛疭无力，脉虚细数等症的，宜用大定风珠（即加减复脉汤加龟甲、鳖甲、牡蛎、五味子、鸡子黄）以柔肝息风。

4. 下焦湿热证治　邪滞下焦，因膀胱气化被阻而现小腹胀满、小便不通等症的，宜用茯苓皮汤（茯苓皮、生薏苡仁、猪苓、通草、淡竹叶、大腹皮）以渗利湿热而通小便。

因大肠气机不利而见小腹硬满、大便不通等症的，宜用宣清导浊汤（皂荚子、蚕沙、猪苓、茯苓、寒水石）以疏利湿热而通大便。

此外，还有上、中、下三焦寒湿证治，因其不属温病范围，这里暂略，详见下文。

二、卫气营血辨证论治

卫气营血的辨证论治，是清·叶天士《温热论》首先提出来的。叶天士说："大凡看法，卫之后，方言气，营之后，方言血。在卫汗之可也，到气才可清气，入营犹可透热转气……入血就恐耗血动血，直须凉血散血。"吴鞠通承叶氏之说，在他所著的《温病条辨》中，把卫气营血辨证论治的理、法、方、药更加具体化了。这里所说的卫气营血既是温病的辨证论治纲领，也是温病病机的理论概括。它和《黄帝内经》《伤寒论》《金匮要略》所说的卫气营血概念是同中有异的。

（一）卫分病证治

1. 表热实证治　风温邪犯卫分，由于肺主气属卫，故多现发热、微恶风寒、口渴、咳嗽、咽喉干痛、舌苔薄白微黄欠润、脉浮数等肺卫不舒的表热证，轻证选用桑菊饮（桑叶、菊花、连翘、薄荷、杏仁、桔梗、芦根、甘草），重证宜用银翘散（银花、连翘、薄荷、荆芥、淡豆豉、桔梗、甘草、竹叶、芦根、牛蒡子）以辛凉解表，泄卫宣肺。

太阳主皮肤而统卫气，上焦肺合皮毛而属卫。太阳、卫分和上焦肺三者都主表，它们在病位上是一致的。伤寒和温病的区分，只是在于寒热病性的不同。太阳伤寒是因风寒邪气犯表，而现恶寒、发热、不渴、头项背腰强痛、咳喘、无汗、舌苔白润、脉浮紧等症，宜用麻黄汤辛温解表，泄卫宣肺。卫分温病是因风温邪气犯表，而现发热、微恶寒或不恶寒、口渴、头痛、咳嗽、咽喉干痛、舌薄白微黄欠润、脉浮数等症，宜用银翘散辛凉解表，泄卫宣肺。由此可见，伤寒和温病两说是相得益彰的。

2. 表热虚证治　见于体素阴虚火旺而常感咽喉干燥、手足心热或咳、吐、衄、便血之人。这种人如果外感风温邪气，就会出现上述阴虚症状，宜用加减葳蕤汤（玉竹、白薇、葱白、淡豆豉、桔梗、甘草、大枣）以滋阴发汗，或七味葱白汤（葱白、淡豆豉、生姜、葛根、生地黄、麦冬）以养血发汗。

3. 卫分湿温证治　湿温初起，邪遏卫分，而现身热不扬、恶寒、头身重痛、胸闷咳嗽不爽、舌苔白腻、脉浮濡缓等症，宜用藿朴夏苓汤（藿香、厚朴、半夏、赤茯苓、猪苓、泽泻、杏仁、生薏苡仁、豆蔻仁、淡豆豉）开肺气以化湿渗热、泄卫透邪。

（二）气分病证治

1. 气分温热证治　临床上，温病气分病和上述上焦太阴肺气分温热证、中焦阳明温病燥热证、《伤寒论》阳明经热证，四者证治完全相同，均宜用白虎汤主治。因为白虎汤不仅能大清胃热，也能大清肺热。

气分温热邪郁胸膈而见身热懊恼，宜用栀子豉汤（栀子、香豉）以宣清郁热。

2. 气分湿热　湿热下迫肠间而见热利不止的，宜用葛根芩连汤以清热止利。

3. 气分湿温　气分湿温主要病在中焦太阴脾与阳明胃。但因湿热熏蒸，弥漫三焦，故又与上、下焦有关。如上述的上焦湿温的三仁汤证，中焦湿温的藿香正气散加减证和连朴饮加减证，下焦湿温的茯苓皮汤证和宣清导浊汤证等，均属气分湿热病证治。

（三）营分病证治

温病邪在气分不解，则传入营分，以身热夜甚、口干反不甚渴饮、时有谵语、斑疹隐隐、舌绛、脉细数为主症，宜用清营汤（犀角、黄连、丹参、生地黄、玄参、麦冬、竹叶、银花、连翘）以清营透热。若气分之邪未尽，仍兼有大渴引饮、舌苔黄燥、脉洪大等气分证的，则宜在清营汤中加入石膏、知母以兼清气分之热。若温邪夹湿侵入营分，舌绛而润滑、脉濡而细数的，又当在清营汤中加入芳香化湿药，如藿香、佩兰、石菖蒲、郁金，和淡渗利湿之品，如通草、滑石等药。

（四）血分病证治

温病邪在营分不解，则传入血分。血分证和营分证虽然共见身热夜甚、口干反不甚渴饮、舌绛脉细数之症，但同中有异的是：营分证时有谵语（半昏迷），斑疹隐隐，舌红绛；血分证时时谵语（深昏迷），斑疹显露，咳、吐、衄、便血，舌深绛。温热邪深入血，病情极为严重，常见昏迷、抽风、出血三大症。

1. 昏迷　血分证神识昏迷，时时谵语，甚至舌蹇肢厥，是因邪入心包，热痰蒙蔽心神所致，宜用安宫牛黄丸、紫雪丹、至宝丹以凉开心窍。若因湿痰蒙蔽心神的，则宜用苏合香丸以温开心窍。这和上述上焦温病邪入心包的证治是完全相同的。

2. 抽风　血分证痉、厥、瘛疭，是因肝风内动所致，但温病肝风内动有虚实之分。抽风实证是因热盛而动风，其手足瘛疭必有力，并多伴有神情狂躁、脉弦数有力等症，宜用羚角钩藤汤以凉风息风；抽风虚证是因阴虚而动风，其手足瘛疭必无力，并多伴有神情萎靡、脉虚细数等症，宜用大定风珠以柔肝息风。这和上述上焦温病手厥阴热盛引动足厥阴肝风和下焦温病足厥阴阴虚风动的证治是完全相同的。

3. 出血　血分证斑、疹、吐、衄、便血，是因热伤血络所致。其血外溢于皮下的则发斑疹；其血上溢于口、鼻等清窍的则咳、吐、衄血；其血下溢于二便浊窍的则二便出血。发斑的宜用化斑汤（即白虎汤加犀角、玄参）以清热透斑；发疹的宜用银翘散加生地黄、牡丹皮、玄参、大青叶以清热透疹，或用清瘟败毒饮（犀角、生地黄、赤芍、牡丹皮、玄参、知母、石膏、黄连、黄芩、连翘、竹叶、桔梗、甘草）以清热解毒而透斑、透疹；咳、吐、衄、便血的宜用犀角地黄汤等凉血活血而止血。若因大失血致气随血脱而见面色苍白、汗出肢冷、脉微细等虚脱症的，则宜急用独参汤以补气摄血固脱。

温病气、营、血分里热证也和卫分表热证一样有虚实之分，其里实热证，如上述白虎汤证、承气汤证、清营汤证、安宫牛黄丸或紫雪丹或至宝丹证、羚角钩藤汤证、犀角地黄汤证、清瘟败毒饮证等，其里热虚证，如上述生脉散证、增液汤证、加减复脉汤证、大定风珠证等。

此外，卫气营血的辨证论治，一般认为是对温病发生后，由浅入深、由轻而重全过程规律的发明与构建。这是就新感温病由表入里者而言。若就伏气温病来说则不然，因为伏气温病的病机是由里出表的，故其发病必先见里（气、营、血分）证，而应以清解里热为主。只是在新感引动伏邪时，才会同时出现表（卫分）里（气、营、血分）相兼之证，而宜采用表里同治之法，并仍应以清里为主，佐以解表。

从上述温病三焦和卫气营血辨证论治的基本内容来看，可见它们之间是密切关联的。吴鞠通在《温病条辨》中把三焦和卫气营血辨证论治的理、法、方、药结合起来，使之融为一体，是很恰当的。

综观以上所述外感病伤寒六经和温病三焦、卫气营血辨证论治的基本内容，不难看出，它们都是以八纲和脏腑经络为基础的。但伤寒学说详于外感病表里寒证治法，温病学说详于外感病表里热证治法，两者是相得益彰而必须结合起来进行学习研究的。

第三节　脏腑病辨证论治

脏腑辨证论治也和前述六经、三焦、卫气营血辨证论治理论一样，有表、里、寒、热、虚、实之分，只是脏腑经络辨证论治更侧重于内伤病脏腑之寒、热、虚、实的辨治，而六经、三焦、卫气营血辨证论治多侧重于外感病表、里、寒、热、虚、实的辨治。这是因为内伤病多从内生，主要病在脏腑，起病多先见脏腑里证的缘故。

临床实践中，外感病与内伤病是可分而又难分的，二者常相互参杂、相互影响，医者必须心中有整个辨证论治体系，融会贯通，方能应付裕如。

脏腑辨证论治是以五脏为主的。因为六腑从属于五脏，只有首先弄清了五脏病的理、法、方、药，然后才能更好地认识和处理六腑病证。因此，这里以五脏为纲略加讨论。

一、肺病

肺与毛窍和咽喉、鼻相关，统称肺系。肺系与外感病关系极为密切，若外感失治或误治，多造成肺系内伤诸病证。内伤肺系病，初期虽多来自外感，但中、晚期则以内邪伤肺、肺脏自病或他脏影响为主。

一般来说，肺病有邪实和正虚之分。肺病邪实，或为寒闭，或为热壅，或为痰阻，或为水积，或为瘀血。肺病正虚，或为肺气虚，或为肺阴虚，或为肺气阴两虚。肺病虚证多由实证转变而成，若肺病邪实而同时又正虚的则表现为虚实错杂之证。肺病的主要临床表现为咳、喘、痰和胸闷、胸痛等症。肺气为邪所壅闭而宣降不利则咳嗽，甚至喘息；肺络为邪所阻塞而失其通畅则胸闷，甚至胸痛；肺气失其流畅之常，则肺中津液停聚而为内湿痰饮，或湿郁生热而致湿热内蕴，病在肺之气分，其痰或白而稀（寒痰），或黄而稠（热痰）；若伤及肺之血络，则咳吐痰血或脓血。

今就肺病寒热实证和肺病寒热虚证两大类，将肺病辨证论治要点简介如下。

（一）肺病寒热实证治

1.肺寒实证治　肺为寒邪所闭，气机宣降不利可致肺寒实证。轻则咳嗽不爽，甚至气喘胸闷，并多伴有恶寒、无汗、舌苔白润、脉浮紧等症，宜用杏苏散（杏仁、苏叶、桔梗、枳壳、前胡、半夏、陈皮、茯苓、甘草、生姜、大枣）或三拗汤（麻黄、杏仁、甘草）等以温散寒邪，宣肺降气，止咳平喘。

若兼素有寒饮宿肺而见咳嗽痰多，色白清稀，或喘，舌苔白滑，脉浮滑，则宜用小青龙汤以发散风寒、温化寒饮，或用万氏自拟咳喘方（麻黄、杏仁、甘草、法半夏、陈皮、茯苓、苏子、白芥子、莱菔子）。

2.肺热实证治　肺为热邪所壅，气机宣降不利可致肺热实证。轻则咳嗽不爽，甚至气喘胸闷，并多伴有身热、汗出、舌苔薄黄欠润、脉浮数等症，宜用桑菊饮或麻杏甘石汤等以清散热邪，宣肺降气，止咳平喘。

若兼素有热痰蕴肺而见咳喘痰多、色黄浓稠，舌苔黄腻的，则宜合用清气化痰丸（黄芩、瓜蒌实、杏仁、枳实、胆南星、姜半夏、陈皮、茯苓）等，以清化热痰。

若但肺火炽盛而见干咳、喘促、鼻扇、身热面赤、渴甚、舌苔黄燥、脉洪大等症，则宜用泻白散（桑白皮、地骨皮、粳米、甘草）或白虎汤等以清泻肺火。

若因肺火灼伤血络而见咳血、鼻衄的，则宜用十灰散（白茅根、大蓟、小蓟、侧柏叶、荷叶、茜草根、栀子、大黄、牡丹皮、棕榈皮，均炒炭用）等以凉血散血止血。

痰积于肺而病哮喘的,有冷哮、热哮之分。冷哮喉间痰鸣,其痰色白而清稀,并多伴有舌苔白滑、脉弦紧等症,宜用射干麻黄汤(射干、麻黄、半夏、细辛、五味子、紫菀、款冬花、生姜、大枣)等以温散肺寒,化痰平喘。热哮喉间痰鸣,其痰色黄而浓稠,并多伴有舌苔黄腻,脉滑数等症,宜用定喘汤(白果、麻黄、桑白皮、黄芩、杏仁、款冬花、半夏、苏子、甘草)等以宣肺清热,化痰平喘。

水积胸胁而病悬饮(含西医的"胸腔积液"),必咳喘引胸胁闷痛,时吐痰涎,舌苔白黄滑腻,脉弦紧,宜用十枣汤(甘遂、大戟、芫花、大枣)或控涎丹(甘遂、大戟、白芥子)等以逐水饮。

瘀热壅肺而病肺痈,必咳喘,胸痛而吐腥臭脓痰带血,宜用苇茎汤合桔梗汤(桔梗、甘草)加银花、连翘、黄芩、金荞麦、败酱草、鱼腥草等以清热解毒,化痰排脓。

(二)肺病寒热虚证治

肺病寒热实证日久,必由邪实转变为正虚,而见肺病寒热虚证。

1. 肺寒虚证治 因久病耗散肺气所致,多见咳喘、少气懒言、精神萎靡、面色㿠白、舌淡、脉虚等症,宜用四君子汤(人参、白术、茯苓、甘草)加黄芪以补肺气。

2. 肺热虚证治 因久病损伤肺阴所致,多见咳喘、咽喉干燥,或干咳痰少,或痰中带血,两颧潮红,手足心热,肌肉消瘦,舌干红,脉细数等症,宜用百合固金汤(百合、浙贝母、麦冬、玄参、生地黄、熟地黄、当归、白芍、甘草、桔梗)以补肺阴。

若肺虚日久而致气阴两伤,虚寒和虚热之证兼而有之的,则宜用生脉散以敛补津气为主,并根据气阴两虚病情的偏重而适当加味,或以补气为主兼补阴,或以补阴为主兼补气。

但肺虚病久,波及后天之本的脾或先天之本的肾,而应兼治脾肾。若脾或肾虚甚时,又应以补先后天为主,或补土以生金,或补肾以纳气,令金水相生。

在肺病阴虚火旺证中,常见心火克肺金或肝火刑肺金之象,治疗时必须兼泻心肝之火,才能提高疗效。

(三)大肠腑病证治

1. 从肺治 如肠痈用桔梗为主的排脓汤(桔梗、甘草、生姜、大枣,若去甘草、生姜、大枣,加枳实、赤芍、鸡子黄,则名排脓散)开提肺气以排内蓄之脓。

脱肛之用黄芪、升麻、柴胡为主的升陷汤(黄芪、升麻、柴胡、桔梗、知母)升补肺气,以收外脱之肛。

2. 从肝治 如痛泻之用痛泻要方(防风、白芍、白术、陈皮)以泻木补土而安肠止泻。

3. 从肾治 如五更泻之用四神丸(补骨脂、吴茱萸、肉豆蔻、五味子),以补火生土而固肠止泄。

若就外感的大肠腑病来说，主要有燥热内结和湿热下注之分。前者如承气汤证、麻子仁丸证和增液汤证，后者如葛根芩连汤证、黄芩汤证和白头翁汤证等，已如上述。

由此可见，大肠腑病不仅和与其相为表里的肺有关，还与脾胃、肝、肾有联系。

二、心病

心为火脏而火中有水，阳中有阴，平时阴阳调和，水火既济，既不见寒，也不见热，若病则或阳胜而热，或阴胜而寒。如其寒热是因邪实而形成，则属心病寒热实证；如其寒热是因正虚而形成，则属心病寒热虚证。由于心主血脉而藏神，故心病寒热主要表现在血脉和心神两方面。如在血脉方面，寒则血流凝滞而心胸闷痛、四肢厥冷，热则血流升腾而头目晕眩、面部潮红；在心神方面，寒则神情沉静而倦卧欲寐，甚至郑声不清，热则神清浮躁而烦扰不眠，甚至谵语迷乱等。又心病邪实，多见痰阻脉络的胸痹和痰迷心窍的癫狂以及血瘀心痛、头痛等症。心病正虚，则或见心阳虚的心悸而身寒肢冷、舌淡、脉微；或见心阴虚的心悸、烦热、舌赤、脉细等症。又汗乃心之液，凡病大汗亡阳，主要就是伤亡心之阳气，而在伤亡心之阳气的同时，必然伤亡心之阴液。又心火上炎于苗窍，可见舌赤烂痛之症；心火下移于小肠，可见尿赤、尿道涩痛之症。

今就心病寒热实证和心病寒热虚证两大类，将心病辨证论治要点简介如下。

（一）心病寒热实证治

1. 心寒实证治

（1）胸痹证治：因寒饮阻遏心阳，以致脉络不通，而见胸痹、心痛彻背、舌苔白滑、脉弦紧等症，宜用瓜蒌薤白半夏汤（瓜蒌、薤白、半夏、白酒）加橘络、丝瓜络等以开胸宣阳，豁痰通络。若兼见舌质紫暗有瘀斑、脉结代等血瘀脉络之症，则更加丹参、桂枝、降香、蒲黄、五灵脂等以清化瘀血。

（2）痰蒙心窍证治：因湿痰蒙蔽心窍而见神识昏迷、苔白、脉濡等症，宜用苏合香丸以温开心窍。

若见神情痴呆、沉默寡言、言多错乱、悲伤哭泣、舌苔白腻、脉迟缓等阴癫证，则宜用顺气导痰汤（木香、香附、半夏、陈皮、茯苓、甘草、生姜、胆南星、枳实）加石菖蒲、远志、郁金等温化湿痰，宣开心窍。

2. 心热实证治

（1）胸痹证治：因痰热阻遏心阳，以致心脉或包络不通，而见心胸闷痛、舌苔黄腻、脉滑数等症，宜用瓜蒌薤白半夏汤去白酒，加橘络、丝瓜络、竹茹、枳实等以开胸通络，清化热痰。若兼见舌质紫红有瘀斑，脉促、代等血瘀脉络之症，则更加丹参、赤芍、郁金、蒲黄、五灵脂等以清化瘀血。

（2）痰蒙心窍证治：因热痰蒙蔽心窍，而见神识昏迷、舌绛、脉数等症，宜用安宫牛黄丸或紫雪丹或至宝丹以凉开心窍。

若见神情狂躁、妄语不休、喜笑怒骂、舌苔黄腻、脉弦数等阳狂证的，则宜用生铁落饮（生铁落、丹参、朱砂、茯神、茯苓、石菖蒲、远志、胆南星、浙贝母、橘红、钩藤、连翘、玄参、天冬、麦冬）或合礞石滚痰丸（礞石、沉香、大黄、黄芩）以泻火涤痰，清心开窍。

（3）热痞证治：心火亢旺，而见心胸烦热、不寐、大便闭、小便赤、舌苔黄、舌尖红、脉滑数等症，宜用泻心汤（大黄、黄连、黄芩）以泻心火。

（4）心火炎灼证治：因心火上炎于苗窍而见舌赤烂痛，心火下灼于小肠而见尿赤涩痛等症，均宜用导赤散（生地黄、木通、竹叶、甘草）以导热下行，清泻其火。

（二）心病寒热虚证治

心痛寒热实证日久，必由邪实转变为正虚，而见心病寒热虚证。

1. 心寒虚证治

（1）心阳、心气虚证治：心阳、心气虚证因久病损伤心脏阳气所致。心阳、心气虚多见心悸、惊怯，宜用桂枝甘草龙骨牡蛎汤（桂枝、甘草、龙骨、牡蛎）加人参、黄芪，或合用参附汤以温补心之阳气，定惊安神。若见喘息动则加甚，神疲自汗，甚至喘不得卧，身寒肢冷，下肢浮肿，舌淡苔白，甚至舌青紫而润滑，脉沉微细等症，宜用真武汤以温补心阳。

（2）心阳暴脱证治：因暴病亡阳，而见冷汗如珠（味淡，不黏）、面色苍白、肢厥、脉微等症，宜急用参附龙牡汤（人参、附子、龙骨、牡蛎）以回阳固脱，若甚则用前述厥阴病寒厥重证中的破格救心汤方能力挽狂澜。

2. 心热虚证治

（1）心阴虚证治：心阴虚证因久病损伤心脏阴液所致。心阴虚证多见心悸、烦热、失眠、健忘、舌干红、脉细数等症，宜用天王补心丹（丹参、柏子仁、酸枣仁、远志、五味子、生地黄、当归、麦冬、天冬、茯苓、人参、沙参、桔梗）以养血安神。

（2）百合病证治：百合病症状繁多，去来无定，精神饮食睡眠时好时坏，似寒似热，头痛头眩，口苦尿赤，脉微数，宜用百合类方（百合配生地黄、知母、鸡子黄、牡蛎、代赭石、瓜蒌根、滑石等）。

（3）脏躁病证治：精神失常，时喜时悲，时时太息，宜用甘麦大枣汤（甘草、小麦、大枣）。

以上两证，常将两方合用，效果尤佳，只是应坚持久服，疗效方能巩固。

（4）心阴阳气血俱虚证治：心阴阳气血俱虚见心动悸，脉结、促、代等症，宜用炙甘草汤（炙甘草、人参、桂枝、生姜、大枣、阿胶、生地黄、麦冬、麻仁、清酒）以双补心脏气血而通利脉络。

（5）心气阴欲脱证治：因外感暴病伤亡心之气液，而见热汗如油（味咸而黏）、面色潮红、手足尚温、脉虚数或散大等症，宜急用生脉散以敛补心脏气液而救脱。近代剂型改革研制的生脉针或参麦针静脉给药，疗效优于口服生脉饮，是治疗各类休克心衰的首选药，已列为国家规定的医院急救室必备药品，适合本证使用。

心病常与肺、脾、肝、肾有关。如心病寒证，伴见肺气宣降不利的咳、喘、痰多等症，宜合用三子二陈汤（苏子、白芥子、莱菔子、半夏、陈皮、茯苓、甘草）等以宣降肺气而化痰饮；伴有脾气失运的胃痛、腹胀、不思饮食、大便溏泻等症，宜用香砂六君子汤（木香、砂仁、人参、白术、茯苓、甘草、半夏、陈皮）等以健脾温胃而助运化；伴有肾水凌心的心悸、头眩、身𥈀动、振振欲擗地、通身面目浮肿、小便不利等症，宜用真武汤等以温阳利水。又如心病热证，伴有肝阴虚火旺的胁痛、易怒、寐多噩梦，或头顶灼热掣痛，以及周身各部时或筋急拘挛而痛等症，宜用酸枣仁汤或芍药甘草汤等以敛肝柔肝；伴有手足心热甚，腰酸尿频而小便色赤等症，宜合用六味地黄汤（熟地黄、山茱萸、山药、茯苓、泽泻、牡丹皮）以滋养肾阴。

三、脾（胃）病

脾和胃同为后天之本，在五脏六腑中占有极为重要的地位，故《黄帝内经》合称脾胃为人身之"仓廪"。因此，这里论述脾病与他脏稍有异的是脾胃并重而合论之。又因大小肠皆属于胃，故脾胃病又多包括大肠、小肠病在内。

由于脾为阴脏而主升，故体阴而用阳，其体阴，本属湿土，但因其用阳，则不见湿，故升是脾的生理，湿是脾的病理，因有脾喜燥恶湿之说；胃为阳腑而主降，其体阳，本属燥土，但因其用阴，则不见燥，故降是胃的生理，燥是胃的病理，因有胃喜湿恶燥之说。脾胃病湿燥有内外虚实之别。或因六淫和饮食的湿邪（寒湿或湿热）犯胃，则见实证，并由此而导致食、痰、水、血、虫为患。因脾胃为人身之"仓廪"，既能纳化水谷变为精微，也能停聚水谷成为食滞（寒滞与热滞）、痰阻（热痰与寒痰）、水积，或由气机阻滞致血瘀，或由湿热内蕴而致生虫。如果实证日久不愈，必致损伤脾胃阴阳气液而发展成为虚证：或伤脾胃阳气而更内生寒湿，则见脾胃寒湿虚证；或伤脾胃阴液而更内生燥热，则见脾胃燥热虚证；或两伤脾胃阴阳气液，则见脾胃寒（湿）热（燥）错杂虚证。又因脾胃开窍于口，主肌肉与四肢，故口腔、肌肉、四肢病多责之于脾胃。又因脾能统血、摄精，故有些精血外溢是因脾虚不能统摄而导致，必须从脾论治，才能提高疗效。

今就脾胃病寒热实证和寒热虚证两大类，简介脾胃病辨证论治要点如下。

（一）脾胃寒热实证治

1.脾胃寒实证治

（1）寒湿阻中证治：因六淫或饮食的寒湿邪犯中焦，脾胃为寒湿所困，以致中气失运，而见脘腹胀、满、疼痛拒按，呕恶、不思饮食，大便溏泻，舌苔白腻润滑，脉迟紧等症，宜用香砂平胃散（木香、砂仁、苍术、厚朴、陈皮、甘草）以温运中气，祛寒燥湿。若兼见嗳腐吞酸、口淡、厌食等寒滞阻中症，则宜加山楂、神曲、谷芽、麦芽、鸡内金等以温消食积。

（2）寒饮留中证治：因寒饮留滞中焦，而见脘腹痞满，水声沥沥，时吐痰水，舌苔白滑，脉弦迟等症的，宜用小半夏加茯苓汤（半夏、生姜、茯苓）更加枳实、陈皮、桂枝（即《温病条辨》橘半桂苓枳姜汤方）以温中逐寒饮。

（3）中焦寒结证治：因陈寒痼冷内结，而见腹胀满痛拒按，下痢白冻而里急后重，甚至大便不通，舌苔白腻，脉沉弦迟等症的，则宜用温脾汤（附子、干姜、大黄、甘草、人参）加减以温下寒积。

（4）寒瘀内结证治：因寒凝血瘀而致胃脘硬痛，固定不移，舌有青紫瘀斑，脉涩等症的，宜用手拈散（延胡索、五灵脂、没药、草豆蔻）加桂枝、乳香等以温化瘀血。

2. 脾胃热实证治

（1）中焦湿热或燥热证治：因六淫或饮食的湿热或燥热邪犯中焦，如上述阳明病燥热的白虎汤证、承气汤证和太阴、阳明同病湿温的三仁汤证、连朴饮证等。已如前述，不赘。

（2）胃火证治：因胃火上炎，以致口疮，牙龈肿痛，甚至吐血、衄血，宜用清胃散（黄连、生地黄、升麻、牡丹皮、石膏、当归）或泻心汤以清泻胃火。

（3）热滞证治：因食积、热滞阻中，而见脘腹胀满疼痛拒按、不大便、嗳腐吞酸、口苦恶食、舌苔黄腻、脉滑数等症，宜用保和丸（莱菔子、山楂、神曲、麦芽、陈皮、连翘、茯苓、半夏）合小承气汤等以消导积食。

（4）痰热互结证治：因浊痰凝聚，而见心下痞满，不食、不饥、不便，舌苔黄腻，脉滑数等症，宜用半夏泻心汤去人参、干姜、大枣、甘草加枳实、杏仁辛开苦降以化浊痰。若因热痰阻中而见心下硬满疼痛拒按、舌苔黄腻、脉滑数等症，宜用小陷胸汤（瓜蒌实、半夏、黄连）加枳实等以清化热痰而宽中下气。

（5）水热互结证治：因水热内结，而见从心下至少腹硬满疼痛，不可近手，舌苔黄腻，脉弦滑数等症，宜用大陷胸汤（大黄、芒硝、甘遂）或十枣汤以逐水热。

（6）瘀热内结证治：因瘀热蓄积肠间，而见少腹硬满、大便不通、小便自利、如狂，甚至发狂等症的，宜用桃仁承气汤或抵当汤以下瘀血。

若因热结血瘀而见胃脘硬痛，固定不移，舌有紫红瘀斑，脉涩等症的，宜用失笑散（蒲黄、五灵脂）加丹参、赤芍、白芍、乳香、没药、桃仁、红花等以清化瘀血。

若因瘀血内结于脾，而见左胁腹有痞块的，宜用鳖甲煎丸以活血化瘀消痞。

（7）虫积证治：因脾胃湿热内蕴而致虫积为病，多见脐腹时痛时止，或可摸到包块聚散无定，口吐清涎，夜寐磨牙，肌瘦面黄有淡白斑，下唇内有突起小颗粒，白睛可见红丝，尾部带一淡黑斑，舌苔花剥等症，一般可用化虫丸（鹤虱、使君子、槟榔、芜荑、苦楝子、白矾、胡粉）以驱虫止痛。

但病性属寒而伴有舌白脉迟等症的，宜用理中安蛔汤（川椒、乌梅、干姜、白术、人参、茯苓）。

病性属热而伴有舌红脉数等症的，宜用连梅安蛔汤（胡黄连、乌梅、川椒、黄柏、雷丸、槟榔）。

病性寒热错杂而伴有渴不欲饮、饥不欲食、舌苔白黄相兼等症的，宜用乌梅丸。

（二）脾胃寒热虚证治

1. 脾胃寒虚证治

（1）脾胃气虚证治：多见神疲肢倦、少气懒言、不思饮食、肌肉消瘦、胃痛喜按、舌质淡红、脉缓弱等症，宜用香砂六君子汤以健脾益气，温胃祛寒。

（2）脾虚阴火证治：因脾气虚导致阴火旺，而见久泻不止、久热不退、烦渴、胃脘灼热、不思食、神疲肢倦、少气懒言、脉数而虚大或细弱等症，宜用补中益气汤（黄芪、人参、白术、陈皮、升麻、柴胡、当归、甘草）补脾气以降阴火。

（3）脾不统血证治：因脾气虚不能统血而见大便下血，或妇女月经淋漓难净，或血尿，或隐性血尿，宜用归脾汤（黄芪、人参、白术、当归、甘草、茯神、远志、酸枣仁、龙眼肉、木香）加味以补气摄血。

（4）脾不摄精证治：因脾气虚不能摄精而见尿白如脂（膏淋），或白带过多等症，均可用参苓白术散（人参、白术、茯苓、甘草、莲子、山药、扁豆、薏苡仁、陈皮、砂仁、桔梗）加减以补气摄精。

（5）脾胃阳虚证治：脾胃气虚证进一步伤阳，发展成为脾胃阳虚的，除见有上述脾气虚证外，还多见有身寒肢冷、脘腹冷痛喜热按、时吐涎唾、大便溏泻、舌质淡白、脉沉迟弱等症，宜用附子理中汤（附子、干姜、白术、人参、甘草）或丸，温补脾阳以化寒湿。

2. 脾胃热虚证治

（1）脾胃阴虚证治：因脾胃阴液不足，多见胃中灼热、饥而食难下咽、咽干口燥，或胃中热痛而大便干结难下，舌质干红瘦薄，或舌心光剥，脉细数等症，宜用益胃汤（麦冬、生地黄、沙参、玉竹、冰糖）或增液汤等滋养脾胃阴液以清热润燥。

（2）脾胃阴阳气液两虚证治：必同时见有上述寒热虚证，如胃中热痛而大便溏泻，或胃中冷痛而大便燥结，或舌红苔黄而脉迟缓弱，或舌淡苔白而脉弦细数等。本证投药稍偏，即难接受，一般宜用资生丸（参苓白术散加山楂、麦芽、神曲、白蔻仁、藿香、黄连、芡实）等平补脾胃法，以稳步取效。

3. 脾胃病涉他脏证治

（1）脾胃病涉肺证治：由于"脾为生痰之源，肺为贮痰之器"，因脾虚生痰上泛于肺，而见咳喘痰多、不思饮食、神疲肢倦、大便溏泻等症，宜用六君子汤（人参、白术、茯苓、甘草、半夏、陈皮）以健脾化痰为主。

（2）脾胃病涉心证治：常见胃不和而卧不安，宜用半夏秫米汤（半夏、秫米）或温胆汤（半夏、陈皮、茯苓、甘草、竹茹、枳实）以和胃安神。

（3）脾胃病涉肝证治：常见土虚招致木克的腹中急痛而脉弦等症，宜用小建中汤（桂枝、白芍、甘草、生姜、大枣、饴糖）以培土抑木。

（4）脾胃病涉肾证治：常见腰冷痛而沉重等症，宜用甘姜苓术汤（甘草、干姜、茯苓、白术）以培土制水。

由于脾胃为后天之本，在五脏六腑中占有极其重要的地位，所以无论脾胃病影响到其他脏腑，或其他脏腑病影响到脾胃，凡症见不思饮食、肌肉消瘦、消化功能日差、气血日见衰竭者，都必须以健补脾胃为主。否则，脾胃一败，就难以救治了。前人所谓"有胃气则生，无胃气则死"，确有至理。

四、肝病

由于肝为刚脏而主升，性喜条达而恶抑郁，故肝郁为其主要病机。肝郁多因精神抑郁而发生，并多由肝气郁而化火、生风，致肝气横逆的胁痛易怒、肝火上炎的目赤口苦、肝风内动的头晕目眩等肝阳上亢之症。前期多属实证。

肝阳上亢的实证日久不愈，必致阳亢伤阴，传变成为肝阳上亢的虚证。因肝肾同源，肝脏阳亢阴亏，肾水亦必不足，故肝阳上亢的虚证，常呈水不涵木之象。又因肝木能生心火，肝火上炎常常引动心火，而见木火同明之症。

但肝郁并非都是由恚怒而引起，也有平素肝阳不振体质禀赋之人，即使肝因恚怒而郁也不一定出见阳亢化火生风的阳证。若因悲、忧、压抑致郁，就会出见阴证。肝郁阴证为肝阳不振，故呈抑制状态，如沉默寡言、善太息等。

若气郁太久，则肝经渐渐发生瘀阻，甚至凝结成块。因肝郁有阴阳之分，肝血瘀阻也有阴阳之辨。

又肝藏魂，"人卧血归于肝"，肝血足则魂宁而夜寐安，肝血虚则魂不宁而夜寐不安，多梦甚至多噩梦。心肝关系密切，神魂互相影响，肝血虚火旺而魂不宁的常常引动心火而使神不安，心血虚火旺而神不安的往往引动肝火而使魂不宁，所以养血安眠之方，大都既能养心安神，又能养肝宁魂，天王补心丹中柏子仁与酸枣仁同用，就是这个意思。

又肝主筋，肝血不足以柔养筋脉，筋脉受到肝火的炎灼和肝风的动摇，就会出现筋脉挛急、震颤、抽搐等症。肝之筋脉为病，还有因寒邪收引而发生的，如头顶痛而喜热按，少腹痛引入阴筋，脚转筋而摩擦得温则减等。

还有因湿热蕴于下焦，而致肝气疏泄不畅，影响二便，如痢疾的里急后重、癃闭的小便不通等。

又肝主疏泄，木能舒畅精神，助脾健运。若肝病而失其疏泄之常，则必致精神不畅而运化不良。由此可见，肝木克脾土是克中有用的。这就是说：肝气郁结，不能疏泄脾土，则脾气失运，是为克；肝气舒畅，能够疏泄脾土，则脾气健运，是为克中有用。当然，反过来说，脾土湿热内蕴，又可使肝胆木郁，而呈现土困木郁之象，如黄疸等。这又成为脾土反侮肝木了。

今就肝病寒热实证和寒热虚证两大类，简介肝病辨证论治要点如下。

肝病寒热实证治

由于肝为刚脏而易致阳亢，故肝病多见阳热实证，而阴寒实证较少。

1. 肝热实证治

（1）肝气郁结证治：多见胸胁胀痛、心情烦躁、多言、易怒，女性经前或经期乳房胀痛，脉弦细数，宜用丹栀逍遥散（牡丹皮、栀子、柴胡、白芍、甘草、当归、茯苓、白术、薄荷、生姜），或四逆散（柴胡、枳实、白芍、甘草）合金铃子散（川楝子、延胡索）等加减，以清疏肝气。

（2）肝郁化火证治：常见胁肋胀痛、目赤、口苦、急躁易怒、舌红苔黄、脉弦数等症，宜用龙胆泻肝汤（龙胆草、栀子、黄芩、柴胡、生地黄、当归、车前子、泽泻、木通、甘草）以清泻肝火。龙胆泻肝汤并对肝火上刑肺金的鼻衄不止有良效。

（3）肝风内动证治：见眩晕、面部潮红、步履有漂浮感，或筋脉挛急、震颤、抽搐等症，宜用镇肝熄风汤（牛膝、生赭石、生龙骨、生牡蛎、龟甲、白芍、甘草、玄参、天冬、生麦芽、川楝子、茵陈）或天麻钩藤饮（天麻、钩藤、生石决明、川牛膝、杜仲、桑寄生、黄芩、栀子、夜交藤、茯神、益母草）等以平肝潜阳息风，或钩藤熄风汤（钩藤、僵蚕、地龙、蜈蚣、全蝎、蝉蜕、天麻、胆南星）以息肝风而舒筋脉。

（4）肝瘀痞结证治：因肝郁气滞日久导致血瘀，而现右胁硬痛、皮肤有红痣、掌如涂朱砂、舌有紫红瘀斑等症，宜用活血疏肝汤（当归、桃仁、红花、柴胡、枳壳、赤芍、甘草、大黄、黄芩、槟榔、陈皮）合失笑散加鳖甲、大蒜、丹参、乳香、没药等以清化瘀血。若右胁硬痛有痞块，亦可加用鳖甲煎丸以破血消癥。

（5）湿热下注证治：肝之经绕阴器，湿热下注，以致肝气疏泄不畅，二便不利，而见热痢，里急后重，或癃闭，小便滴沥甚至不通等症，都可用白头翁汤以清解湿热，疏泄肝气。

2. 肝寒实证治

（1）寒疝证治：多因暴感寒湿成疝，当脐痛、胁下痛、寒热往来、苔白、脉弦，或少腹脐旁下引睾丸，并掣胁、腰而痛不可忍，宜用椒桂汤（川椒、桂枝、吴茱萸、小茴香、高良姜、柴胡、青皮、陈皮）或天台乌药散（乌药、木香、小茴香、川楝子、青皮、槟榔、巴豆）以温通肝经而祛寒湿。

（2）肝郁阴寒证治：见胸胁闷痛、沉默寡言、善太息、脉弦迟缓，宜用逍遥散或柴胡疏肝散（柴胡、枳实、白芍、甘草、香附、川芎）加苍术以温疏肝气。

（3）气滞血瘀证治：因肝郁气滞日久导致血瘀，而见右胁硬痛、舌有青紫瘀斑等症，宜用活络效灵丹（当归、丹参、乳香、没药）合手拈散加柴胡、桂枝、白芍、甘草以温化瘀血。

3.肝病寒热虚证治　肝病寒热实证日久，必由邪实转变为正虚，而现肝病寒热虚证。

（1）肝热虚证治：肝热虚证因肝阴血虚而成。如胁痛、心烦易怒、咽干舌燥、手指甲扁平（爪枯），宜用一贯煎（沙参、麦冬、生地黄、当归、枸杞子、川楝子）等以滋养肝阴而止痛。

两目干涩而视力减退，用杞菊地黄汤（枸杞子、菊花、熟地黄、山茱萸、山药、茯苓、泽泻、牡丹皮）等以滋肾养肝而明目；失眠多梦甚至噩梦，用酸枣仁汤（酸枣仁、知母、茯苓、甘草、川芎）等以敛养肝血而宁魂；头顶胀热晕痛，喜阴静而畏阳光，或神倦瘛疭无力用大定风珠以滋水涵木而柔肝息风；脚挛急而痛难履地用芍药甘草汤（白芍、甘草）等以酸甘化阴而柔筋止痛。

（2）肝寒虚证治：肝寒虚证因肝阳气虚而成。如肝寒收引其经脉，可见头顶沉重、紧痛而喜热按，或少腹痛引入阴筋，宜用吴茱萸汤等温肝以化阴寒。对少腹痛引入阴筋的缩阳危证宜合用四逆汤以温肾回阳。肝寒犯胃的胃中冷痛，时吐清涎，宜用当归四逆汤加吴茱萸生姜汤等以温肝暖胃而止痛。肝寒犯脾的痛泻，宜用痛泻要方合吴茱萸汤等以温肝扶脾而止泻。

由上可见，昔所谓"肝无虚证，肝无补法"之说，是片面的。

4.肝病涉他脏证治　临床常见的肝火反侮肺金的"木火刑金"证治亦有虚实两途。

（1）木火刑金实热证治：肝阳上亢以致鼻衄不止而面红、目赤、急躁易怒、脉弦数，宜用龙胆泻肝汤以泻肝火而止鼻衄。

（2）木火刑金虚热证治：肺痨金阴不足，不仅无力克制肝木，反而招致木火刑金，致咳血气逆难平、急躁易怒、脉细弦数等症。由此可知，肺痨虚热证的主方百合固金汤中配合芍药甘草汤以敛肝柔肝的理由所在。但用百合固金汤治疗木火刑金的虚热证，有时应适当加入龙胆草以泻肝火，以及代赭石以镇肝逆，才能提高疗效。

胆为肝之腑，居于肝内，肝胆密切难分，故常常同病而治。例如，肝胆气机郁滞而致胁病的，都可用四逆散合金铃子散以疏利肝胆气机而止痛；肝胆血虚而致失眠的，都可用酸枣仁汤以敛补肝胆阴血而安眠。

至于足厥阴肝经和手厥阴心包经的密切关系，则可以从上述外感热入心包而引动肝风的痉厥抽搐证治中很清楚地看出来。

五、肾病

肾脏水中有火，阴中有阳，平时"阴平阳秘，精神乃治"，病则主要是水火阴阳的失调。水火阴阳失调有虚实之分，即因邪实而发病的属实，因正虚而发病的属虚。如外感六淫寒湿，或湿热困于肾，以致肾水阻滞，或内伤七情之火起于肾，以致肾火亢旺的则现实证；若实证日久不愈，由邪实转变为正虚，则见虚证。肾虚之证有阴阳之别。肾阴虚，是因阴虚而致阳亢，故现肾虚热证；肾阳虚的，是因阳衰而致阴盛，故见肾虚寒证。但由于肾中阳阳是互根的，肾虚日久，必致由阴及阳，或由阳及阴，而成为阴阳两虚之证，只是有所偏重而已。

"肾为先天之本"，为人身阴阳气血的根源所在，故肾脏有病常常会影响到其他各脏。如肾水不能上济心火则心火亦亢，肾水不能涵养肝木则肝火亦旺，故肾虚热证常常伴有心肝火象。又如"心火为命火之焰"，肾火衰微于下，则心火之焰必低，故肾阳虚，心阳亦必弱。肾中命火能生脾土，脾阳赖肾阳以温煦，故肾阳虚，脾阳多不振。又如肾主纳气而肺主气司呼吸，但元气之根在肾，呼吸之本在丹田，彼此关系极为密切。如果肾虚不能纳气，则必影响及肺而发生呼吸困难。又少阴肾与太阳膀胱相为表里，膀胱外应皮肤毛窍，故太阳主皮肤统卫气，而太阳所统的卫气，实根源于肾中之真阳，故其病机联系极为密切。如水肿病，初因太阳外受寒湿或湿热而肾为所困，则发为水肿实证，治宜从太阳膀胱以发汗利水；继因寒湿或湿热困肾日久致伤肾阳或肾阴，则变为水肿虚证，而治宜从少阴肾以温阳利水或育阴利水。

兹就肾病寒热实证和肾病寒热虚证两大类，将肾病辨证论治要点简介如下。

（一）肾病寒热实证

1. 肾寒实证治

（1）水肿证治：肾寒水肿因外感寒湿困肾所致，见通身面目浮肿、恶寒发热、无汗、小便不利、口不渴或渴不欲饮、水入反吐、苔白、脉濡等症，宜用五苓散合五皮饮（陈皮、大腹皮、生姜皮、茯苓皮、五加皮）等，以发汗利水而祛寒湿。

（2）腰痛证治：见腰冷痛而沉重等症，宜用肾着汤（即甘姜苓术汤）以培土制水而祛寒湿。

2. 肾热实证治

（1）水肿证治：肾热水肿因外感湿热困肾所致，见通身面目浮肿、发热恶寒、无汗、小便不利、渴不多饮、舌苔黄白、脉数等症，宜用越婢加术汤（麻黄、石膏、甘草、生姜、大枣、白术）或麻黄连翘赤小豆汤（麻黄、连翘、赤小豆、生梓白皮、杏仁、甘草、生姜、大枣）加减发汗利水以祛湿热。

（2）热淋证治：见腰痛，尿急、尿频、尿痛，小便短涩、黄、赤、灼热，甚至尿血等症，宜用八正散（木通、车前子、萹蓄、瞿麦、滑石、栀子、大黄、甘草梢、灯草）加减以清利湿热。

（3）阳强证治：因欲火引起肾火亢旺，同时肝木横强，而见阳强不倒或性交不排精等症，宜用知柏地黄汤（知母、黄柏、熟地黄、山茱萸、山药、茯苓、泽泻、牡丹皮）加减以泻肾火；或采用"实则泻其子"的治法，如龙胆泻肝汤加知母、黄柏以泻肝火为主兼泻肾火。

由此可见，"肾无实证，肾无泻法"之说，是片面的。

（二）肾病寒热虚证

1. 肾寒虚证治

（1）阳虚水肿证治：因外感寒湿困肾日久，损伤肾阳，而见通身面目浮肿，按之凹陷难起，小便不利，悸、眩、瞤、振，脉沉微细等症，宜用真武汤以温阳利水。

（2）亡阳证治：或因大病伤亡肾阳，而见身寒肢冷、倦卧欲寐、下利清谷、小便清白、脉沉微细等症，宜急用四逆汤以温肾回阳。

（3）肾关不固证治：因先天不足或后天失调，以致肾气不固，而见阳痿、早泄、滑精、遗尿，或小便失禁，或尿有余沥，或夜尿频频等症，宜用鹿茸补涩丸（鹿茸、附子、肉桂、人参、黄芪、补骨脂、菟丝子、桑螵蛸、五味子、龙骨、莲子、山药、茯苓、桑皮）或右归丸（附子、肉桂、熟地黄、山茱萸、山药、枸杞子、菟丝子、鹿角胶、杜仲、当归）等方加减以温补固涩肾气。

（4）肾不纳气证治：因肾阳虚不能纳气归根，而见动则喘甚、咳则遗尿、时自汗出、脉沉微弱等症的，宜用参蛤散（人参、蛤蚧）或参茸黑锡丹等以温纳肾气。

（5）五更泻证治：因命火衰不能生脾土，而见凌晨（五更）即泻，或上午九点前便泄多次，经久不愈者，宜用四神丸（补骨脂、五味子、肉豆蔻、吴茱萸）等以温肾固涩止泻。

2. 肾热虚证治

（1）阴虚水肿证治：因外感湿热困肾日久损伤肾阴，而见通身面目浮肿，小便不利，腰酸痛，咽喉口舌干燥而不欲饮水，或齿、鼻衄血，舌红，苔黄，脉细数等症，宜先用猪苓汤或白茅根、生薏苡仁、赤小豆等育阴利水，待水肿消退，再用六味地黄汤等善后。

（2）水亏火旺证治：因邪火炽盛，灼伤肾阴，肾水不能上济心火，以致心火亢旺，而见心中烦不得卧、舌绛、苔黄、脉细数等症，宜用黄连阿胶汤以泻火补水。

（3）阴精亏虚证治：见手足心热甚、咽干舌燥、唇裂耳聋、心悸、舌光绛、脉虚细数等症，宜用加减复脉汤以滋阴潜阳。或因先天不足，后天失调，内伤病久，致伤肾精，而见头脑空虚、眩晕耳鸣、腰膝酸软、午后潮热、颧红、手足心热、遗精盗汗、尿赤便结、舌干红、脉细数等症，宜用六味地黄汤或左归丸（熟地黄、山茱萸、山药、枸杞子、龟甲胶、鹿角胶、菟丝子、牛膝）以滋水济火或填补精阴。

（4）肾不纳气证治：因肾阴虚不能纳气归根，而见动则气喘、咳则遗尿、舌干红瘦薄、脉细数等症，宜用都气丸（即六味地黄丸加五味子）以滋纳肾气。

3. 肾阴阳两虚证治 临床多见上述虚寒和虚热等症相兼出现，则宜双补其阴阳。由于阴阳互根，肾虚阳损及阴或阴损及阳的，甚为多见，只是有所偏重而已。附桂八味丸，地黄饮子，龟鹿二仙膏，张景岳所制左归、右归等方中的阴中求阳或阳中求阴的组合，可资借鉴。

第四节　八纲辨证论治

一、八纲的基本概念

阴、阳、表、里、寒、热、虚、实八纲，虽然是在清代《医学心悟》中明确提出来的，但实源于春秋战国时期的《黄帝内经》，而充实于东汉时期的《伤寒杂病论》，发展到清代才臻于完善，成为中医对疾病辨证论治的总纲。

八纲是具有高度概括性的，其中又以阴、阳两纲统领表、里、寒、热、虚、实六纲。如《医学心悟》在《寒热虚实表里阴阳辨》中指出："至于病之阴阳，统上六字而言，所包者广。热者为阳，实者为阳，在表者为阳；寒者为阴，虚者为阴，在里者为阴。寒邪客表，阳中之阴；热邪入里，阴中之阳。寒邪入里，阴中之阴；热邪达表，阳中之阳。"因此，八纲实为六变。张景岳曰："六变者表里寒热虚实也。是即医中之关键，明此六者，万病皆指诸掌矣。"即从表里辨疾病的部位，寒热虚实辨疾病的性质。任何疾病的发生和发展，都可用表里、寒热、虚实进行概括，并可起到执简驭繁的主导作用。

当然，通过八纲辨证所得出来的一个完整的证，应该说还是比较笼统的，必须进一步落实到六经、三焦、卫气营血和脏腑经络之上，才能更具体地指导临床实践。

八纲中的阴阳，与上述五脏系统中的阴虚、阳虚、亡阴、亡阳的概念不能混淆。五脏系统中的阴虚、阳虚、亡阴、亡阳是指人体赖以生存的具有个性的阴阳两种物质因病受到耗伤所致的虚证而言，轻缓的一般叫阴虚、阳虚，急重的叫亡阴、亡阳，这应该归之于八纲中虚证的范畴，它和八纲中具有共性的阴阳概念是不相同的。因此，这里讨论八纲，只把阴阳作为抽象的总概括，使之寓于表里、寒热、虚实之中进行具体论述。

二、八纲是外感病辨证论治的总纲

外感病的伤寒六经辨证论治和温病三焦、卫气营血辨证论治，都可用八纲进行概括，并可起到执简驭繁的主导作用。今就其辨证论治的基本内容集中举例以说明之。

（一）外感病在表的寒热虚实证治

八纲中的表，包括伤寒六经中的太阳和温病三焦、卫气营血中的上焦肺卫分，在脏腑辨证论治中，肺系疾病与表证多相关联，已如上述。表证又常与里证相兼为病，故六经皆有表证，气营分证亦可与表同在，各脏腑病证兼表者甚多，故一切疾病，均应先辨是否有表证存在，稍有疏忽，表不解，则治里无效，这是临床应予足够重视的。

伤寒太阳病的风寒袭表证治与温病卫分风温在表证治已如前述，兹不赘。以下就夏、秋时令病表证治列举一二。

1. 暑湿伤表证治　暑必夹湿，易伤津气。暑天贪凉太过，见恶寒发热、无汗、头身重痛、心烦、尿赤等症，宜用香薷饮（香薷、扁豆花、厚朴），或新加香薷饮（前方加银花、连翘）合鸡苏散（六一散加薄荷）以祛暑解表化湿。

若中暑受热，气津两伤，见身热汗多、心烦口渴、体倦少气、小便短赤、脉虚数，宜王氏清暑益气汤（西洋参、石斛、麦冬、黄连、竹叶、荷梗、知母、粳米、甘草、西瓜翠衣）清暑益气，着重养阴生津；或用东垣清暑益气汤（人参、黄芪、升麻、苍术、白术、麦冬、当归、青皮、陈皮、神曲、炙甘草、葛根、五味子、泽泻、黄柏、生姜、红枣），着重益气健脾祛湿，但清暑生津之力较逊。

2. 秋燥伤表证治　秋感凉燥，而见恶寒发热、无汗、头痛鼻塞、咳嗽痰稀、口鼻咽喉干燥、苔白、脉弦等症，宜用杏苏散（杏仁、苏叶、前胡、桔梗、枳壳、半夏、橘皮、茯苓、甘草、生姜、大枣）以温宣凉燥，宣肺化痰。

秋感温燥，身不甚热，干咳痰少，咽干口渴，右脉数大，宜用桑杏汤（桑叶、杏仁、沙参、栀子、豆豉、浙贝母、梨皮）清宣润燥，重证宜清燥救肺汤。

3. 风寒湿痹在表证治　在表寒实证中兼见一身关节尽痛，宜用麻黄加术汤在峻汗逐邪中兼祛湿邪；在表寒虚证中兼见一身关节尽痛，则宜用桂枝汤加白术附子汤在缓汗养正中兼祛湿邪。

若属风湿热痹表证，见有表热实证而一身关节尽痛，则宜用麻杏苡甘汤等以开表祛散风湿热邪；若属热痹，则宜用白虎加桂枝以清通之；见有表热虚证而一身关节尽痛，则宜用秦艽地黄汤以养血祛散风湿热邪。

（二）外感病在半表半里的寒热虚实证治

八纲中表里之间的半表半里，主要是指伤寒六经中的少阳、温病邪留三焦、膜原部位。

1. 寒热虚实错杂证治　以往来寒热、胸胁满痛为主症，伴有口苦、咽干、目眩、耳聋、舌苔白黄相兼、脉浮弦数等症，宜用小柴胡汤以和解表里之半。

2. 湿热郁滞三焦膜原证治　见往来寒热，伴有胸闷、脘痞、腹胀、小便不利、口腻、舌苔白黄厚腻或白如积粉、脉濡数等症，宜用柴胡达原饮（柴胡、草果、槟榔、厚朴、枳壳、黄芩、青皮、桔梗、荷梗、炙甘草）或蒿芩清胆汤（青蒿、黄芩、淡竹茹、半夏、赤茯苓、枳壳、陈皮、碧玉散）加杏仁、厚朴以分消上下之势。

少阳病的兼变证多与太阳、阳明和厥阴有关。如少阳病兼太阳表寒虚的柴胡桂枝汤证，少阳病兼阳明里热实的大柴胡汤证，少阳病涉厥阴的柴胡加龙牡汤证等。

（三）外感病在里的寒热虚实证治

八纲中的里，包括伤寒六经中的阳明、太阴、少阴、厥阴和温病三焦、卫气营血中的上、中、下焦的气、营、血分在内，它们都可以在寒、热、虚、实四大纲领之下，进行详备论述。具体内容已见前述，兹不赘。

通过上述内容的学习，不难看出，伤寒与温病两大辨证论治理论体系是一个整体，伤寒学说是温病学说的基础，而温病学说则是伤寒学说的发展，只有把它们融为一体，才能全面认识与正确治疗所有的外感病（包括一些内伤杂病），而八纲，正是能够把它们融合、统一的理论框架。

三、八纲是内伤病辨证论治的总纲

内伤病的脏腑、经络辨证论治，也和外感病一样可用八纲进行概括，并可起到执简驭繁的主导作用。但内伤病多从内生，故侧重于脏腑之里的寒热虚实的辨证论治。而脏腑之里的寒热虚实的辨证论治，则因六腑从属于五脏，故以五脏为纲目。

（一）里寒虚实证治

1. 里寒实证 本证是因内生阴寒之邪（水、湿、痰、饮）积于脏腑，而正气抗邪力量尚强所致。例如，肺寒实的三子养亲汤证，心寒实的瓜蒌薤白半夏汤证，脾寒实的温脾汤证，肝寒实的椒桂汤证，肾寒实证的五苓散证等。

2. 里寒虚证 本证是因脏腑阳气不足而内生阴寒之邪（水、湿、痰、饮）所致。例如，肺气虚而寒的四君子汤加黄芪证；心气虚而寒的桂枝甘草龙骨牡蛎汤加人参、黄芪证，心阳虚而寒的参附汤证；脾胃气虚而寒的香砂六君子汤证，脾胃阳虚而寒的附子理中汤证；肝阳虚而寒的吴茱萸汤证；肾阳虚而寒的四逆汤证、鹿茸补涩丸证、右归丸证等。

（二）里热虚实证治

1. 里热实证 本证是因内热（火、燥）积于脏腑而正气抗邪力量尚强所致。例如，肺热实的泻白散证，心热实的大黄黄连泻心汤证，脾胃热实的清胃散证，肝热实的龙胆泻肝汤证，肾热实的八正散证等。

2. 里热虚证 本证是因脏腑阴血不足而生内热（火、燥）所致。例如，肺阴虚而热的百合固金汤证，心阴血虚而热的天王补心丹证，脾胃阴虚而热的益胃汤证，肝阴虚而热的一贯煎证和酸枣仁汤证，肾阴虚而热的六味地黄汤证或左归丸证等。

至于食、痰、水、血、虫、郁等内生之邪致病，也有寒热之辨。如食积的寒滞证之用香砂平胃散加山楂、神曲、麦芽；热滞证之用保和丸；痰积的寒痰之用三子二陈汤，热痰之用清气化痰丸；水积的水寒之用五苓散，水热之用大陷胸汤；血积的寒瘀之用手拈散，热瘀之用抵当汤；虫积寒证用理中安蛔汤，热证用连梅安蛔汤；郁证的阴郁用逍遥散，阳郁用四逆散等。

由于脏腑寒热虚实辨证论治的基本内容在前面已有详述，故在此只作简略说明。

由上可见，无论外感病或内伤病，都可以（临床实际上也是）在八纲的主导下进行辨证论治。所以说，八纲是外感病和内伤病辨证论治的总纲。

第五节　经络辨证

当外邪侵入人体，经气失常，不能发挥卫外作用，病邪会通过经络逐渐传入脏腑；反之，如果内脏发生病变，同样也可以循着经络反映于体表。因此，根据患者体表的某一部位所出现的疼痛等症状，便可明确地辨别其为某经、某脏、某腑的病变。例如《素问·脏气法时论》："肝病者，两胁下痛，引少腹……肺病者，喘咳逆气肩背痛。"胁下、少腹、肩背，便是该脏经脉循行之处。正由于经络系统能够有规律地反映出若干证候，因此临床根据这些证候，有助于推断疾病发生于何经、何脏、何腑，从而进一步确定病变性质及其发展趋势。

经络辨证，主要是根据《灵枢·经脉》所载十二经脉的病证，及《难经·二十九难》所载奇经八脉的病证而加以概括。由于经络病证常可并见于脏腑、气血病证中，故应相互参照。

一、十二经脉病证

人体十二经脉，内联脏腑，外络肢体，故掌握十二经脉病证的特征，能辨明病之所生和病机虚实之所在。例如咳喘可见于手太阴肺经，也可见于足少阴肾经。这是因为足少阴肾经，在体内循行，其直行的经脉，从肾上贯肝、膈入肺中，因此，肾气不足，或肾受邪时也可发生咳喘。至于怎样辨别其属肺还是属肾，则须从两经不同系统的症状来推求。一般肺经咳喘则兼肺胀、胸闷、缺盆中痛等；而肾经咳喘，则往往与心悬若饥、善恐等症相伴出现。不难看出，当一症状发现于某一部位，而必须推求它是某脏、某腑或某一经脉的特乎病变时，便当从同时出现的若干症状，或者是先后出现的一系列症状，来对照经与经之间的关系，以及经脉与脏腑之间的络属关系，才能知道这一症状，是属于某经的病变。掌握症状所属可以帮助我们推求病因、病机与病名。正如《灵枢·卫气》说："能别阴阳十二经者，知病之所生。"

（一）手太阴肺经病证

[临床表现] 肺胀，咳喘，胸部满闷，缺盆中痛，肩背痛，或肩背寒，少气，洒淅寒热，自汗，臑、臂前侧廉痛。

[证候分析] 肺者生气之源，乃五脏之华盖。其脉起于中焦，循胃口上膈属肺，故病则肺胀、咳喘、胸满。缺盆虽是十二经的通路，但与肺尤为接近，故肺病则痛。手太阴肺经，由中府出腋下，行肘臂间，肺之经气不利，则臑、臂内侧前廉作痛。如寒邪侵犯皮毛经络，卫阳受束，则洒淅寒热，伤风则自汗，肺虚则少气。

（二）手阳明大肠经病证

[临床表现] 齿痛，颈肿，喉痹，目黄，口干，鼽衄，肩前臑痛，大指、次指痛不用。

[证候分析] 手阳明大肠经脉病变，可以出现一系列证候。由于手阳明的支脉，从缺盆上颈贯颊入下齿中，故病则齿痛、颈肿、喉痹。手阳明之别者合于宗脉，故目黄。大肠与肺相为表里，肺主气而敷布津液，故凡口干、大便秘或泄，属大肠之病变，皆为津液所生的病证。大指、次指痛不用，则为本经经脉所及的病变。

（三）足阳明胃经病证

[临床表现] 发热以身前较甚，鼻痛，鼽衄，齿痛，口歪，咽痹，颈肿，膝膑肿痛，乳部、气街、股、伏兔、胫外廉、足面皆痛，足中趾不用。

[证候分析] 阳明之脉行于身前，故气盛发热以身前为甚。其脉起于鼻之交頞中，循鼻外，还出挟口环唇，其支者循喉咙，从缺盆下乳内廉，挟脐腹入气街中，由股下足以入中趾，胃火循经上炎则鼻痛、鼽衄、咽痹、齿痛、颈肿。风中经脉则口渴。经气不利则本经经脉所及发生病变，如膝膑肿痛，乳痛、气街、股、伏兔、胫外廉、足面皆痛，足趾不用等。

（四）足太阴脾经病证

[临床表现] 舌本强，食则呕，胃脘痛，腹胀善噫，得后与气则快然如衰，身体皆重，体不能动摇，食不下，烦心，心下急痛，溏泻，瘕，泄，水闭，黄疸，不能卧，股膝内肿厥，足大指不用等。

[证候分析] 脾的经脉连于舌本，故病则舌强。脾病气机失运故呕。脾脉入腹，属脾络胃，故为痛为胀。阳明气滞而为噫。得后与气则快然如衰者，为脾气得以输转而气得通，故矢气后腹胀、善噫等得以衰减。脾主湿土，脾湿内困，故身体皆重。太阴的支脉，上膈注心中，故为烦心、心下急痛。脾寒则为溏泻。脾滞则为瘕。脾病不能制水，则为泄，为水闭，为黄疸，为不能卧。脾脉起于足大趾上行膝股内廉，故股膝内肿厥，及大指不用诸病。

（五）手少阴心经病证

[临床表现] 嗌干，心痛，渴而欲饮，目黄，胁痛，臑臂内后廉痛厥，掌中热痛。

[证候分析] 本经的支者从心系上夹于咽部，故心热则为嗌干心痛。心火炎上则心液耗，故渴而欲饮。手少阴之脉系于目系，心热故目亦黄。其脉又出腋下，故胁痛。其直者循膈臂内侧入掌内后廉，故病为掌中热痛。

（六）手太阳小肠经病证

［临床表现］嗌痛颔肿，不可以顾，肩似拔，臑似折，耳聋，目黄，颊肿，颈、颔、肩、臑、肘、臂外后廉痛。

［证候分析］本经之脉循咽下膈，其支者循颈上颊，故为嗌痛颔肿，不可以顾。肩似拔，臑似折，也是由于手太阳之脉循臑外后廉出肩解，绕肩胛，交肩上的缘故。其他如耳聋，肘、臂外后廉痛，也是因其经脉所及而引起的病变。

（七）足太阳膀胱经病证

［临床表现］寒热，鼻塞，头痛，目似脱，项如拔，脊痛，腰似折，髀不可以曲，腘如结，踹如裂，足小趾不用。

［证候分析］"膀胱者，腠理毫毛其应。"故膀胱与表气相通，外邪侵袭，则寒热鼻塞。本经之脉上额交巅入络脑，故邪气上冲则为头痛。脉起目内眦，还出别下项，故目似脱，项如拔。本经夹背抵腰中，过髀枢，循髀外下合腘中，贯踹内，故病脊痛腰似折等。

（八）足少阴肾经病证

［临床表现］饥不欲食，面如漆柴，咳唾有血，喝喝而喘，心如悬若饥状，善恐，心惕惕如人将捕之，口热，舌干咽肿，上气，嗌干及痛，烦心心痛，脊、股内后廉痛，痿厥，嗜卧，足下热而痛。

［证候分析］肾虽属阴，元阳所居，水中有火，为脾胃之母，阴动则阳衰，阳衰则脾困，故病饥不欲食。面如漆柴者，指面色发黑如漆而削瘦如柴。因肾主水，水色黑，阴邪色见于面，故如漆；肾藏精，精衰则枯，故如柴。阴精亏损，虚火妄腾，故咳唾有血。肾虚，气不归元则喝喝而喘。肾在志为恐，肾气怯，故惕惕如人将捕之。足少阴之脉循喉咙，夹舌本，其支者从肺出络心，故病则口热、舌干咽肿及烦心心痛等症丛生。足少阴之脉，自足小趾斜趋足心，上踹出腘，上股内后廉，贯脊属肾，故病可见脊痛、股内后廉痛、痿厥及足下热而痛。嗜卧者，为多阴少阳，精神匮乏的表现。

（九）手厥阴心包络经病证

［临床表现］手心热，臂肘挛急，腋肿，甚则胸胁支满，心中憺憺大动，面赤目黄，喜笑不休，烦心，心痛等。

［证候分析］手厥阴之脉起于胸中，出属心包络，循胸出胁，入于掌中，故见手心热及心中憺憺大动。心之华在面，目者心之使，故病则面赤目黄。心在声为笑，故病可见喜笑不休。

（十）手少阳三焦经病证

［临床表现］耳聋，心胁痛，嗌肿喉痹，汗出，目锐眦痛，颊痛，耳后、肩、臑、肘、臂外皆痛，小指、次指不用。

［证候分析］三焦之脉上项系耳后，故病则耳聋。三焦出气以温肌肉，充皮肤，故为汗出。三焦是主气所生病者，气机抑郁，则心胁不舒而痛。其他诸病，都是由于经脉循行之所处，经气不利所引起。

（十一）足少阳胆经病证

［临床表现］口苦，善太息，心胁痛不能转侧，甚则面微有尘，体无膏泽，足外反热，头痛颔痛，缺盆中肿痛，腋下肿，马刀挟瘿，汗出振寒如疟，胸、胁、肋、髀、膝外至胫、绝骨外踝前及诸节皆痛，足小趾、次趾不用。

［证候分析］足少阳胆病则胆汁外溢而口苦，胆郁不舒则善太息。足少阳之别，贯心属，循胁里，诸症皆为其经脉所及，经气不利而至。

（十二）足厥阴肝经病证

［临床表现］腰痛不可俯仰，甚则嗌干，胸满，呕逆，飧泄，狐疝，遗溺，闭癃，妇人少腹肿。

［证候分析］足厥阴的支脉与别络，和太阳、少阳之脉，同结于腰踝下中髎、下髎之间，故病则为腰痛不可俯仰。肝脉循喉咙之后，上入颃颡，上出额，其支者从目系下颊里，故病则嗌干。足厥阴之脉上行者夹胃贯膈，下行者过阴器抵小腹，故病则胸满呕逆、飧泄、狐疝、遗溺、闭癃。

经络辨证一方面须与经络循行部位及其所属脏腑综合理解，另一方面在学习针灸学时，还要结合腧穴等理论进行深入探讨，才能全面掌握。

二、奇经八脉病证

奇经八脉，除其本经循行与体内外器官相连属外，还通过十二经脉与五脏六腑发生间接连系，尤其是冲、任、督、带四脉，与人体的生理、病理，都存在着密切的关系。

（一）督脉病证

［临床表现］督脉为"阳脉之海"反映脑、髓和肾的功能状态。实则脊强反折，虚则头重。大人癫疾，小儿风痫。

［证候分析］督脉起于会阴，并于脊里，上风府，入脑，上巅，循额，故实则脊强反折，虚则头重。风气循风府而上入脑，督脉为风气所干，亦可出现大人癫疾、小儿风痫之证。

（二）任脉病证

［临床表现］任脉为阴脉之海，男子为疝气，女子带下瘕聚。

［证候分析］任脉主身前之阴，阴凝寒滞，气结于下，男子则内结为疝气，女子则郁滞为瘕聚。

（三）冲脉病证

［临床表现］冲为血海。冲脉不但主月经，亦与生殖有关，只有当冲、任气血旺盛时，其血才能下注于胞中，或出为月经，或妊娠时以养胚胎。冲脉为病，气从少腹上冲胸咽，咳，唾，气逆而里急。

［证候分析］由于冲脉之气失调，与足阳明之气相并而上逆，不能下降，所以出现气从少腹上冲胸咽而咳唾，以及腹满胀急疼痛、胸满气逆等症。

（四）带脉病证

［临床表现］带脉"主司带下"，有总束诸脉的功能，故带脉损伤，易致流产。带脉为病，腹部胀满，绕脐腰脊痛，冲心痛，腰溶溶如坐水中，女子则赤白带下。

［证候分析］人身冲任二脉，与阳明合于宗筋，会于气街，皆属于带脉，而络于督脉。太冲所以能够上养心肺，须赖带脉以主持之；人身之气所以能够上下流行，亦赖带脉为关锁。带脉之气整齐坚固，有以牢持于上下之间，而一身之强力，亦赖带以引出。中气不运，必病腹部胀满。阴阳两虚，中气弱而不能镇定，必病腰溶溶如坐水中。心脾上郁，肝肾下虚，邪热留连而为滞淫，为病赤白带下。阳不能胜，不能固守于天枢，阴气得以乘袭，必病左右绕脐腰脊痛等症。

（五）阳维、阴维病证

［临床表现］阳维为病苦寒热；阴维为病苦心痛。阴阳不能自相维，则怅然失志，溶溶不能自收持。

［证候分析］人身阳脉统于督，阴脉统于任，而诸阳诸阴之散见而会者，又必有经脉以维系而主持之，所以又有阳维以维系诸阳经，有阴维以维系诸阴经。二维之所以能取到维系阴阳的作用者，必从阴阳根柢之处以发其气，气极盛然后才可达到维系阴阳的目的。阳维起于诸阳会，由外踝而上行于卫分，卫为气，气居表，故病则苦寒热而为表证。阴维起于诸阴交，由内踝而上行于营分，营为血，血属心，故病则苦心痛而为里证。若阳维与阴维不能相互维系，阳气耗散而无生气，则怅然失志；阴液消亡而萎软无力，则溶溶不能自收持。

（六）阳跷、阴跷病证

［临床表现］阴阳跷有司眼睑开合的功能，阳气盛则瞋目，阴气盛则瞑目。阳跷为病，阴缓而阳急；阴跷为病，阳缓而阴急。阳急则狂走，目不昧；阴急则阴厥。

［证候分析］阳跷与阴跷均起足跟，前者循行于下肢外侧，后者循行于下肢内侧，有保持肢体动作矫捷的作用。如某侧发生病变，则经脉挛缩拘急，相对地另一侧的经脉则表现为弛缓。所以，阳跷为病，阴缓而阳急；阴跷为病，阳缓而阴急。阳急者，阳气偏盛，阳盛则目不昧而狂走；阴急者，阴寒偏盛，寒盛则下肢厥冷。

上述奇经八脉病证，与十二经脉也有密切关系，尤其是冲、任、督、带所见病证，与肝、脾、肾诸经尤为密切。其中"冲为血海，任主胞胎"，说明冲任为病，与月经、胎妊相关；由于冲、任、督同起胞中，"一源而三歧"，它们均与生殖有关。因此，临床常用"调理冲任"以治月经病；用"温养任督"以治生殖功能衰退等。

第五篇

防治概论

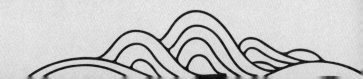

中医预防和治疗疾病的方法手段非常丰富，大致可分为内治、外治两大类，包含了中药、针灸、刮痧、火罐、导引、按摩等。现就预防原则，治疗原则，治疗方法以及方药基本知识分述如下。

第十三章　预防原则

人为什么会生病呢？

俗话说："人吃五谷杂粮，难免会生病。"

《灵枢·百病始生》说："夫百病之始生也，皆生于风雨寒暑，清湿喜怒。喜怒不节则伤脏，风雨则伤上，清湿则伤下。"

《素问·刺法论》说："正气存内，邪不可干。"《素问·评热病论》又说："邪之所凑，其气必虚。"这些论述指出人体正气充足，邪气就不能侵犯我们的身体，如果邪气侵犯了我们的身体，一定是人体的正气虚损了，提出了患病的根本原因是正气不足的结果。

《医学入门·原道统说》："大朴未开，何病之有？""厥后大朴散而风化开，民务繁而欲心纵，灾沴多端，非大毒、小毒、常毒、无毒之药，弗能蠲矣。"

《素问·上古天真论》说："今时之人不然也，以酒为浆，以妄为常，醉以入房，以欲竭其精，以耗散其真，不知持满，不时御神，务快其心，逆于生乐，起居无节，故半百而衰也。"反观我们的生活方式，较黄帝时代，有过之而无不及，虽然物质生活条件有了很大的改善，但疾病的发生并未减少。

可见，我们的疾病，除了因为自身的正气不足，还与外邪、情志以及外伤等有密切的关系。

医学的起始动机和目的是什么？

医学的起始动机与最终目标都无外乎邓铁涛在《中医基本理论》里所述：观察与了解复杂的人体生命现象，从而能动地养护生命、挽救生命，尽其所能保持生命的健康状态，使人类得以享其天年。

中医学的指导思想——以预防为主，防重于治，养心为上。

防，即预防疾病的发生，提供健康长寿的养生指导。

治未病犹如《难经》所记载："所谓治未病者，见肝之病，则知肝当传之与脾，故先实其脾气，无令得受肝之邪，故曰治未病焉。"

预防，简单来说，就是采取一定的措施，防止疾病的发生和发展。

中医首重疾病的预防。《素问·上古天真论》就明确提出"虚邪贼风，避之有时，恬惔虚无，真气从之，精神内守，病安从来"。

可见《黄帝内经》中的预防思想，虽然是从体内、体外两方面并提，但是对体内方面更加重视，这是中医学预防思想的重要特点。《素问·四气调神大论》中更明确地指出："是故圣人不治已病治未病，不治已乱治未乱，此之谓也。夫病已成而后药之，乱已成而后治之，譬犹渴而穿井，斗而铸锥，不亦晚乎！"《黄帝内经》明确提出了"治未病"的思想，且进一步把治未病思想从防病扩大而运用到治病。这种治疗上的预防，也是中医学在预防方面的重要特点之一，下面我们就从未病先防和既病防变两个方面来介绍。

第一节　未病先防

未病先防，就是在疾病没有发生之前，做好各种预防工作，以防止疾病的发生。中医学在这方面积累了丰富的有关预防疾病的方法。

一、精神情志

人类的精神情志活动与疾病的产生有很密切的关系。中医学指出致病因素有外感六淫和内伤七情，这个七情主要就是指各种情志等精神因素。精神情志活动异常，如强烈的或持续时间较长的精神刺激，都足以引起人体阴阳失调，气血不和而发生疾病。《素问·阴阳应象大论》指出"怒伤肝""喜伤心""思伤脾""忧伤肺""恐伤肾"。《素问·举痛论》说："百病生于气也，怒则气上，喜则气缓，悲则气消，恐则气下……惊则气乱……思则气结。"《素问·疏五过论》说："暴乐暴苦，始乐后苦，皆伤精气，精气竭绝，形体毁沮。"以上所述，皆为七情内伤所致疾病。由于人体的精神情志活动与人体的生理病理有着密切关系，所以，减少不良的精神刺激和过度的情志变动，对于减少或防止疾病的发生，也具有十分重要的意义，即所谓"精神内守，病安从来"。

二、四时气候

《素问·宝命全形论》曰："人生于地，悬命于天，天地合气，命之曰人。"人类生活在自然界中，自然界是人类赖以生存的必要条件，自然界的运动变化，也必然影响人体的生理和病理。《素问·六节藏象论》云："人以天地之气生，四时之法成。"《素问·至真要大论》指出："夫百病之生也，皆生于风寒暑湿燥火，以之化之变也。"《素问·四气调神大论》也明确提出："阴阳四时者，万物之终始也，死生之本也。逆之则灾害生，从之则苛疾不起。"《黄帝内经》不仅认识到人和自然界是一个不可分割的整体，而且还提出了适应四时气候变化的具体养生措施。如《素问·四气调神大论》里："春三月……夜卧早起，广步于庭，被发缓行，以使志生；夏三月……夜卧早起，无厌于日，使志无怒；秋三月……早卧早起，与鸡俱兴，使志安宁；冬三月……早卧晚起，必待日光……去寒就温，无泄皮肤……使气亟夺。""春夏养阳，秋冬养阴，以从其根……逆其根，则伐其本，坏其真矣。"以上所述，体现了人与天地相应的整体观念，顺应自然是预防疾病的重要措施和养生所必须遵循的重要原则。

三、锻炼身体

适当地锻炼身体，是增强体质，减少或防止疾病发生的一项重要措施。传统健身法强调三调：调身、调息、调心。远在两千多年前的春秋战国时代，中医已应用"导引术""吐纳术"等防治疾病。三国时期，华佗创造了"五禽戏"，模仿五种动物的生动活泼的姿态来锻炼身体，以防止疾病的发生。《后汉书·方术列传·华佗传》记载，华佗对吴普说"吾有一术，名五禽之戏：一曰虎，二曰鹿，三曰熊，四曰猿，五曰鸟。亦以除疾，兼利蹄足，以当导引。体有不快，起作一禽之戏，怡而汗出，因以著粉，身体轻便而欲食"，后来"普施行之，年九十余，耳目聪明，齿牙完坚"。此外，如太极拳、八段锦等，也是古代锻炼身体的方法。以上方法，可以舒畅关节，调和气血，只要持之以恒，就能达到强壮身体，预防疾病的目的。现代所说的气功疗法，也是古代养生法之一，对疾病的防治也有着重要意义，特别是对一些顽固的慢性疾患，具有独特的疗效。当然，锻炼身体也要顺应自然，不同的年龄、时间、季节也应选择适当的运动方式。

《素问·四气调神大论》里特别强调冬三月要"无泄皮肤"，就是说冬天要收藏，不宜做出汗的运动。同样《素问·生气通天论》中也指出："是故暮而收拒，无扰筋骨，无见雾露。"因为一天也是可以分"四季"的，太阳下山了，阳气也该收藏了，同样不适合出汗的运动。

四、饮食起居

《素问·上古天真论》说："饮食有节，起居有常，不妄作劳，故能形与神俱，而尽终其天年，度百岁乃去。"这说明了饮食起居须要保持一定的节制和规律，才能使身体健康。关于饮食和疾病的关系，早在《黄帝内经》中就有明确的论述，《素问·痹论》说"饮食自倍，肠胃乃伤"，《素问·生气通天论》说"高粱之变，足生大丁"，《素问·五常政大论》说"谷肉果菜食养尽之，无使过之伤其正也"。即便是我们日常吃的平和食物，也不能过度。《素问·五脏生成》说："多食咸，则脉凝泣而变色；多食苦，则皮槁而毛拔；多食辛，则筋急而爪枯；多食酸，则肉胝膶而唇揭；多食甘，则骨痛而发落，此五味之所伤也。"由上可知，生命的持续，虽然有赖于饮食物的给养，如果暴饮暴食，没有节制，或偏食，非但无益，反而有害。此外，食入腐败变质或有毒的食物，也会伤害身体。如《金匮要略·禽兽鱼虫禁忌并治》所说："秽饭、馁肉、臭鱼，食之皆伤人。"

关于起居劳逸，《素问·宣明五气》说："久视伤血，久卧伤气，久坐伤肉，久立伤骨，久行伤筋，是谓五劳所伤。"《素问·举痛论》说："劳则气耗。"这些都说明疲劳过度对身体是有害的。汉代名医华佗曾告诉他的弟子吴普："人体欲得劳动，但不当使极耳。动摇则谷气得消，血脉流通，病不能生，譬犹户枢，终不朽也。"由此可知，适当的体力劳动，可以增进身体健康，而过度的劳动，则耗伤气血。

现代人的生活方式，虽然体力劳动少了，但久坐、久视等多了，也是一种过劳。

五、药物预防

在药物防病方面，早在《素问·刺法论》中就有用"小金丹"预防疫病传染的记载。我国于十六世纪或更早一些时候发明人痘接种法，用来预防天花，是人工免疫法的先驱。晋代的《肘后备急方》首先提出了空气消毒法：用以雄黄、雌黄、朱砂等为主的空气消毒药物制成太乙流金方、虎头杀鬼方等预防传染病的方剂。此外，我国还有端午节用艾叶，用苍术、川芎、芜荑、鬼箭羽、白芷、石菖蒲、白术、降香等烟熏以消毒防病的方法。

当然，除了吃药，还可以用艾灸的方法预防疾病。《扁鹊心书》中就有用灸法养生的方法："人于无病时，常灸关元、气海、命关、中脘，更服保元丹、保命延寿丹，虽未得长生，亦可保百余年寿矣。"

第二节　既病防变

既病防变，是治疗上的预防措施。凡按疾病的传变，一般都是由表入里，逐渐深入的，并可由这一脏腑，传至另一脏腑。《素问·玉机真脏论》："是故风者，百病之长也，今风寒客于人，使人毫毛毕直，皮肤闭而为热，当是之时，可汗而发也；或痹不仁肿痛，当是之时，可汤熨及火灸刺而去之。弗治，病入舍于肺，名曰肺痹，发咳上气。弗治，肺即传而行之肝，病名曰肝痹，一名曰厥，胁痛出食，当是之时，可按若刺耳。弗治，肝传之脾，病名曰脾风，发瘅，腹中热，烦心出黄，当此之时，可按可药可浴。弗治，脾传之肾，病名曰疝瘕，少腹冤热而痛，出白，一名曰蛊，当此之时，可按可药。弗治，肾传之心，病筋脉相引而急，病名曰瘛，当此之时，可灸可药。弗治，满十日，法当死。"

所以，疾病发生后，则应早期诊断，早期治疗，以防止疾病的发展。《素问·阴阳应象大论》根据疾病发生、发展的规律，提出："邪风之至，疾如风雨，故善治者治皮毛，其次治肌肤，其次治筋脉，其次治六腑，其次治五脏，治五脏者，半死半生也。"此后，《金匮要略》依照《黄帝内经》既病防变的思想，提出"见肝之病，知肝传脾，当先实脾"的传变与防治规律，这是既病防变法则的具体运用。总之，邪气侵袭人体，只有及时诊治，才能避免病邪由表传里，阻断邪气的深入，控制或减少疾病的发展恶化，收到良好的治疗效果。

第十四章　治疗原则

治则，即疾病的治疗原则。治则是在中医整体观念和辨证论治基本思想的指导下，制定的对临床治疗中立法、处方、用药、选穴具有普遍指导意义的治疗规律。

治疗原则和具体的治疗方法不同。治疗原则是用以指导治疗方法的总则，任何具体的治疗方法，总是由治疗原则所规定，并从属于一定的治疗原则的。比如，各种病证，从邪正关系来讲，离不开正邪斗争、消长盛衰的变化，因此，扶正祛邪即为治疗总则，而在此总则指导下所采取的补气、滋阴、养血等法，就是扶正的具体方法，而发汗、涌吐、攻下等法，就属于祛邪的具体方法。中医主要的治疗原则，有如下几个方面。

第一节　治病求本

治病求本，首见于《素问·阴阳应象大论》的"治病必求于本"。治病求本就是治疗疾病时，必须要寻找疾病产生的根本原因，并针对其根本原因进行治疗，这是辨证论治的一个根本原则。

"本"是对"标"而言的。标本是一个相对的概念，有多种含义，可以说明病变过程中各种矛盾双方的主次关系。如从正邪双方来说，正气是本，邪气是标；从病因与症状来说，病因是本，症状是标；从病变部位来说，内脏是本，体表是标；从疾病先后来说，旧病是本，新病是标，原发病是本，继发病是标。标与本在一定条件下可以相互转化，只有掌握标本转化的规律，始终抓住疾病的主要矛盾，才能做到治病求本。

凡事都是有因果的。任何疾病的发生、发展，总是要通过若干症状而显示出来。但这些症状只是疾病的现象，往往还不是疾病的本质。只有充分搜集、了解疾病的各个方面，包括症状表现在内的全部情况，并通过综合分析，才能透过现象看到本质，找出疾病的根本原因，从而确立相应的治疗方法。比如，头痛可由多种原因引起，肝阳上亢所致者要用平肝潜阳法，外感头痛用解表法，痰湿头痛用燥湿化痰法，瘀血头痛用活血化瘀法等，最终才能收到满意的效果。又比如小儿发热，有可能是外感，也有可能是饮食积滞引起的，治疗时就不能单纯去退热，通过解表或者消积，达到正胜则邪退，邪去则正安，从而体温恢复正常。这就是"治病必求其本"的意义所在。

在运用治病求本这一治疗原则的时候，必须正确掌握"正治与反治""治标与治本"两种情况。

一、正治与反治

正治和反治，出自《素问·至真要大论》的"逆者正治，从者反治"。两种治法，都是治病求本这一治疗原则的具体运用。在临床实践中，可以看到多数的疾病临床表现与其本质是一致的，然而有时某些疾病的临床表现时则与其本质不一致，出现了假象。为此，确定治疗原则就不应受其假象的影响，要始终抓住对其本质的治疗。

所谓"正治"，就是采用与病变性质相反的药物来治疗的方法，即"逆者正治"。《素问·至真要大论》说"寒者热之，热者寒之，温者清之，清者温之，散者收之，抑者散之，燥者润之，急者缓之，坚者软之，脆者坚之，衰者补之，强者泻之"，此皆属正治之法。大凡病情发展较为正常，病势较轻，症状亦较单纯的，多适用于本法。如寒证用热药，热证用寒药，实证用泻法，虚证用补法等，皆属正治法。正治法是临床上最常用的治疗方法。

所谓"反治"，则是采用顺从疾病外在现象而用药的治疗方法。反治法，又称从治法。《素问·至真要大论》说"微者逆之，甚者从之"，"逆者正治，从者反治"。反治法即药物的属性与疾病的假象相一致，如见热象而用热药，见寒象而是用寒药。反治法一般多在病情发展比较复杂，病势危重，出现假象症状了才可运用。其具体应用有：寒因寒用，热因热用，塞因塞用，通因通用。

1.寒因寒用　即见寒象而用寒凉药，适用于里热极盛、阳盛格阴的真热假寒证。寒药是针对疾病的本质"真热"而设，内热一除，假寒之象就消失了。如外感热病中，热深厥亦深者，就必须用大量清热药为主进行治疗。用寒药，顺从了假寒之象，故称"寒因寒用"。

2.热因热用　即见热象而用热药，适用于阴寒极盛、阳气大衰、阴盛格阳的真寒假热证。热药是针对疾病的本质"真寒"而设，内寒一除，阳气得复，假热之象就消失了。如元阳虚脱者，本是阳虚内寒，但有时出现烦躁、面赤、身反不恶寒的假热现象，就必须回阳救逆，用热药顺从假热之象，故称"热因热用"。

上述假寒证用寒药，假热证用热药，其本质是假反，而不是真反。因为疾病的本质是真寒或真热，但外面显露着假热、假寒的现象，如果抛开这些假象不管，只认真象，那还是以寒治热，或以热治寒，亦即正治而非反治。

3.塞因塞用　塞是闭塞而不通畅之意。一般对闭塞应当使用通利的方法治疗。如腹胀则当消胀，此为正治法。但是，如因脾虚而致腹胀满，虽胸腹胀满，但并无痰、湿、食积、瘀血等实邪留滞，若用通利，则脾气更虚，胀满益甚。这种情况下，必须用健脾补气药治其虚胀、虚满，脾气一健，运化正常，则胀满自消。这种以补开塞的方法，就是"塞因塞用"，适于真虚假实之证。

4.通因通用　对一般通利泻下的症状，应当用固涩的方法来治疗，如见腹泻则应止泻，此为正治法。但是，如果腹泻由饮食积滞所致，则不仅不能用止泻药，反而要用消导通下药以去其积滞，这种用通利的方法治疗通利的病证，称为"通因通用"。

上述塞因塞用、通因通用的反治法，关键在于辨清证之虚实。因为，痞满的症状多属实，若因虚致满，则用补法而补益其虚，气不虚则痞满自除。同理，泄泻是由于"实"邪之郁滞，则用"泻"法以去其实，病因去而泻亦止，这正是治本之法。因此，反治法实际上是正治法在特殊情况下的一种变法。

此外，临床上经常遇到以热治寒而寒拒热，以寒攻治则病剧；以寒治热而热拒寒，以热攻治则病剧的情况。如《素问·五常政大论》所说："治热以寒，温而行之；治寒以热，凉而行之。"反佐可以减轻或防止格拒反应，提高疗效。所谓反佐法，就是药同于病而顺其性之意。反佐法包括药物反佐和服法反佐两种。

药物反佐法是指治寒证时，在使用的温药中，佐以小量寒凉药；治热证时，在寒凉的药中，佐以小量温热药。如白通加猪胆汁汤，方中既有姜、附等热药，又佐以少许咸苦寒之人尿、猪胆汁，即为药物反佐法。

服法反佐是指热证服用寒凉药，采用温服的方法，如承气汤热服；寒证服用温热药，采取凉服法，如姜附剂冷服。正如张景岳所云："热因寒用者，如大寒内结，当治以热，然寒甚格热，药不得入，则以热药冷服，下之后，令体即消，热性便发，情且不违，而致大益。寒因热用者，如大热在中，以寒攻治则不入，以热攻治则病增，乃以寒药热服，入腹之后，热气既消，寒气遂行，情且协和，而病已减。"

二、治标与治本

"标"与"本"，是中医治疗疾病时用以分析各种病证的矛盾，分清主次，解决主要矛盾的治疗理论。在一般情况下，本是主要矛盾或矛盾的主要方面，而标则是次要矛盾或矛盾的次要方面。分析标本，就是分清疾病的本末主次，病情的轻重缓急，从而决定治疗原则和步骤。

总体说来，治病必求其本。所谓治本，就是治疗疾病的本质，是治疗的根本原则。疾病的发展变化，尤其复杂的疾病，常常是矛盾万千。因此，在治疗时就需要运用标本的理论，借以分析其主次缓急，便于及时合理地进行治疗。一般情况下，是先治本而后治标，因为本是矛盾的主要方面，只要治好了本，标也就迎刃而解了。如积滞发热的患者，发热是标，积滞是本，所以采取消积的方法，就能退其标热。但在某些情况下，标病甚急，不及时解决可危及患者生命或影响治疗时，则应急治其标，而后治其本。如喉痹患者，喉头肿闭，水浆难下，其致病因素是本，咽肿的症状是标，但由于咽肿而致水浆难下，所以必须先用刺法，刺出恶血，以消肿势，然后汤药才能下咽。因此，有"急则治其标，缓则治其本"的变通之法。由上可知，治标是在应急情况下的权宜之计，治本才是治病的根本之道，治标是为治本创造条件，更好地治本。所以说，标本缓急是从属于治病求本这一根本原则，并不矛盾，并与之相辅相成的。

病有标本缓急，所以治有先后。若标本并重，则应标本兼顾，标本同治。《素问·标本病传论》曰："有其在标而求之于标，有其在本而求之于本，有其在本而求之于标，有其在标而求之于本，故治有取标而得者，有取本而得者，有逆取而得者，有从取而得者。故知逆与从，正行无问，知标本者，万举万当，不知标本，是谓妄行。"如外感热病中，由于里实热不解而阴液大伤，表现为腹满硬痛、大便燥结、身热、口干唇裂、舌苔焦燥等正虚邪实、标本俱急的证候，就当标本兼顾，泻下与滋阴两法同用，清泻实热以治本，滋阴增液以治标。若仅用泻下，则有进一步耗竭阴液之弊，单用滋阴，又不足以泻在里之实热。只有两法同用，则泻下实热即可存阴，配以滋阴润燥，即可"增水行舟"，亦有利于通下，标本同治，相辅相成，即可达到邪去正安之目的。

　　当然"急则治其标，缓则治其本"，也不能绝对化。救急的时候也未尝不是治本。如亡阳虚脱时，急用回阳救逆之法，就是治本。大出血后，气随血脱时，急用补气固脱之法，也是治本。标病与本病同时俱急，只能采取同治之法，即标本同治。如肾不纳气之喘咳病，本为肾气虚，标为肺失肃降，治疗只宜补肾纳气，肃肺平喘，标本兼顾。又若热极生风证，本为热邪亢盛，标为肝风内动，治疗只能清热凉肝、息风止痉，标本同治。可见，不论标本，急者先治。同时出现"缓"的时候，也不是不可治标，如脾虚气滞者，既用人参、白术、茯苓、甘草等健脾药以治本，又配伍木香、砂仁、橘皮等理气以治标，就优于单纯补脾以治本。总之，标本先后，是根据具体病情的缓急轻重而决定的，标急于本，当先治标，本急于标，当先治本。

　　最后还应指出，疾病的标本关系不是绝对的，在一定条件下，可以互相转化。因此，在临床中要认真观察，注意掌握标本转化的规律，以便正确地不失时机地进行有效治疗。只有掌握标本转化的规律，才能抓住疾病的主要矛盾，做到治病求本。

第二节　扶正祛邪

　　疾病的发生发展过程，是正气与邪气矛盾双方互相斗争的过程，邪胜于正则病进，正胜于邪则病退。因而治疗疾病，就是要扶助正气，祛除邪气，改变邪正双方的力量对比，使之向有利于疾病痊愈的方向转化。可见，扶正祛邪是解决邪正矛盾的基本方法，是指导临床治疗的一条重要法则。

　　《素问·通评虚实论》指出："邪气盛则实，精气夺则虚。"《素问·三部九候论》提出了"虚则补之，实则泻之"的治疗原则。邪正盛衰，决定着病变的虚实。扶正，是增强正气，有助于抗御和驱逐病邪；祛邪，消除了病邪对正气的损伤，有利于保存正气和正气的恢复。所以，补虚泻实实际上就是扶正祛邪这一法则的具体运用。扶正，就是扶助正气，多用于虚证。扶正的方法有补气、养血、滋阴、助阳等。合理饮食、适当锻炼、艾灸穴位等，也属扶正范畴。祛邪，就是祛除邪气，多用于实证。祛邪的方法有解表、泻下、清热、渗湿、利水、消导、活血化瘀等。扶正与祛邪，虽然是具有不同内容的两种治疗法则，但二者是相互为用、相辅相成的。

扶正与祛邪的基本原则是扶正不留邪，祛邪不伤正，临床上应根据邪正斗争的趋势，权衡邪正的盛衰，分别采用"扶正"或"祛邪"，或"扶正祛邪并用"，或"先扶正后祛邪"，或"先祛邪后扶正"的方法。

一、邪气亢盛，正气未衰

新病多是邪气盛而正气不虚，以邪气盛为主要矛盾，此时应以祛邪为主，使邪气退则病自愈，所谓"正胜则邪退，邪去则正安"，祛邪时应注意给邪气以出路。如果先扶正，反而会助长邪气，加重病情。如瘀血所致的崩漏证，因瘀血不去，出血不止，故应先活血化瘀，然后再进行补血。

二、正气已虚，邪气不盛

久病多是正气虚而邪气不盛，先祛邪更伤正气，此时应以扶正为主，使正气复则邪自除，所谓"扶正以祛邪"。如果妄用攻伐之药，就会造成正气愈伤，病情愈重的后果。如鼓胀病，当正气虚衰为主要矛盾，正气又不耐攻伐时，必须先扶正，待正气适当恢复，能耐受攻伐时再泻其邪，才不致发生意外。

三、正气已虚，邪气亢盛

这种情况，如单祛邪则更伤正气，单纯扶正又会助邪，故应根据病情采取攻补兼施、先攻后补、先补后攻法。采取攻补兼施之法时，也要分清是以正虚为主，还是以邪实为主。先补后攻法，用于正虚邪实以正虚为主，正气虚弱不耐攻伐，倘兼以祛邪反而更伤正气的病症。先攻后补法，用于邪实而正不甚虚，或虽邪实正虚，倘兼以扶正反会更加助邪的病症。这些方法具体运用时必须区别正虚邪实的主次关系，灵活运用。如气虚感冒，则应以补气为主兼解表；若以邪实为主要矛盾，单攻邪又易伤正，单补正又易恋邪，此时治当以祛邪为主兼扶正。

第三节　调整阴阳

《素问·阴阳别论》说："谨熟阴阳，无与众谋。"疾病的发生，从本质上说就是阴阳的相对平衡遭到了破坏，即阴阳的偏盛或偏衰代替了正常的阴阳消长。所以，从广义说来，调整阴阳适用于一切疾病，是临床治疗疾病的根本法则。正如《素问·三部九候论》所说："无问其病，以平为期。"

在具体运用上，有"泻其有余""补其不足"两个不同原则。

一、阴阳偏盛，泻其有余

阴阳是互根的，《素问·阴阳应象大论》曰："阴胜则阳病，阳胜则阴病。"阴阳偏盛，即阴或阳的过剩有余。由于阳盛则阴病，阴盛则阳病，阳热盛易于损伤阴液，阴寒盛易于损伤阳气，所以，当阴或阳偏盛而其相对一方没有构成虚损时，即可采用"损其有余"的方法。

损其有余是指阴或阳的一方偏盛有余的病证，应当用"实则泻之"的方法来治疗。"阳盛则热"所致的实热证，应用清泻阳热，"治热以寒"的法则治疗。对于"阴盛则寒"所致的实寒证，应当温散阴寒，"治寒以热"，用"寒者热之"的法则治疗。

此外，阴阳偏盛而其相对的一方有偏衰时，则当兼顾其不足，配合扶阳或滋阴之法。

二、阴阳偏衰，补其不足

补其不足是指对于阴阳偏衰的病证，采用"虚则补之"的方法予以治疗的原则。阴阳偏衰，即阴和阳的虚损不足，或为阴虚，或为阳虚，或阴阳俱虚。阴虚则不能制阳，常表现为阴虚阳亢的虚热证；阳虚者不能制阴，常表现为阳虚阴盛的虚寒证。阳病治阴，阴病治阳，如《素问·至真要大论》所说："诸寒之而热者取之阴，热之而寒者取之阳。"因阴虚而致阳热亢盛者，一般不能用寒凉药物直折其热，应益阴以制阳，即所谓"壮水之主，以制阳光"。因阳虚而致阴寒偏盛者，不能用辛温发散药散阴寒，应补阳以抑阴，即所谓"益火之源，以消阴翳"。若属阴阳两虚，则应阴阳双补。

对阴阳偏衰的病证，其治疗原则，应注意"阴中求阳""阳中求阴"，即补阳时加滋阴药，补阴时要加补阳药，因"无阳则阴无以生，无阴则阳无以化"。所以，张介宾的《景岳全书》里强调："善补阳者，必于阴中求阳，则阳得阴助而生化无穷；善补阴者，必于阳中求阴，则阴得阳升而泉源不竭。"

由于阴阳是辨证的总纲，疾病的各种病理变化都可用阴阳失调加以概括。因此，从广义来讲，解表攻里、升清降浊、补虚泻实、调理气血等治疗方法，都属于调整阴阳的范围。

第四节　三因制宜

三因制宜就是因时、因地、因人制宜。三因制宜是指治疗疾病要根据不同的时间、地域，以及人的体质、年龄、性别等不同而制定适宜的治疗方法。故《素问·五常政大论》曰："圣人治病，必知天地阴阳，四时经纪。"《素问·气交变大论》曰："上知天文，下知地理，中知人事。"这是由于疾病的发生、发展、变化是受多方面因素影响的，如时令气候、地理环境等，尤其是患者个体的体质因素，对疾病影响更大。因此，在治疗疾病时，必须把各个方面的因素考虑进去，才能制定出适宜的治疗方法。

一、因时制宜

四时气候的变化，对人体的生理功能、病理变化均产生一定的影响。根据季节气候的不同，来考虑治疗用药的原则，就是"因时制宜"。一般说来，春夏季节，气候由温渐热，阳气升发，人体腠理疏松开泄，即使患外感风寒，也不宜过用辛温发散之品，以免开泄太过，耗伤气阴；而秋冬季节，气候由凉变寒，阳气敛藏于内，此时若病非大热，就当慎用寒凉之品，以防苦寒伤阳。此即《素问·六元正纪大论》"用温远温，用热远热，用凉远凉，用寒远寒"之理。

另外，在用药的时候，也可以根据五运六气的原理，来调整用药。

二、因地制宜

我国地域辽阔，各地气候条件不一，地理环境及各地生活习惯不同，故生理活动和病理变化的特点不尽相同，还会出现某些地方病，根据不同地区的气候条件、地理环境及生活习惯，来考虑治疗用药的原则，即"因地制宜"。《素问·异法方宜论》里就谈到了这个问题，强调"地势使然也"。如我国西北地区，地势高而寒冷少雨，故其病多燥寒，治宜辛润；东南地区，地势低而温热多雨，故其病多湿热，治宜清化。这说明地区不同，而治法亦当有别。即使患有相同病证，治疗用药亦当考虑不同地区的特点。如用辛温解表药治外感风寒证，在西北严寒地区，药量可以稍重，而在东南温热地区，药量就应稍轻，或改用轻淡宣泄之品。至于地方病，则应根据具体情况，采取防治措施。

另外，我们除了考虑自然环境，还要考虑生活环境。比如在南方，虽然夏天天气炎热，但现在空调、冰箱很普及，反而受寒的机会很多。

三、因人制宜

根据患者年龄、性别、体质、生活习惯、职业等不同特点，来考虑治疗用药的原则，叫"因人制宜"。这也是中医学的最大特点，可以据此对患者进行个性化诊疗。如男女性别不同，生理上有明显的差异，尤其妇女有月经、怀孕、产后等情况，须在治疗时加以考虑。此外，不同的年龄，生理功能与病变特点亦不同。如《素问·阴阳应象大论》曰："年四十，而阴气自半也，起居衰矣。年五十，体重，耳目不聪明矣。年六十，阴痿，气大衰，九窍不利，下虚上实，涕泣俱出矣。"老年人气血衰少，身体功能减退，患病多虚证或正虚邪实。治疗时，虚证宜补，而邪实须攻者亦应慎重，以免损伤正气。小儿身体功能旺盛，但形气未充，脏腑娇嫩，易于寒温失调，食饮不节，故治小儿病，忌投猛药，补剂也须慎用。一般用药剂量，亦必须根据年龄加以区别，药量太小则不足以去病，药量太大则反伤正气。在体质方面，由于每个人的先天禀赋和后天调养不同，个体素质不但强弱不等，而且还有偏寒、偏热以及素有慢性疾病等不同情况，所以虽患同样的疾病，治疗用药亦当有所区别，如阳盛之体慎用温热药，阳虚之体慎用寒凉药等。其他如患者职业与工作条件亦与某些疾病的发生有关。《素问·征四失论》曰:"不适贫富贵贱之居,坐之薄厚,形之寒温,不适饮食之宜,不别人之勇怯,不知比类,足以自乱,不足以自明,此治之三失也。"这些情况在诊治时也应注意。

由上可知,只有善于因时、因地、因人制宜,全面而又具体地分析和认识疾病,才能取得较好的治疗效果。

第十五章 治疗方法

治法，就是治疗疾病的具体方法，中医治疗疾病的方法主要有内治法与外治法两种。

第一节 内治法

内治法，即内服药物治疗疾病的方法，在临床上应用最为广泛。归纳起来，内治法主要有汗、吐、下、和、清、温、消、补八种。这八种方法，为中医治法中的基本大法。

一、汗法

通过发汗以祛邪外出解除表证的治疗方法称汗法，一般亦称解表法。汗法可使腠理开泄，气血流畅，营卫调和，以解除肌表的邪气。《素问·生气通天论》谓："体若燔炭，汗出而散。"经过出汗所散之热，多半是由于外来之邪，郁闭肌表而成。《素问·玉机真脏论》谓："今风寒客于人，使人毫毛毕直，皮肤闭而为热，当是之时，可汗而发也。"《素问·阴阳应象大论》也谓："其有邪者，渍形以为汗；其在皮者，汗而发之。"《素问·热论》还说："三阳经络皆受其病，而未入于脏者，故可汗而已。"汗法具有祛除表邪及开郁泄热的作用。

汗法随表证的寒热虚实之分，而有温清补泻之别。

1. 辛温解表法 选用性味辛温具有疏风散寒作用的药物，以治疗风寒表证。当风寒袭表，肺气失宣，玄府闭郁，正邪相争，皮毛经络之阳气不得宣畅而出现恶寒而发热轻、无汗、口不渴、头身痛、鼻塞、流涕，或喘，或肿，舌苔薄白，脉浮紧，当选用性味辛温，具有疏风散寒作用的药物，以宣散表邪。如表寒初起，证候轻者，可用葱白、豆豉通阳发汗即可；或用苏叶、前胡、杏仁、秦艽、荆芥穗等，如《太平惠民和剂局方》香苏散等方。较重者用麻黄、桂枝、防风、羌活等，方以《伤寒论》的麻黄汤及桂枝汤为常用方。

2. 辛凉解表法 选用性味辛凉，具有疏风解热作用的药物，以治疗风热表证。当风热之邪侵袭于表，邪气郁于肺卫，病虽轻浅，津液易伤。症见发热重，恶寒轻，无汗或少汗，或仅头汗出，或咳嗽，咽喉肿痛，舌红苔薄黄，脉浮数。证属卫分有热当从汗解，宜用性味辛凉之品。辛可宣郁，凉可清热，轻清宣上，邪去热清而肺气宣、三焦畅、营卫和而津液得布。《温病条辨》的银翘散、桑菊饮为辛凉解表之常用方。

汗法不仅适用于表证，也适用于里证兼表者，但须根据里证的具体病情而灵活配合其他治法。如表寒实而里热实者，宜用大青龙汤或防风通圣散等，汗兼清、下法；表寒虚而里热实者，宜用桂枝加大黄汤等汗兼下法；表里俱寒实者，宜用小青龙汤等解表散寒、温化里饮；表里俱寒而表实里虚或表里俱虚者，宜用麻黄细辛附子汤、麻黄附子甘草汤或桂枝人参汤等汗兼温补法。

还应注意，发汗要因时、因地、因人制宜。如春、夏阳气开泄，人之皮肤毛窍常应之而舒张，温热地带或阳热体质之人亦然，故汗药量控制宜严；秋、冬阳气收藏，人之皮肤毛窍常应之而收缩，寒冷地带或阴寒体质之人亦然，故汗药用量控制宜宽。

另外，发汗勿犯寒热虚实禁忌。《伤寒论》《金匮要略》里有很多提醒："咽喉干燥者，不可发汗。""淋家不可发汗，发汗必便血。""疮家虽身疼痛，不可发汗，汗出则痓。""衄家不可发汗，汗出必额上陷，脉急紧，直视不能眴，不得眠。""亡血家，不可发汗，发汗则寒栗而振。"后世医家通过大量临床实践及经验积累，属下列病证者，当慎用或禁用汗法：①表邪已入里而出现脏腑病证者。②纯虚而无邪，或腑实里结，热盛动血等毫无透散之势者。③热病后期津液亏损者不可用汗法。④体质虚弱，严重失血，吐泻失水者。⑤阴虚之体而夹有外邪袭表者，当慎用汗法。

二、吐法

吐法又称催吐法，能使停蓄在咽喉、胸膈、胃脘间的痰涎、宿食、毒物等从口排出。《素问·阴阳应象大论》所谓"其高者因而越之"，以及张元素在《医学启源》里的论述"在上者宜吐"等，即病邪实于上焦，而正气向上抗邪，有上从口出之势，因而顺其病势以涌越之意。这就是吐法的理论依据。

吐法主要是用于上焦邪实病证。如《伤寒论》谓病如"病如桂枝证，头不痛，项不强，寸脉微浮，胸中痞鞕，气上冲喉咽，不得息者，此为胸有寒也，当吐之。""少阴病，饮食入口则吐，心中温温欲吐，复不能吐。始得之，手足寒，脉弦迟者，此胸中实，不可下也。若膈上有寒饮，干呕者，不可吐也，当温之。""病人手足厥冷，脉乍紧者，邪结在胸中，心下满而烦，饥不能食者，病在胸中，当须吐之。"《金匮要略》"宿食在上脘，当吐之"等是其例。

吐法可进行如下分类。

1. 非药探吐法 凡用非药物，如手指、鸡羽、鹅翎等刺激咽喉引起呕吐，以达到排除上焦实邪之目的的，称为非药探吐法。此法也可包括烧盐探吐法在内。烧盐探吐法单用烧盐热水调服，以指探吐，治伤食痛连胸膈，痞闷不通，手足逆冷。古人用此法治干霍乱，且谓大胜用药，宜先用之。

2. 辨药探吐法 治疗上焦邪实病证须用吐法时，应根据患者体质的强弱，辨明虚实而用药探吐之。如体质强实者，宜用瓜蒂散、稀涎散、常山散等方药探吐：体质虚弱者，宜用参芦散、当归汤等方药探吐。

3. 随药探吐法 前人认为凡药皆可取吐，但随证作汤剂，药下即探而吐之。如朱丹溪治妇人妊娠转胞小便不通，曾用补中益气汤，随服而探吐；程钟龄治寒痰闭塞厥逆昏沉，用半夏、橘红、姜汁浓煎频灌探吐。如上皆获效验，即其例证。

凡用吐法，须知禁忌。《伤寒论》曰："少阳中风，两耳无所闻，目赤，胸中满而烦者，不可吐下，吐下则悸而惊。""若膈上有寒饮，干呕者，不可吐也，急温之，宜四逆汤。"对于体弱气衰者，不可吐；自吐不止、亡阳血虚者，不可吐；诸吐血、呕血、咯血、衄血、血崩、便血者，不可吐。

三、下法

下法是指运用有泻下、攻逐、润下作用的药物，以通导大便、消除积滞、荡涤实热、攻逐水饮积聚的治疗方法，又称泻下、攻下、通里、通下。下法是根据《素问·阴阳应象大论》："其下者，引而竭之；中满者，泻之于内……其实者，散而泻之"的原则而确立的。凡是胃肠实热积滞，燥屎内结，以及体内蓄水、冷积、瘀血内蓄等邪实之证，而正气未虚者，均可使用。下法主要适用于里实病证。

但由于里实病证有寒热之分，因而下法有清泻和温通之别。

1. 清泻下法 此法适用于里实病证之属于阳热者。如，清泻实热，用三承气汤；清泻瘀血，用桃仁承气汤、抵当汤、大黄牡丹汤；清泻水饮，用十枣汤、大陷胸汤、舟车丸；清泻顽痰，用礞石滚痰丸；清泻结石，用排石汤。

2. 温通下法 此法适用于里实病证之属于阴寒者。如，温通上焦寒实，用桔梗白散；温通中焦寒实，用大黄附子汤或温脾汤；温通下焦寒实，用天台乌药散或见睨丸。

下法不仅适用于上述里实便闭病证，也适用于里虚或虚实相兼便闭病证。如《伤寒论》《金匮要略》麻子仁丸的润肠泻热法，《温病条辨》增液承气汤和护胃黄龙汤的滋阴养血、益气泻热法等，都属于虚实相兼病证的补泻兼施法；至于增液汤的增水行舟法和苁蓉润肠丸的滋肾启关法等，则属于里虚便闭病证的寓泻于补法。

下法不仅适用于大便秘结之证，有时也可用于下利之证。如《伤寒论》大承气汤治下利脉滑数，或自利清水色纯青，心下痛，口干燥；小承气汤治下利谵语；以及《温病条辨》用调胃承气汤治热结旁流的纯利稀水无粪等，是其例。因其下利证属实热，故宜采用《素问·至真要大论》"通因通用"之法，以去其实热而止其下利。后世"治痢还须利"，其根据也就在此。

下法还可包括利小便在内。如《伤寒论》说："伤寒哕而腹满，视其前后，知何部不利，利之则愈。"由此可见，不仅通利大便是下法，从前通利小便也未尝不可说是下法。一般从小便利湿之法，也有清泻和温通的不同，清泻利湿法如八正散等，温通利湿法如五苓散等。

还须指出，里实宜下之证而同时兼有表证宜汗或虚证宜补的，应根据表里虚实病情的缓急而灵活运用下法。如表里相兼之病，表证急于里的当先汗，若先下之则为逆；里证急于表证的当先下，若先汗之亦为逆；表里两证并重的，当汗下兼施。又如虚实相兼之病，虚甚则先补后攻以助其正；实急则攻后即补以防其脱；虚实并重则攻补兼施。又一般所谓"汗多亡阳，下多亡阴"，是指人身阳主外，故从外误汗多亡阳，阴主内，故内误下多亡阴而言。这虽有一定道理，但又未可拘执。如误用桂枝汤温散的汗法，由于热药容易伤阴而往往引起阴虚变证；误用承气汤清泻的下法，由于寒药容易伤阳而往往引起阳虚变证。这在临床上并不是少见的。《伤寒论》《金匮要略》里，很多条文涉及不可下，如"太阳与阳明合病，喘而胸满者，不可下，宜麻黄汤主之。""结胸证，其脉浮大者，不可下，下之则死。""诸四逆厥者，不可下之，虚家亦然。"这也是要引起我们临床注意的。

四、和法

和法是指通过和解、调和或缓和等作用治疗疾病的方法，多用于邪在半表半里的病证。和法主要有和解少阳、调和肝脾、疏肝和胃、调和肠胃等。《伤寒明理论》云："伤寒邪在表者，必渍形以为汗；邪气在里者，必荡涤以为利；其于不外不内，半表半里，即非发汗之所宜，又非吐下之所对，是当和解则可矣。"病在表的治宜汗法，病在里之上焦的治宜吐法，病在里之中、下焦的治宜下法。若病在半表半里，则不可用汗、吐、下法，而只能从半表半里以和解之。如《伤寒论》少阳病篇所谓不可发汗吐下，"若发汗则谵语"，"吐下则悸而惊"等，就是因为少阳病在半表半里之故。

和法适用于半表半里、寒热虚实错杂的少阳病证，并以小柴胡汤为主方。但因其错杂之邪偏胜宜分，则其和解之法加减宜活。《医学心悟》云："有清而和者，有温而和者，有消而和者，有补而和者，有燥而和者，有润而和者，有兼表而和者，有兼攻而和者，和之义则一，而和之法变化无穷焉。"如在伤寒学说方面，少阳病兼太阳的，宜用柴胡桂枝汤的和兼汗法；少阳病兼阳明的，宜用柴胡白虎汤的和兼清法，或大柴胡汤的和兼下法；少阳病兼太阴的，宜用柴平汤，和兼温脾燥湿法；少阳兼少阴病的，宜用柴胡汤合四逆汤的和兼温肾祛寒法；少阴病兼厥阴的，宜用柴胡加龙骨牡蛎汤的和兼镇肝宁魂法等。在温病学说方面，少阳热重湿轻的，宜用柴胡达原饮的和兼燥湿清热法；少阳热重湿轻的，宜用蒿芩清胆汤的和兼清热利湿法；少阳邪入厥阴血分的，宜用青蒿鳖甲汤的和兼清肝透邪法等。

五、清法

清法又称清热法，是运用寒凉性质的方药，通过其泻火、解毒、凉血等作用，以解除热邪的治疗大法。《素问·至真要大论》所谓"热者寒之""温者清之""治热以寒""寒之而热者取之阴"等，都是清法的理论依据。

清法主治热证。一般来说，实热证，治宜清热泻火；虚热证，治宜滋阴降火。

清法适用于外感热邪入里；或其他外邪，如风、寒、湿邪入里化热；或七情过激，气机失调，郁而化火；或痰湿瘀血，饮食积滞，积蓄化热；或阴液不足，阴虚阳亢等所致的里热证。虽然不同的里热证的临床表现不尽相同，但都常见有发热、口渴、面红目赤、烦躁不宁、小便短赤、大便干燥、舌红苔黄而干燥、脉数等症状。《伤寒论》里的太阳病之用麻杏甘石汤的清宣肺热法，阳明病之用白虎汤的清解胃热法，少阳病之用黄芩汤的清泻胆热法等，都是清热泻火之法；白虎加人参汤之益气生津的清热法，黄连阿胶汤之泻火滋水的清热法，猪苓汤之利水滋阴的清热法，猪肤汤之滋阴降火的清热法等，都是清兼补正之法。

清法虽能治疗热病，但由于所用药物皆多寒凉，易损伤阳气，尤易伤伐脾胃之阳，故不宜久用。凡脏腑阳气虚弱者，大便溏泄、胃纳不佳者，气虚、血虚发热者，表邪未解、阳气被郁而发热者，以及真寒假热证均为所忌。

临床运用清法时，还须注意体质阴阳的问题。《温热论》指出："如面色白者，须要顾其阳气，湿胜则阳微也。如法应清凉，用到十分之六七，即不可过凉，盖恐湿热一去，阳亦衰微也。面色苍者，须要顾其津液，清凉到十分之六七，往往热减身寒者，不可便云虚寒而投补剂。恐炉烟虽熄，灰中有火也。"严密注意人的体质而把握其分寸，是深有临床指导意义的。

另外要注意的就是寒热真假问题。所谓真热假寒，即其病证的本质虽热而现象则寒，也就是内真热而外假寒，如热厥证必须急用白虎汤等清法，才能转危为安。所谓真寒假热，即其病证的本质虽寒而现象则热，也就是内真寒而外假热，如格阳证必须急用白通汤等温法，才能转危为安。若误认其寒热真假，当清反温或当温反清，那就会祸不旋踵。

六、温法

温法是用温热方药以祛寒邪或扶阳气的治法。《素问·至真要大论》所谓"寒者热之""清者温之""治寒以热""热之而寒者取之阳"等，都是温法的理论依据。

温法主治寒证。但由于寒证有表里虚实不同，因而温法也就随之而各别。

表寒证一般采用辛温解表法治疗，里寒证则采用温里法治疗。习惯上把温里法称为温法。温里法具有祛除寒邪、温补阳气、温通经络的作用，适用于外寒入里，深入脏腑经络，或阳气不足，寒从内生的里寒证。症见精神不振，形寒肢冷，口淡不渴，喜热饮，小便清长，舌质淡苔白，脉迟，或腹部冷痛，呕吐，腹泻，或水肿，小便不利，或手足厥逆，脉微细欲绝，或肢体冷痛等。根据里寒证所在的脏腑经络的部位和病情轻重缓急的不同，温里法又有温中祛寒、回阳救逆、温经散寒和温阳利水等治法。由于寒为阴邪，易伤人体阳气，而阳虚里寒证往往由气虚发展而来，故温里法除用温热药以外，常配合使用补气的药物。阴寒内盛，阳气欲脱，病情危急者，需配合补气固脱的药物。

临床上具体使用本法时需注意：本法主治里寒证，对于热伏于里而见手足厥冷的真热假寒证忌用温法；寒证较重，温之应峻，寒证轻浅，温之宜缓；温热之药，性皆燥烈，久用或用量较大时避免耗血伤津。

七、消法

消法是以具有消散导滞作用的方药，消除结聚于人体的有形之邪的治法。《素问·至真要大论》所谓"结者散之""留者攻之""坚者软之"等，都是消法的理论依据。程钟龄说："消者，去其壅也。脏腑筋络肌肉之间，本无此物而忽有之，必为消散，乃得其平。"由此可见，消散导滞实邪的消法，不仅与补充正虚的补法大不相同，也与泻下实邪的下法似同实异。消法独具消而非补、化而非下的特点。

由气、血、痰、湿、食等壅滞而形成的积滞痞块，均可用消法。积聚虽由食、痰、水、血等形成，但必先气郁不舒，运化不良，邪乃得留，故气郁实为积聚之本，而积聚日久，正气必虚，病既虚实夹杂，泻之不免太过，补之又益其壅，故宜用消散导滞之法。

消法还适用于痈疽、瘰疬、瘤肿等病证。如阳痈之用仙方活命饮或犀黄醒消丸以消之，阴疽之用阳和汤以消之，瘰疬之用消瘰丸或小金丹以消之，瘿瘤之用玉壶丸以消之等。

消法与下法均可消除有形之邪，但两者作用不同。下法是在燥屎、瘀血、停痰、留饮等有形实邪必须急于排除，且有可能排除的情况下使用；消法则是在慢性的积聚，尤其是气血积聚而成的癥瘕痞块，不可能且无条件排除的时候采用。下法是猛攻急下，消法是渐消缓散，方法不同，用药也各异。消法虽较泻下法缓和，但仍属祛邪之法，对于纯虚无实之证应禁用。

八、补法

补法是八法之一，又称补益、补养、补虚。补法是指用补益药物补养人体气血阴阳不足，改善衰弱状态，治疗各种虚证的方法。虚证有气虚、血虚、阴虚、阳虚之不同，补法相应分为补气、补血、补阴、补阳四类。根据病情急缓和体质虚弱程度，又可分峻补与缓补。《素问·至真要大论》曰，"虚者补之""损者益之"。《素问·阴阳应象大论》曰："形不足者，温之以气；精不足者，补之以味。"

补法通过补益气血阴阳，增强脏腑的生理功能，有提高机体抗御外邪、预防疾病发生以及祛病延年的作用。由气血阴阳不足所产生的虚证，常以脏腑虚弱的证候表现出来，临床上应根据各脏腑不同的虚证，采用不同的补法。

人体的脏腑、气血、阴阳在生理上有着密切的联系，相互依赖，相互制约，在病理上也相互影响。因此，各种补法在临床上可根据具体证候配合使用。

补法一般可分为补气、补血、补阴、补阳四大方法，应根据患者的不同症状表现而选用。补气之法适用于气虚所致的气短、懒言、四肢倦怠无力、自汗、心悸、失眠、脱肛、子宫脱垂等症，常用药物有人参、党参、黄芪、太子参、山药、莲子、白术、茯苓、大枣等。补血之法适用于血虚引起的头晕眼花、心慌心悸、面色萎黄、唇甲苍白、舌淡,以及月经后期、量少或闭经等症,常用药物有当归、首乌、阿胶、熟地黄、龙眼肉、白芍等。补阴之法适用于热病后期与某些慢性疾病引起的津液亏损,主要表现为口干口渴、干咳少痰、潮热盗汗、两眼干涩、眩晕、遗精、舌红少津甚至舌有裂纹等,常用药物有生地黄、麦冬、沙参、玉竹、百合、女贞子、玄参、银耳、西洋参等。补阳之法适用于阳虚之证。阳虚虽有脾阳虚、心阳虚、肾阳虚之别,但肾阳为元阳,故补阳主要应从补肾阳入手。肾阳虚主要表现为全身功能衰退,症见畏寒肢冷、精神萎靡、腰膝酸软、阳痿早泄、白带清稀等,药物可选择鹿茸、附子、肉桂、干姜、肉苁蓉、杜仲、锁阳、胡桃肉、海马、狗肾、羊肉等。

人体是一个有机的整体,在生命活动过程中,气血阴阳又相互依存,相互影响。所以临床阳虚多兼气虚,而气虚也易致阳虚;阴虚和血虚都可表现为机体精血津液的损耗,阴虚与血虚往往互见。因此,补气与补阳、补血与补阴之品往往相互为用。至于气血两亏、阴阳俱虚之证,又要根据实际情况,采用气血双补或阴阳兼顾的办法。进补又有快慢急缓等不同,所以又必须因人、因地、因时而异,针对病情轻重缓急、体质强弱而采取不同的进补方法。

补法还有峻补、平补、缓补之别。峻补适用于病情危急的虚脱证,如气虚脱证之用独参汤,气阴两虚脱证之用生脉散,阳虚脱证之用参附汤、四逆汤、参附龙牡汤、参茸黑锡丹等;缓补适用于病情缓慢的虚证,多取丸以徐图之;平补适用于病情复杂的虚证,此证投药稍偏即难接受,即一般所谓虚不受补,必须选择性味平和的方药才能渐收疗效。

还应指出,补法不对正虚而设,必须辨虚论补,决不可盲目乱投。常见阳脏热体之人误服温补之品,易致阳亢而现鼻衄等症;或阴脏寒体之人,误服滋补之品,易致阴盛而现腹泻等症。这就不徒无益而反害之。

总之,"药证相符,大黄亦补;药证不符,参茸亦毒",所以进补一定要"辨证施补",采取适合自己的剂型,按规定的剂量进补。

第二节 外治法

"外治"这一名词的出现由来已久。早在《素问·至真要大论》便有"内者内治,外者外治"的说法。《素问·五常政大论》有"上取下取,内取外取,以求其过"的外取之法。其后历代医家著作中多有涉及外治法,但其研究范围及概念一直不十分明确。至清中叶,《急救广生集》《理瀹骈文》等相继刊行,至此外治理论趋向成熟,中医外治的发展也达到了一个鼎盛时期。目前,对于中医外治的一般定义是:外治是与内治(口服给药)相对而言的治疗方法。如《中医大辞典》对外治法所下的定义为:外治泛指除口服药物以外施于体表或从体外进行治疗的方法。

中医学在很早以前就采用外治法，如《礼记》记载"头有疮则沐，身有疡则浴"，便可证实。外治法不但可以配合内服药物治疗来提高疗效，而且有许多疾病，是只需专用外治法就可达到治疗目的的。又如婴儿或不能服药的某些疾病，更是外治法的治疗对象。还有病起仓促，生死存亡于一刻之际，非内服药所能急切图功的，则尤非外治法不可。

外治法的运用，也同内服法一样需要辨证论治。《理瀹骈文》就说外治也须"先求其本……判上中下三焦、五脏六腑、表里寒热虚实"。中医外治的内容非常丰富，据有关文献记载，外治法多达四百余种，概括起来可分两大类：药物外治法和非药物外治法。这里仅对药物外治法作一般性介绍。药物外治法，是利用药物和人体接触，使药物通过皮肤，直达病处，并且借冷热温度的刺激、摩擦熏熨的帮助等，发挥其药物的作用，达到治疗的目的。药物外治法具有作用迅速、简便廉验、易学易用、容易推广、使用安全、毒副作用少的特点。

一、熏蒸疗法

熏蒸法是利用烟或蒸汽来熏蒸人体肌表的外治法。烟从火生，借其温暖之气，故能畅达气血，拔引郁毒。蒸汽以其轻清，借其氤氲之气，故能透腠理，具有温通经络，疏启汗孔，及解毒、除痛、止痒等作用。如长沙马王堆汉墓出土的《五十二病方》记载用蘸和酒煮沸，以其热气熏蒸治疗伤科疾病。《黄帝内经》记载用椒、姜、桂和酒煮熏治关节肿胀、疼痛、伸屈不利等痹证。《伤寒论》有"阳气怫郁在表，当解之熏之"的记载。《旧唐书·方技传》记载许胤宗治柳太后中风不语，用大剂量黄芪防风汤熏蒸而苏醒。

1. 烟熏法　全身熏者，如《备急千金要方》中，治妇人患癣，用松脂、雄黄，夜卧以熏笼中烧着，令病人取自身其上，以被自复，惟出头，以熏之。局部熏者，如《喉科指掌》治疗喉风牙关紧闭不开者，用巴豆油于纸上，取油纸捻成条，点火燃着后再吹熄，以其烟熏入鼻中，可使口鼻涎流，牙关自开。熏于病发所在者，如用药艾条熏顽癣之类。

2. 蒸汽熏法　全身熏者，如《鳜溪秘传简验方》，用甘草、威灵仙煎水入缸中，缸内置小凳出水面，人蹲凳上，上用布围住，只露头面而熏蒸，治一切风湿。局部熏者，如《备急千金要方》治疗阴癣，用狼牙水煎，熏下体等。

二、溻浴疗法

溻浴，就是把药物煎成汤汁，进行水浴、浸泡、溻渍的治疗方法。它是借助药力和热力，通过皮肤黏膜作用于肌体，促使腠理疏通，脉络调和，气血流畅。药液的淋洗又能使疮口洁净，祛除毒邪，从而达到治疗疾病的目的。例如，温泉浴治疗皮肤疥癣，浸泡四肢可以治疗鹅掌风（手癣）和脚癣；用黄连水溻渍胸部治疗温疫实热证的高热烦躁、大渴，甚至谵语等。《本草纲目》记载：水，"其体纯阴，其用纯阳"，加热成汤，则更能宣通行表，发散邪气。渍的方式，是以净帛或新绵蘸药水，稍热渍其患处，稍凉即换。渍浴法又可分为五种形式。

1. 沐浴法 全身者，如《外台秘要方》用大戟、苦参、白酢煎汤浴，治中风发热。局部者，如《圣济总录》用大麻子汤来沐发，治头风白屑；《得配本草》记载"桃枝，煮汤浴，不染天行疫疠"。

2. 洗法 如《备急千金要方》用秦皮等入药煎汤，澄清后洗目，治目热痛汁出。《集验方》用干荷叶煎汤，洗漆疮等。

3. 泡浸法 如《肘后备急方》中治阴肿如斗，用雄黄、矾石、甘草，煎汤浸之。《疡医大全》用鲜嫩芭蕉叶，煎水泡浸，治鹅掌风。

4. 渍渍法 《鳝溪秘传简验方》中用香薷、黄连，煎汤渍胸口，可治暑风手足搐搦；用赤小豆煮烂取汁，渍足膝，治足肿；用酒摩渍四肢，治霍乱转筋。至于外科方面，则更为多用。诚如《外科精义》所说："盖汤水有荡涤之功，疮肿初生一二日不退四肢者，渍渍之，腰腹背者，淋射之，其下部委曲者，浴渍之。此谓速道腠理，通调血脉，使无凝滞也。且如药二两，用水二升，为则煎取一升半，以净帛或新绵蘸药水稍热渍其患处，渐渐喜渍淋浴之，稍凉则急令再换，慎勿冷用。夫血气得寒则凝涩，得热则淖泽，日用五七次，病甚者日夜不住或十数次，肿消痛止为验。此治疮肿神良之法也。"

5. 淋射法 如《备急千金要方》中治灸疮肿痛，用灶中黄土煮汁淋之。又如《鳝溪秘传简验方》治浮肿，用荷叶、藁本煎汤，淋射膝胫。

三、涂敷疗法

涂敷是很常用的方法。其好处，诚如《医学入门》所说："敷围内外夹攻，药气相通为妙。"涂敷法中又以方式之不同，可以分为以下七种。

1. 一般性涂敷 是用捣烂的鲜药或研细的干药加以水类的物质调润之，涂在患处皮肤上。如《备急千金要方》治妊娠毒肿，用芜菁根捣烂涂敷。

2. 罨包法 "罨"又作"掩"。罨包法是将药放于某处肌肤而加以包扎的外治法。其中又可分为干罨与湿罨两种。如《普济本事方》用玉真散罨创口，是干罨；用黄连水罨治赤眼，用玄明粉水罨乳部消内外乳吹之初起者，都是湿罨。

3. 点法 实质上也是涂敷的一种，因为所涂的面积很小，故称之为点。如《串雅内外编》治痣，用糯米等药调碱水点于痣上。

4. 圈法 也属于涂敷的一种。不过一般的涂敷是整块的，而圈法是只涂四周而空中央的。如《外科正宗》的束毒金箍散的用法，便是圈法。

5. 刷法 即扫法，也是属于涂敷的一种。刷法将所用药物调得十分稀薄，如浆一样，而且须频频加以扫刷滋润。如《串雅内外编》治火疗油烧伤载："好酒一盏，鸡子清三个，搅匀入温汤内顿热，搅如稀糊，候冷用软笔刷患处。"

6. 封法　封法虽类似罨法，但在上药后需紧扎，而且必须经过一个较长时期方可揭开。如《肘后备急方》的"脑破骨折，蜜和葱白捣匀，厚封立效"，又如《外台秘要》用柳絮封金创出血等，均属封法。

7. 粉扑法　如《鲟溪秘传简验方》用牡蛎粉扑身上，止自汗。又如，用朱砂、寒水石、麝香为粉，干扑身上，治肌衄等。

四、贴药疗法

这是最普通的外治法，是将外用药膏贴于肌肤，以治疗疾病的一种方法。各种剂型的药膏通过皮肤、黏膜的吸收作用，达到行气活血、疏通经络、清热解毒、消肿止痛等治疗目的。贴有两种材料，一为膏药，一为不属于膏药的其他药物。

用膏药贴的，如治下焦寒湿，及表里俱寒者，取散阴膏，贴肚脐命门穴；治阴证痈疽，取阳和膏贴病处；治阳证痈疽，取硇砂膏，贴病处。

非膏药类者，如《外台秘要》用生姜酒捣，贴霍乱转筋；《鲟溪秘传简验方》用皂角、半夏、麝香、葱白等捣饼贴脐上，通小便。

五、热熨疗法

熨是指把药物加热，摩熨人体的肌表某处，并时时移动。《灵枢·寿夭刚柔》记载："刺大人者，以药熨之。"熨有药熨、汤熨、酒熨、铁熨、葱熨、土熨等法。热熨疗法借助药性及温暖作用，直接作用于患处或有关部位，使气血通畅，以达到治病或缓解病痛的作用。因用药之不同，作用也随之而异。如，暴寒袭人肌肤，可用酒熨，因为酒味辛甘，升阳发散，辛本入肺，今以外治，先入皮毛，故更能驱散寒邪。米醋能消坚破结，故疽毒初生，采用醋熨。还有盐熨、葱熨、姜熨、紫苏熨、蚕沙熨、香附熨等，都是将以上各物加热布包，置于腹上熨之，逼药气入腹。总之，它的作用，是散寒祛邪，缓解疼痛。

六、药摩疗法

药摩疗法是将中药涂于体表的治疗部位上，再施以按摩手法，用来防治疾病的一种方法。药摩法的主要作用有三点：第一，利用摩擦所产生的热，促使气血得到通畅；第二，使药物易于深透入内；第三，可以擦掉污物。

为引药深透而使其更快发挥药性，常用水剂、粉剂来擦者。如《鲟溪秘传简验方》用姜汁擦胸前，治黄疸；用广郁金磨汁，绵蘸擦背，止伤吐血等，都属于水擦剂。又如《鲟溪秘传简验方》用乌梅肉、生南星、冰片擦牙齿，治中风口噤，是为粉擦剂。

用以擦去污物者，如用月石泡水，以布蘸擦鹅口疮等便是。

摩法，如《外台秘要》用乌头膏摩头顶，治偏枯口歪。

七、纳药疗法

纳药法，是将药物以纱布裹之，扎紧，或将药物制成锭剂而纳入耳、鼻及阴道或肛门中的一种外治法（用于阴道、肛门者，亦名坐药）。

如《世医得效方》用水银丸纳入耳内，治目痘后生翳。《鳞溪秘传简验方》治霍乱转筋，用车前草揉软纳入鼻内。《集验方》治内痔疼痛，用黄土猪胆汁等为丸，纳入肛门中。

八、通导疗法

通导疗法专用于通便。如《伤寒论》的猪胆汁导法、蜜煎导法等。《伤寒论》曰："此为津液内竭，虽硬不可攻之，须自欲大便，宜蜜煎导而通之。若土瓜根及大猪胆汁，皆可为导。"

九、嗜鼻疗法

"嗜"，同"嗅"。嗜的作用，如《理瀹骈文》所说："大凡上焦之病，以药研细末，嗜鼻取嚏发散为第一捷法，不独通关、急救用闻药也。连嚏数十次则腠理自松，即解肌也。涕泪痰涎并出，胸中闷恶亦宽……亦使病在上焦者从上出也。"嗜鼻疗法有时也有用蒸汽吸入者，是取其气上行，而不令药入喉；更有取其打嚏而作升提者，如大肠不收，或产妇子宫不收，取嚏即收。

嗜鼻药的剂型，有粉剂、蒸汽及烟三种。如王好古解利伤寒，用藿香、藜芦、踯躅花研末嗜鼻，以及现代常用的通关散等，都是粉剂。《理瀹骈文》治血虚头痛，用熟地黄煎汤置壶中吸其气，是用蒸汽取嚏；治冷嗽，用款冬花末烧烟嗜收，是用烟取嚏。如果不用药物而只用纸捻、鸡毛或手指的刺激而取嚏者，是搐鼻法，不属嗜法范围，而属于利用物理作用的外治法。

十、滴眼疗法

滴眼疗法即用药物点眼治疗疾病的方法。《素问·五脏生成》说："诸脉者，皆属于目。"外治法的滴眼，除了治疗眼睛的疾病，还可以用于其他疾病，其疗效有时超过内服药物疗法。一般采用水剂的称为滴，采用粉剂的称为点。如《鳞溪秘传简验方》治伤寒无汗，用甘草、梅片化水滴眼角，是水剂滴眼；已戌丹点眼角，治疯犬毒蛇咬伤，是粉剂的点眼。

除了滴眼以外，还可以将药物滴到机体的其他部位。如《普济方》治鼻衄头痛，取石膏、牡蛎煎水，滴鼻中；《本草纲目》用龟尿滴舌下，治中风不语；《鳞溪秘传简验方》治小便不通，用蜗牛、冰片化水滴脐中，皆属此类。

十一、噙漱疗法

凡上焦疾病或口腔、咽喉病，使药物久留在上，缓缓发挥作用者，都属于噙漱疗法。本法水剂宜漱，丸剂、锭剂宜噙。如《备急千金要方》用白杨叶，水三升，煎至一升，含漱齿病者，是水剂的含漱。《本草纲目》治失音，用马勃、马牙硝等分为末，加糖和成丸子，如芡子大，噙口内，属于含噙法。

十二、香味疗法

香味疗法是采用具有芬芳香味的中药，通过研末或者焚烧等方法使香味散发，驱邪辟秽，杀虫灭菌，或者经过口、鼻、毛孔进入人体，从而影响脏腑功能，调和气血的方法。

香文化源远流长，早在殷商时期就有"紫""燎""香""鬯"等有关香的文字记载。周代即有佩戴香囊的习俗，"香囊暗解，罗带轻分"。古时，人们将芳香开窍的中草药如苍术、藿香、肉桂等研磨成粉末，装在特制的布袋中，外包一层丝，清香四溢，做成不同形状，佩戴于胸前、腰间、脐部等处，有清香体味、驱虫防病的功效。

古人除了将香囊佩戴于身之外，亦有香炉和鼻烟壶等器具辅助治疗。香炉疗法类似于现代的熏香，又带有浓厚的宗教含义，起源未明。在宋代，焚香、点茶、挂画、插花为文人四艺，而香炉焚香也成为陶冶性情、平和心智的风雅之举。

香味疗法更重要的是具有预防瘟疫（烈性传染病）的作用。《良朋汇集经验神方》记载："凡遇天年大行瘟疫，四时不正，一切疠气者，多以苍术烧之，能辟瘟邪，至奇。"《神仙济世良方》记载："冬至日，用大黄一块约一二钱，将线穿好，合家大小佩之，瘟疫即不染矣。"《松峰说疫》记载："正月上寅日，取女菁草末三合，绛袋盛，挂帐中，能避瘟。"《太医院秘藏膏丹丸散方剂》记载："避瘟丹：此药烧之能令瘟疫不染，空房内烧之可避秽气。乳香、南苍术、北细辛、生甘草、川芎、降真香，一方加白檀香，共为细末。"如上都是一些古代辟瘟疫的方法。

除了可以将香草佩戴于身之外，制成枕头亦有疗效。睡觉时，人体头颈部温度可令中草药内药物成分缓慢散发出来，通过鼻腔、口腔及皮肤进入体内，疏通气血，达到闻香治疗的效果。如《鲟溪秘传简验方》用桑叶、菊花作枕，治头风；用茶叶去梗，热水泡透，铺床上作褥卧之，治痘后遍身无皮而脓水不绝者。

需要注意的是，香疗并非人人适合，芳香辛燥之品，易伤津耗气，尤其是孕妇和婴儿应避免使用。

总之，中医外治法的内容是相当丰富的，了解这些内容，不仅可以使我们在临床中选择正确的防治方法，而且，可以使中医外治法中取得的宝贵经验，得到更好的继承和发扬。

第三节　非药物疗法

一、针灸疗法

《黄帝内经》中就有应用针灸"治未病"的重要学术观点。在无病或疾病发生、发展之前，我们可以预先采用针灸激发经络之气，扶助正气，提高机体抵抗各种致病因子的能力，以达到防止疾病的发生、发展，减轻疾病对机体的损害和保健延年等目的。《黄帝内经》既提出了用针灸防治疾病的思想又记载了具体预防的方法。如五脏急性热病，在该病未发之时，往往于面部显露赤色，如《素问·刺热》就有"病虽未发，见赤色者刺之，名曰治未病"的论述。因此，从某种意义上说，《黄帝内经》奠定了针灸防治疾病的理论基础。东汉时期，张仲景继承了《黄帝内经》的"治未病"思想，在药物辨证论治的同时，也用针灸预防疾病。晋朝时的《范东阳方》记载了"逆灸"，即指预防性灸。《针灸聚英》说："无病而先针灸曰逆。逆，未至而迎之也。"至唐代，针灸防病已占相当重要的地位，当时比较偏重灸法，特别是艾灸已被广泛运用。这其中以名医孙思邈为典型代表，他论述了许多针灸防病保健的内容，并在《千金翼方》里除主张平时预防外，也同时注意在发病之初或证候未显之前，用针灸之法截断扭转病势，灭病邪于萌芽。宋·王执中著的《针灸资生经》里，记载用针灸预防多种疾病。宋之后，针灸防病有较显著的进展，防病之法日趋完备。到明清时期，针灸防病的观念已为越来越多的医家所接受。正如《扁鹊心书》云："人于无病时常灸，虽未得长生，亦可保百余年寿矣。"

（一）针刺疗法

针刺疗法是以中医理论为指导，运用针刺防治疾病的一种方法。针刺疗法具有适应证广、疗效明显、操作方便、经济安全等优点，深受广大群众和患者欢迎。

根据针具的不同形制、用途、刺激方式等，针刺疗法主要有以下几种。

1. 毫针疗法　指用毫针刺入人体穴位以治疗疾病的方法。临床上的头针、眼针、鼻针、耳针、腹针等微针疗法基本属于毫针疗法的范畴。

2. 皮肤针疗法　也称梅花针疗法，是用梅花针浅刺人体皮肤治疗疾病的方法。

3. 皮内针疗法　以特制的皮内针固定于腧穴部的皮内或皮下，进行较长时间埋藏，适合治疗需要长期留针的疾病。

4. 火针疗法　用特制的针，针尖用火烧红，迅速刺入人体的一定穴位或部位，以治疗疾病。

5. 刺络疗法　也称刺血疗法，是在中医基本理论指导下，通过放血祛除邪气而达到和调气血、平衡阴阳、恢复正气的一种有效的治疗方法，适用于"病在血络"的各类疾病。

6. 针刀疗法　小针刀外形似针灸的针，但其尖端有一狭窄的刀刃，可发挥针刺及刀切割的双重功能。小针刀是在现代西医外科手术疗法与中医传统针刺疗法的基础上，形成的新型中医医疗器械。

（二）艾灸疗法

灸法古称"灸焫"，又称艾灸，指以艾绒为主要材料，点燃后直接或间接熏灼体表穴位的一种治疗方法。《素问·异法方宜论》曰："脏寒生满病，其治宜灸焫，故灸焫者，亦从北方来。"在艾绒中掺入少量辛温香燥的药末，如雷火灸，可以加强治疗作用。艾灸疗法有温经通络、升阳举陷、行气活血、祛寒逐湿、消肿散结、回阳救逆等作用，并可用于保健，对慢性虚弱性疾病和风、寒、湿邪为患的疾病尤为适宜。艾灸的方法很多，可以分为直接灸和间接灸。因其制成的形式及运用方法的不同，又可分为艾条灸、艾炷灸、温针灸和温灸器灸等数种。

由陈日新研究的热敏灸又称热敏悬灸，全称"腧穴热敏化艾灸新疗法"，属于艾灸的一种。热敏灸是采用点燃的艾材产生的艾热悬灸热敏态穴位，产生透热、扩热、传热、局部不（微）热远部热、表面不（微）热深部热、非热觉等热敏灸感和经气传导，并施以个体化的饱和消敏灸量，从而提高艾灸疗效的一种新疗法。

（三）天灸疗法

天灸，灸法之一，出自《针灸资生经》。天灸是采用对皮肤有刺激性的药物敷贴于穴位或患处，使其局部皮肤自然充血、潮红或起疱的治疗方法。因其不用艾火而局部皮肤有类似艾灸的反应，并且作用也非常相似，故名为天灸，又称自灸、敷灸、药物灸、发疱灸。天灸既具有穴位刺激的作用，又可通过特定药物在特定部位的吸收，发挥明显的药理作用。近年来，这种治疗方法被广泛重视，现在兴起的经皮给药也是在此基础上发展起来的。文献所载天灸法较多，如毛茛灸、斑蝥灸、旱莲灸、蒜泥灸、白芥子灸等。

利用三伏天、三九天等来防治疾病的三伏天灸、三九天灸都属于这类。

二、按摩疗法

按摩是中国最古老的医疗方法。按摩，又称推拿，是在我国劳动人民在长期与疾病斗争中逐渐总结认识和发展起来的。按摩是以中医的脏腑、经络学说为理论基础，用手法作用于人体体表的特定部位以调节机体生理、病理状况，达到治疗保健目的的方法。《素问·血气形志》曰："形数惊恐，筋脉不通，病生于不仁，治之以按摩醪药。"《韩诗外传集释》有："子同药，子明灸阳，子游按摩。"《医宗金鉴·正骨心法要旨·外治法》曰："按摩法：按者，谓以手往下抑之也。摩者，谓徐徐揉摩之也……按其经络，以通郁闭之气；摩其壅聚，以散瘀结之肿，其患可愈。"《百喻经》有："其师患脚，遣二弟子，人当一脚，随时按摩。"宋·陆游《闲中作》诗云："呼童按摩罢，倚壁欠伸馀。"《史记》上记载了先秦时的名医扁鹊，曾用按摩疗法，治疗虢太子的尸厥证。秦代到今已两千多年，可见按摩在中国已有悠久的历史。中国最早的按摩专著，见于《汉书·艺文志》记载的《黄帝岐伯按摩经》，可惜早已失传。明代，太医院将按摩列为医政十三科之一。

小儿推拿是按摩疗法的一个特色分支。唐代孙思邈的《备急千金要方》中就有许多有关小儿预防保健按摩的记载，如"小儿虽无病，早起常以膏摩囟上及手足心，甚辟寒风"，说明膏摩囟门和手足心可以预防风寒外感。至明代，小儿按摩独特的治疗体系已经形成，并广泛运用于小儿临床治疗。

三、刮痧疗法

刮痧是以中医经络腧穴理论为指导，通过特制的刮痧器具和相应的手法，蘸取一定的介质，在体表进行反复刮动、摩擦，使皮肤局部出现红色粟粒状，或暗红色出血点等"出痧"变化，从而达到活血透痧的目的。因其简、便、廉、效的特点，临床应用广泛，适合医疗及家庭保健。刮痧具有调气行血、活血化瘀、舒筋通络、驱邪排毒等功效，已广泛应用于内、外、妇、儿科的多种病症及美容、保健领域。

四、拔罐疗法

拔火罐是以罐为工具，利用燃烧介质（纸、棉球等）燃烧消耗氧气后形成的负压，使罐吸附于体表，造成局部瘀血，以达到通经活络、行气活血、消肿止痛、祛风散寒等作用的疗法。现代又发展出抽气形成罐内负压的方法。这些方法统称为拔罐。拔火罐，是我国民间流传很久的一种独特的治病方法，俗称"拔罐子""吸筒"。明代医家陈实功撰写的《外科正宗》称其为"拔罐法"。清代赵学敏撰写的《本草纲目拾遗》中称其为"火罐气"。

我国古代先民医疗水平相对落后，对一些常见的外科病，如疮疡痈肿的治疗方法不是很多，在最初火罐疗法还不成熟的情况下，是把磨有小孔的牛角筒罩在患处排吸脓血。所以，一些古籍又称拔火罐为"角法"。医学文献详细记载拔火罐治疗疾病的是晋代葛洪的《肘后备急方》。随着社会科技的不断进步，最初的牛角逐渐被陶罐、竹罐、瓷罐所替代，现代工艺多用玻璃罐、塑料罐。较之古法，玻璃和塑料罐能清晰透视罐内的情况，准确把握拔罐程度，能及时发现拔罐处皮肤改变情况，防止皮损、水疱等意外情形的发生。拔罐疗法的治疗范围也从早期的外科痈疮扩展到内、外、妇、儿、五官、皮肤等临床各科的治疗。通过对皮肤毛孔、腠理、经络、穴位的吸拔作用，拔罐疗法可以引导营卫之气始行输布、鼓动经脉气血、濡养脏腑器官、温煦皮毛，同时使虚衰的脏腑功能得以振奋、畅通经络、调整机体的阴阳平衡，使气血得以调整，从而达到健身祛病疗疾的目的。

五、音乐疗法

中国音乐疗法的历史，可以从遥远的古代回溯到近代。对新石器时代（如仰韶文化、马家窑文化、龙山文化等）的文物进行研究，可以发现一些图案中已有音乐、舞蹈行为，并可以意会到其中的保健治疗意义。《吕氏春秋·古乐》云："昔陶唐之时……民气郁阏而滞著着，筋骨瑟缩不达，故作为舞以宣导之。"原始歌舞实际就是一种音乐运动疗法，对舒解郁气、畅达筋脉、调理心身确有好处，而且容易普及施行。

《乐记》是我国最早、影响最大的音乐理论专著，为《礼记》的一个篇章，是儒家重要典籍之一，相传为孔子再传弟子公孙尼子所作。汉成帝时，刘向校《礼记》辑得二十三篇，以十一篇编入《乐记》。这十一篇包括：乐本、乐论、乐礼、乐施、乐言、乐象、乐情、乐化、魏文侯篇、宾牟贾篇、师乙篇。《乐记》对音乐理论进行了系统的整理，把五音（角、徵、宫、商、羽）的理论确定下来，并探讨了音乐的本原、音乐的产生与欣赏、音乐对社会与个人作用、乐和礼的关系等内容。《乐记》云"乐者乐也，琴瑟乐心；感物后动，审乐修德；乐以治心，血气以平"，从中可透视出音乐与心身调理的关系。先秦时代的《黄帝内经》认为音乐与宇宙天地和人体气机密切相通，把五音引入医学领域。音乐不但与人体内脏、情志、人格密切相关，而且可以用来表征天地时空的变化。

《灵枢·五音五味》从性质和部位上，说明了五音所属之人的脏腑阴阳经脉和五音的密切关系，并指出在调治方面所应取的经脉，同时又列举了五谷、五畜、五果和五味，配合五色、五时对于调和五脏及经脉之气所各有的重要作用。

《素问·阴阳应象大论》《素问·金匮真言论》把五音中的宫、商、角、徵、羽与人的五脏（脾、肺、肝、心、肾）和五志（思、忧、怒、喜、恐）等生理、心理内容有机地联系在一起，提出："肝属木，在音为角，在志为怒；心属火，在音为徵，在志为喜；脾属土，在音为宫，在志为思；肺属金，在音为商，在志为忧；肾属水，在音为羽，在志为恐。"《灵枢·阴阳二十五人》中，根据五音多与少、偏与正等属性来深入辨析人类的身心特点，是中医阴阳人格体质学说的源头，由此可见辨证配乐的思想。

中医音乐疗法的五行归类，就是以宫、商、角、徵、羽五音为基础，以五调式来分类，力求符合五脏的生理节律和特性，结合五行对人体体质人格的分类，分别施乐，从而达到促进人体脏腑功能和气血循环的正常协调。

中医音乐疗法是在中国传统文化体系理论指导下，辨证施用音乐，进行调理心身的疗法，尤其在心身疾病治疗方面，应用潜力很大。目前国内中医领域的音乐治疗主要集中于五行音乐、音乐电疗法和音乐综合疗法等方面。我们应结合当前西医学和音乐学发展的新趋势，把握音乐的精神心理效应这一核心，在继承传统音乐疗法的基础上，理解、引进与应用现代音乐治疗技术和研究方法，完善有中国特色的中医音乐治疗方法体系，针对改善生存质量，提高疗效，开发新的一系列的音乐治疗技术，满足人民不断提高的需求。

第十六章　中药方剂

第一节　中　药

中药是指在中医理论指导下，用于预防、治疗、诊断疾病并具有康复、保健作用的药物。我们的祖先在数千年的文明发展中，不断积累和丰富了采药、制药、用药知识。"神农尝百草，一日而遇七十毒"，就是对这一伟大实践活动的生动描述。药学与医学的发展是完全同步的，中医理论体系中，中药是不可分割的重要组成部分。由于中药主要来源于天然药及其加工品，以植物性药物居多，故有"诸药以草为本"的说法，所以自古以来，把我国的传统药学称为"本草"。

药材的分布和生产，离不开一定的自然条件。自然地理状况复杂，水土、气候、日照、生物分布差别很大，生态环境亦各不相同，古代医药学家经过长期使用、观察和比较，发现由于自然条件的不同，各地所产的药材质量不一，并逐渐形成了"道地药材"的概念。

所谓道地药材，又称地道药材，是指历史悠久、产地适宜、品种优良、产量宏丰、炮制考究、疗效突出、带有地域特点的药材，如甘肃的当归，宁夏的枸杞，青海的大黄，内蒙古的黄芪，东北的人参、细辛、五味子，山西的党参，河南的地黄、牛膝、山药、菊花等。

一、中药的性能

中药的性能，指与中药治疗作用有关的性质和功能。清代医家徐大椿在《神农本草经百种录》总结说："凡药之用，或取其气，或取其味……或取其所生之时，或取其所生之地，各以其所偏胜而即资之疗疾，故能补偏救弊，调和脏腑，深求其理，可自得之。"药物之所以能够针对病情，是由于各种药物本身具有若干特性和作用。这些特性和作用称为药物的偏性，包括药物发挥疗效的物质基础和治疗过程中所体现出来的作用。中药治疗疾病的偏性是多种多样的，主要有四气、五味、升降浮沉、补泻、归经、有毒无毒等方面。每一味药都有其各自的性能，而只有掌握药物的性能，才能做到临床中正确运用，获得满意的疗效。

（一）四气五味

1. 四气　即指药物所具有的寒、热、温、凉四种不同的药性，它反映了药物对人体阴阳盛衰、寒热变化的作用倾向。《汉书·艺文志·方技略》曰："经方者，本草石之寒温，量疾病之浅深，假药味之滋，因气感之宜，辨五苦六辛，致水火之齐，以通闭解结，反之于平。"每一种药物都具有一定的药性。药性是在长期的临床实践中，医家从中药作用于人体后所产生的疗效所总结概括出来的。凡有清热泻火作用的药物，大多属于寒性或凉性，如黄芩、知母、石膏等。有祛寒、助阳作用的药物，大多属于温性或热性，如肉桂、干姜、附子等。所以，就一般而言，寒凉性质的药物，可以治疗阳热证；温热性质的药物，可以治疗阴寒证。

按阴阳来分析，四气中的寒凉属阴，温热属阳。凉次于寒，温次于热，所以寒和凉、温和热在本质上是相同的，仅是程度上的差别而已。此外，还有一些药物性质比较平和，故称为"平性"。但平性的药，仍有偏凉、偏温的不同，实质上仍不出四气的范围，所以仍称"四气"而不称五气。

《素问·至真要大论》曰："寒者热之，热者寒之。"《神农本草经》云："疗寒以热药，疗热以寒药。"一般来讲，寒凉药具有清热泻火、凉血解毒、滋阴除蒸、泻热通便、清热利水、清化热痰、清心开窍、凉肝息风等作用；而温热药则分别具有温里散寒、暖肝散结、补火助阳、温阳利水、温经通络、引火归原、回阳救逆等作用。

2. 五味　就是药物的酸、苦、甘、辛、咸五种味。这五种不同的味，各有不同的作用，而同药味的药物，大多具有相同的作用。五味同样具有阴阳五行的属性，《素问·阴阳应象大论》云："气味，辛甘发散为阳，酸苦涌泄为阴"。

五味的作用如下。

（1）辛：能散、能行，即具有发散、行气、行血的作用，如麻黄、桂枝、紫苏、薄荷等。

（2）甘：能补、能和、能缓，即具有补益、和中、调和药性和缓急止痛的作用，如党参、甘草、大枣等。

（3）酸：能收、能涩，即具有收敛、固涩的作用，如五味子、山茱萸、乌梅等。

（4）苦：能泄、能燥、能坚，即具有清泻火热、泻降气逆、通泄大便、燥湿、坚阴等作用，如黄连、黄柏、大黄等。

（5）咸：能下、能软，即具有泻下通便、软坚散结的作用，如海藻、牡蛎、芒硝等。

此外，还有一种"淡味药"。淡味药多具有渗湿利尿作用，如通草、滑石等。因为淡味无显著的味道，一般将淡味附于甘味（即甘淡），故仍称"五味"而不称六味。

五味除上述作用外，还与人体的五脏有密切联系，一般的使用规律是：酸入肝，苦入心，辛入肺，甘入脾，咸入肾。但这种五行配属联系不是绝对的，有时也有例外。若将五味划分阴阳，则酸、苦、咸属阴，辛、甘、淡属阳。

四气五味是药物的一般性能，每种药同时具有气和味，因此在具体临床运用中必须将气与味结合起来分析，尤其某些药还具有两种或两种以上的味，因此更要全面分析，才能正确使用，提高疗效。例如，荆芥是辛温药，所以具有发散风寒的作用；黄连是苦寒药，所以具有清热燥湿的作用。如果气同而味异，或味同而气异，其作用则既具有共同之处，又有不同之处。例如，麻黄、薄荷都是辛味，具有发散的共性，但麻黄性温，可发散风寒，而薄荷辛凉，则发散风热，这是两者的个性。黄芩、生地黄都是寒性药，具有清热的通性，但黄芩味苦，又有燥湿的作用，而生地黄味甘，则又有滋阴的作用。所以必须对四气、五味进行综合归纳分析，才能做到全面掌握。

（二）升降浮沉

升降浮沉是指药物作用于人体的不同趋向，在于说明药物在体内的作用趋向性能。升指上升，降指下降，浮指浮散，沉指沉潜。升与降，浮与沉，都是相对而言的。升与浮同类，属阳；沉与降同类，属阴。一般来说，凡具有升浮性能的药物，多趋于上行外散，有升提、透表、发散等作用。凡具有沉降性能的药物，多趋于下行、潜敛，有收敛、降逆、渗湿、泻下、潜镇、收敛等作用。

药物的升降浮沉，主要是由药物的气味与质地决定的。一般来说，凡味属辛甘，性属温热的药物，大多趋于升浮，如羌活、桂枝、荆芥、黄芪等。凡属苦咸酸，性属寒凉的药物，大多趋向于沉降，如大黄、芒硝、白芍等。药物质地的轻与重，与升降浮沉亦有密切关系。一般花、叶、皮、枝等质轻的药物大多为升浮药，如苏叶、菊花、蝉蜕等；而种子、果实、矿物、贝壳及质重者大多属沉降药，如苏子、枳实、牡蛎、代赭石等。除上述一般规律外，某些药物也有特殊性。如旋覆花虽然是花，但能降气消痰、止呕止噫，药性沉降而不升浮；苍耳子虽然是果实，但功能通窍发汗、散风除湿，药性升浮而不沉降。故有"诸花皆升，旋覆独降；诸子皆降，苍耳独升"之说。

《素问·六微旨大论》中的"升降出入，无器不有"，指出了气机的运动变化是人体生命活动的基础，一旦发生故障便导致疾病的发生。病变部位有表、里、上、下之别，病势有上逆下陷之异，性能有升浮、沉降之分，所以在临床用药时，在上、在表之病证宜选用升浮药物，在下、在里之病证宜选用沉降药物。上逆之病宜选用沉降药物，而不能用升浮，否则愈升愈逆；下陷之病宜选用升浮，而不能用沉降，否则愈降愈陷。但在具体应用时，又要据情配伍，升降、浮沉应搭配适度，千万不可偏执，达到以药物之阴阳来调整人体阴阳之目的。

临床所用中药往往经加工炮制，并相互配伍组成复方，所以单味药的升降浮沉性能有时又会因炮制和配伍的影响而发生变化。如，药物用酒制则升，用姜制则散，用醋制则收敛，用盐水制则下行。又如，升浮和众多沉降药组成的方剂，其性能趋降；沉降药和众多升浮药组成的方剂，其性能趋升。王好古云："升而使之降，须知抑也。沉而使之浮，须知载也。"由此可见，药物的升降浮沉可受多种因素的影响，在一定的条件下甚至可以相互转化。对这方面的变化，我们也应有所了解，知常达变，才能更准确地使用药物，收到理想的治疗效果。

二、中药的归经

所谓归经，就是指药物对于机体某部分的选择性作用，即主要对某经或某几经发生明显的作用，而对其他经则作用较小，甚或无作用。也就是说，归经是说明某种药物对某些脏腑经络的病变起着主要或特殊的治疗作用，药物的归经不同，其治疗作用也就不同。如外感风热邪气侵袭太阴肺经，导致肺失宣降，出现咳嗽，用入手太阴肺经的药物桔梗、杏仁治疗，就可以达到宣降肺气而止咳的目的。

归经理论是以脏腑经络学说为基础，以所治疗的具体病症为依据总结出来的用药理论。归经理论，早在《黄帝内经》中已有萌芽，如《素问·宣明五气》就有"五味所入，酸入肝，辛入肺，苦入心，咸入肾，甘入脾，是谓五入"的记载。《灵枢·九针》也有五走的论述，即"酸走筋，辛走气，苦走血，咸走骨，甘走肉，是谓五走"。由于经络能沟通人体内外表里，所以体表病变可以通过经络影响内在脏腑；反之，内在脏腑的病变也可以反映到体表上来。人体的经络并不是孤立存在的，而是内属脏腑，外络肢节，使身体内外发生有机联系，从而构成以脏腑为中心的功能系统，因此，对"归经"的概念就不能简单地理解为归入某经络，而是归入包括脏腑、经络及体表组织器官在内的整个系统。如麻黄入肺经，它既能开通皮毛腠理，发汗而散在表之风，又能宣肺平喘，说明它的作用是针对整个肺系，而不单指经络，由于内在脏腑与体表组织器官是通过经络联系、沟通的，药物也要通过经络内达脏腑，外达体表，所以将其概括为"归经"。《丹溪心法》很重视引经药的运用，如"头痛须用川芎，如不愈各加引经药。太阳川芎，阳明白芷，少阳柴胡，太阴苍术，少阴细辛，厥阴吴茱萸"。

病变是错综复杂的，在病变过程中脏腑经络往往相互影响。因此在治疗中就不是单纯使用某一味药物所能奏效，而是要通过辨证掌握病变所涉及的脏腑经络，选用相应药物组成方剂，综合治疗。如肝郁气滞的病变，往往影响到脾，导致脾不健运，这种证候称为"肝脾不和"，在治疗中既要选用入肝经的药物以疏肝理气，又要选用入脾经的药物以健脾益气，二者结合运用，才能相得益彰。

三、中药的炮制

中药的炮制是指中药材在应用或制成剂型前，进行必要加工处理的过程，又称炮炙、修事、修治等。中药大多取用于生药，而生药一般多含有杂质或不适用的部分，或具有毒性、烈性而不能直接服用，有些则易变质，有的则生、熟有不同的作用。因此，要对这些药物进行一定的加工处理，使其符合临床需要，这种加工处理的方法就是炮制。炮制具有可使药材纯净、矫味、降低毒性、干燥而不变质等作用，还具有增强药物疗效，改变药物性能，便于调剂、制剂等作用。

中药炮制方法通常分为修制、水制、火制、水火共制。

（一）修制法

修制法是对药物进行纯净、粉碎和切制的处理方法。纯净是采用手工或机械挑、筛、簸、刷、刮等方法，去掉泥土杂质和非药用部分，以达到清洁药物的目的。粉碎是采用捣、碾、研、磨、到等方法，改变药物外形，使其符合调剂、制剂和其他炮制法的要求。切制是采用手工或机械切、铡的方法，把药物切成片、段、丝、块等各种形状，以便于药物有效成分的溶出和药物的调剂使用。

（二）火制法

火制法是将药物经火加热处理的方法，主要有炒、炙、煅、煨等方法。炒是将药物置锅中不断翻动，炒至一定程度，有炒黄、炒焦、炒炭的不同，有便于粉碎加工，并缓和药性的作用。炙是用液体辅料拌炒药物，可以改变药性、增强疗效、减少副作用。煅是将药物用猛火直接或间接煅烧，使药物易于粉碎，充分发挥疗效。煨是用湿面粉或湿纸包裹药物，置热火炭中加热的方法，可减少烈性和副作用。

（三）水制法

水制法是用水或其他液体辅料处理药材的方法。常用的水制法有漂洗、浸泡、闷润等，目的是清洁药物、软化药物、调整药性。漂洗是将药物置于宽水或长流水中，反复换水，以去掉腥味或盐分。浸泡是将药物置于水中浸湿立即取出，或将药物置于清水或辅料药液中，使水分渗入，可以使药材软化，除去药物毒性。闷润是根据药材质地的软硬，用淋浸、洗润、浸润等方法，使药物软化，便于切制饮片。水飞是将研细的矿石类药物，放入水中，提取上清部分再沉淀，如水飞朱砂、水飞珍珠、水飞炉甘石等，其目的是使药物内服时更易被吸收，外用时减少刺激性。

（四）水火合制法

水火合制法指用水又用火的炮制方法，主要有蒸、煮等。蒸是利用水蒸气或隔水加热药物，有增强疗效、缓和药性的作用。煮是将水或液体辅料同药物共同加热，可增强疗效，减低副作用。燀是将药物快速放入沸水中，立即取出，目的是在保存有效成分的前提下除去非药用部分。

四、中药的配伍

在辨证的基础上，依照一定的治则，将两种以上的药物配合在一起应用，就是配伍。药物经过配伍之后就组成了方剂。由单味药的使用到多味药配伍成方，是中药学在实践上和理论上的大发展。经过配伍组成的复方，不仅其治疗作用更加广泛、更全面，而且药物之间可以相互促进、相互制约，从而提高治疗效果，消除或减缓副作用。因此，配伍原则不仅对药物的作用有重要意义，而且也是方剂学的主要内容之一。

古人把各种药物之间的配伍关系概括为六类，再加单味药的应用（称为"单行"），合称为药物的"七情"。"七情"的提法首见于《神农本草经》。其序例云："药……有单行者，有相须者，有相使者，有相畏者，有相恶者，有相反者，有相杀者。凡此七情，合和视之。"兹将药物的六类配伍关系简述如下。

1. 相须　性能与功效相似的药物同用，使原有功用明显增强，称为"相须"。

2. 相使　性能与功效有某种共性的药物同用，以一药为主，其余药物为辅，从而使主药的功效提高，称为"相使"。

3. 相畏　药物的毒性或副作用，在与另一药合用时被制约而减轻或消除，则此药对另一药为"相畏"。

4. 相杀　一种药物与另一种药物合用，能减轻或消除另一药物的毒性或副作用，则此药对另一药物为"相杀"。

5. 相恶　两种药物合用，一种药物制约了另一种药物，使其功效减低或丧失，称为"相恶"。

6. 相反　两种药物合用，产生毒性反应或剧烈副作用，称为"相反"。

综上所述，药物经过配伍而组成方剂的目的，是在于增强其有效作用，制约其毒、副作用，从而使疗效得到提高。因此，在配伍组方时，应选用相须、相使的药物，而不能用相恶、相反的药物。在使用某些有毒、副作用的药物时，则可使用药物之间的相畏、相杀关系加以制约。

五、中药的有毒、无毒与用药禁忌

（一）有毒与无毒

关于中药中"毒"的概念，比较广泛，历来说法也不尽相同。西汉以前是以"毒药"作为一切药物的总称。故《周礼·天官冢宰》有"医师掌医之政令，聚毒药以供医事"的说法。

凡是药物都有四气、五味之偏，这种偏，就是"毒"。而药物的治疗作用，也正是以这种气、味之偏去纠正人体阴阳的偏盛偏衰，所以有"药以治病，因毒为能，所谓毒药，是以气味之偏也"的说法。也就是说，凡是药物都具有不同程度的"毒性"。

药物可以分为有毒与无毒两类。有毒，是指攻逐病邪的药物，服后有明显的治疗效果。这类药物，又可根据其作用的强弱分为大毒、小毒、常毒、无毒。《素问·五常政大论》："帝曰：有毒无毒，服有约乎？岐伯曰：病有久新，方有大小，有毒无毒，固宜常制矣。大毒治病十去其六，常毒治病十去其七，小毒治病十去其八，无毒治病十去其九。"临床应用有毒中草药固然要慎重，就是"无毒"的，也不可掉以轻心。我们要认真总结经验，既要尊重文献记载，更要重视临床经验，相互借鉴，才能全面深刻准确地理解、掌握中药的毒性，以保证临床用药的安全有效。

（二）用药禁忌

1.配伍禁忌　在药物配伍应用时，某些药物不能配合使用。对此，前人总结为"十八反""十九畏"，并编成歌诀，流传至今，可作为临床配伍参考。

2.妊娠用药禁忌　妇女妊娠期间，由于妊养胎儿，所以用药需特别注意，某些药物对孕妇或胎儿有损害，或有堕胎之弊，应当视为禁忌。根据药物对孕妇及胎儿的损害程度，分为禁用与慎用两类。禁用者，大多是毒性较大或药性猛烈的药物，如斑蝥、水蛭、虻虫、水银、巴豆、芫花、大戟、麝香、三棱、莪术等。这类药物绝对不能使用。慎用者，主要是祛瘀通经、行气破滞、辛热走窜、滑利通窍的药物，如桃仁、红花、牡丹皮、大黄、枳实、附子、干姜、肉桂、皂角、薏苡仁等。这类药物，在孕妇病情必须用时，可斟酌使用，但无特殊必要时尽量不用，以免贻害。当然，禁忌也并非绝对。《素问·六元正纪大论》："黄帝问曰：妇人重身，毒之何如？岐伯曰：有故无殒，亦无殒也。"

3.服药饮食禁忌　服药饮食禁忌，即服药期间对某些饮食物的禁忌，俗称"忌口"。因为某些食物与某些药物同用，可减弱或消除药物的作用，或发生副作用，或引起呕吐，所以在这方面也应加以注意。如古代文献记载有：丹参、茯苓、茯神忌醋，蜜反生葱，柿反蟹，地黄、何首乌忌葱、蒜、萝卜等，可资借鉴。此外，在服药期间，对生冷、黏腻、油脂、腥臭等不易消化的食物或具有刺激性的食物都应忌食，以免妨碍药物作用的发挥或加重病情。

六、中药的服法

在治疗过程中，正确服用中药有事半功倍的功用，反之则影响疾病的治疗效果。中药的服药方法是由病情及药性决定的，与临床治疗效果有着重要的关系。如张仲景在桂枝汤的服法上，就有详细的描述。

（一）冷服与热服

汤剂一般多宜温服。若高热患者服药，可以冷服。若寒证患者服药，则应热服。治真热假寒，可采用寒药热服的方法；治真寒假热，可采用热药冷服的方法。此即所谓的"反佐法"。丸剂、散剂等固体药物，一般以温开水送服为宜。

（二）发汗药、催吐药服法

发汗解表药，须热服，或可随饮热稀粥以助药力，然后以被温覆取微汗，不可令大汗出，以防止损伤正气。

服催吐药应使药物在胃中迅速发生作用，以避免损伤胃气。若服药后时间较久而不吐者，可用探吐方法促其呕吐。

（三）呕吐患者服药法

呕吐患者药物不能进入，或服进后即吐出者，可采取少量多次，频频进服的方法，也可在汤药中加入少量生姜汁，以止呕吐。

（四）服药时间与次数

服药时间，要针对不同的病情和药物的作用来掌握。一般规律是：补阳益气、温中散寒、行气和血、消肿散结等药物宜晨服，以借人体的阳气、脏气充盛之势，祛除病邪；健胃药、驱虫药均宜空腹服；滋阴健胃药、涩精止遗药、缓下剂及安神药宜在临睡时服；泻下药、驱虫药在空腹时服；滋补药在饭前服；消导药及对胃肠道刺激较大的药在饭后服，因饭后胃中有较多食物，可减轻药物对胃黏膜的刺激；中焦以下的病症多在饭前服，中焦以上的病症多在饭后服；饭前与饭后服药时，服药与进食时间应略有间隔，以利于药物发挥作用。

服药次数，一般一天三次。慢性病或病情轻者可一天服两次。急病或重病可每隔四小时一次，昼夜持续服药。应用发汗与泻下药时，得汗、得下即止，不可多服，以免损伤正气。

第二节　方　剂

方剂，是以中医学理论为指导，以药物为基础，把若干种药物按一定原则和比例加以配伍而组成的。它是临床治疗疾病的主要工具之一。早在原始社会，我们的祖先就开始用药物防治疾病，但最初仅是单味药的运用。经过长期的医疗实践，随着医药学知识的不断丰富和提高，为了适应复杂病情的需要，使药物更好地发挥作用并制约其副作用，逐渐把数种药物合在一起使用，其疗效比单味药大为提高，于是逐步形成了方剂。由单味药的应用到方剂的形成，是中医药学发展过程中的一个大飞跃。历代医药学家经过反复地临床验证与理论研究，为我们留下了大量卓有效验的著名方剂和方剂专著，使方剂学成了一门具有完整理论体系的专门学科，成为中医药学的重要组成部分之一。

一、方剂的组成

在治法的指导下将药物组合成方剂，即可以通过相互促进而提高各单味药的疗效，又可以通过相互制约而消除或减缓药物的毒性和副作用。因此，方剂中各单味药的相互组合就要有一定的原则。《素问·至真要大论》提出："君一臣二，制之小也，君一臣三佐五，制之中也，君一臣三佐九，制之大也。"但是，临床病证是复杂多变的，患者的体质、年龄、性别、居住环境等也各有差异。因此，在运用方剂时又应灵活掌握，加减变化，才能切合病情，达到预期效果。方剂组成上的这种原则性与灵活性相结合的特点，正是中医药学辨证论治思想的具体体现。

（一）方剂的组成原则

方剂的组成原则，主要是根据病情的需要，有目的地把多种药物按主次、多寡配伍在一起，使每味药既各有专功，又密切配合，药物之间既相互促进，又相互制约，从而更好地发挥治疗作用。《素问·至真要大论》中有"主病之谓君，佐君之谓臣，应臣之谓使"的记载。古人将这种药物配伍组成方剂的原则，概括为"君、臣、佐、使"。

1. 君药 是方剂的主要成分，是针对病因或主症起主要治疗作用的药物。

2. 臣药 是辅助君药，加强君药治疗作用的药物。

3. 佐药 含义有三：一是协助君药治疗一些兼症或次要症状；一是制约君药之毒性或烈性；一是其反佐作用。

4. 使药 含义有二：一是引经药，即引导方中诸药直达病变部位；一是调和方中诸药，使之更好地协同而发挥作用。

在方剂中，君药必不可少，其他药物视病情而定。有些简单的方剂，臣、佐、使药不一定具备。还有某些方剂，君药或臣药本身就有佐药或使药的作用，因此可不再另用佐、使药。至于方剂中君、臣、佐、使药物数量的多寡，一般来说，是君药少而其他药多。

（二）方剂组成的变化

1. 药物加减的变化 方剂的作用和治疗范围，可因方中药物的加减而发生改变，因此，临床中常根据病情对成方进行加减。例如，麻黄汤由麻黄、桂枝、杏仁、甘草四药组成，有发汗散寒、宣肺平喘的功用，主治外感风寒，恶寒发热，头身疼痛，无汗而喘，脉浮紧之表实证。若在麻黄汤原方中加入一味白术，就变成了麻黄加术汤。此方中由于白术的制约作用，使麻黄汤发汗之力有所减缓，而增加了白术祛湿的作用，主治外感寒湿导致的恶寒发热、身体烦疼沉重之证。若在麻黄汤中减去桂枝，就称为三拗汤。因为方中无桂枝，所以发汗解表作用小于麻黄汤，而重点在于宣肺止咳平喘，主治外感风寒，头痛鼻塞，周身拘急，咳嗽喘息之证。

2. 药物配伍的变化 方剂中主要药物的配伍变化会导致方剂的主要作用亦随之发生改变。例如，麻黄汤中以麻黄配桂枝，辛温发汗，是治疗伤寒表实证的方剂。若于方中减去辛温的桂枝，加入辛寒的石膏，则组成麻杏甘石汤，其作用与麻黄汤大不相同。麻杏甘石汤具有辛凉清宣、清肺平喘之功，主治外感风热或风寒化热，热邪壅肺，身热有汗或无汗，咳喘气急，甚或鼻扇，脉滑数之证。此二方虽仅桂枝与石膏一药之差，却有辛温发汗与辛凉清宣之别，一治风寒闭肺的实喘，一治热邪壅肺的实喘。

3. 药量加减的变化 同样几味药物组成的方剂，由于药物量的加减变化，方剂的主治亦随之而发生改变，方剂的名称也就因之而改变。例如小承气汤、厚朴三物汤、厚朴大黄汤三方，均由大黄，枳实、厚朴三味药组成。小承气汤用大黄四两为君药，枳实三枚为臣药，厚朴二两为佐使药，主治阳明腑实证，大便秘结，潮热谵语。厚朴三物汤用厚朴八两为君药，枳实五枚为臣药，大黄四两为佐使药，主治腹部胀满，大便秘结。厚朴大黄汤以厚朴一尺、大黄六两为君药，枳实四枚为臣、使药，主治支饮胸满。小承气汤证的病机是阳明腑实，治疗目的在于攻下，故用大黄为君药。厚朴三物汤的病机是胸有支饮，治疗目的在于开胸泄饮，故厚朴、大黄并用为君药。因为组成方剂的药量不同，君、臣、佐、使有了改变，治疗作用也就有所区别，方剂也因之而改变了。药量的大小轻重变化对药效的影响很大，临床自来有"不传之秘"之说。

4. 剂型更换的变化　不同的剂型，作用有所区别，如汤剂作用快而适用于急病，丸剂缓而适用于慢性病。因此，临床中可根据病情之需而将同一方剂制成不同类型，以使其发挥不同作用。如，抵当汤由水蛭、虻虫、桃仁、大黄四药组成，是泻热逐瘀，治疗蓄血证的方剂，其性能峻猛。若将此四药制成丸剂，称为抵当丸，其药力就较汤剂大为和缓了。

二、方剂的分类

临床病症繁多，历代流传的方剂也就相应而多种多样。为了便于学习、研究和掌握，对方剂进行归纳分类是十分必要的。关于方剂的分类方法，历代有所不同：有以病分类者，有以证分类者，有以病因分类者，有以脏腑分类者，有以各科分类者，有以治法分类者，也有把分类综合在一起者。这些分类，各有长短。因为以治法分类较为全面、系统，又能体现方与法的关系，易于掌握，便于临床应用，所以目前多主张以治法分类。

历代较为突出的分类方法大致有如下几种。

（一）七方分类法

七方分类法，将方剂归纳为大、小、缓、急、奇、偶、复七类。《素问·至真要大论》曰"治有缓急，方有大小"，"君一臣二，奇之制也；君二臣四，偶之制也"，"奇之不去则偶之，是谓重方"。至金代成无己《伤寒明理论》才将其总结为七方。

1. 大方与小方　大方与小方有两种说法。一是药味多的称为大方，药味少的称为小方；一是药量大而药味少的称为大方，药味多而药量小的称为小方。若病邪强盛，非较强药力不足以胜任者，须用大方。如治下焦肝肾疾患，须用大剂量顿服，当用大方。若病邪较轻，须用轻剂治疗者，当用小方。治疗上焦疾患，量虽重而须分次频服者，亦用小方。

2. 缓方与急方　缓方，是指药力缓和的方剂，适用于长期虚弱的患者，以药性缓和的方剂长期服用，以使病体逐渐恢复。急方，是指药性峻猛的方剂，适用于病势危急，需要迅速治疗，急于取效的病变。

3. 奇方与偶方 奇方，是指单味药物的方剂，或方中药物合于阳数（单数）的方剂。偶方，是指由两味药组成，或方中药物合于阴数（双数）方剂。

4. 复方 是指由两方或数方合用组成的方剂，适用于治疗复杂的病证。

总之，七方分类法主要是以病情轻重、病位上下、病势缓急、药味奇偶等作为分类的依据。

（二）十剂分类法

唐代陈藏器的《本草拾遗》将中药按功效分为宣、通、补、泄、轻、重、涩、滑、燥、湿十种，称为十剂，其作用如下。

1. 宣剂 宣可决壅。凡味辛之品，具有发散、行气之功的药物，治疗邪在胸脘、气机壅塞之证者，称宣剂。

2. 通剂 通可行滞。凡是具有通行留滞，可以去除蓄聚闭阻的方剂，都属于"通剂"的范畴。

3. 补剂 补可扶弱。凡味甘之品，具有滋补作用，治疗气、血、阴、阳不足的各种虚证者，称为补剂。

4. 泄剂 泄可去闭。凡味苦，气味俱厚之品，能泻下通腑、祛邪攻积、逐水、治疗二便不通等脏腑里实之证者，称泄剂。

5. 轻剂 轻可去实。凡质轻升浮之品，能治疗病邪在表之证者，称轻剂。

6. 重剂 重可镇怯。凡矿物药，质重者能镇，可镇心安神、重镇降逆，治疗心神不宁之惊悸，肝阳上亢之头晕，肺胃气逆之咳喘、呕吐、呃逆等证者，称重剂。

7. 滑剂 滑可去着。凡药性润滑，能治疗大便燥结、小便淋沥等证者，称为滑剂。

8. 涩剂 涩可固脱。凡药味酸涩，能收敛固涩，治疗自汗盗汗、久喘久咳、久泻滑泄、遗精滑精、遗尿失禁、带浊崩漏等病证者，称涩剂。

9. 燥剂 燥可去湿。凡能祛除湿邪，治疗湿病的方剂，可称燥剂。

10. 湿剂 温可润燥。凡由濡润滋养药物组成，具有解除津液干枯作用的方剂，称为湿剂。

后世有医家在十剂中加寒、热二剂，为十二剂；也有医家增加升、降二剂，为十二剂；还有医家在十剂基础上增加调、和、解、利、寒、温、暑、火、平、夺、安、缓、淡、清，扩展为二十四剂。

（三）"八阵"分类法

明代张景岳在《景岳全书》中提出"补、和、攻、散、寒、热、固、因"的"八阵"。八阵分类法，将方剂分为补、和、攻、散、寒、热、固、因八类。其作用如下。

1. 补剂 补其虚也。

2. 和剂　和其不和者也。

3. 攻剂　攻其实也。

4. 散剂　散表证也。

5. 寒剂　为清火也，为除热也。

6. 热剂　为除寒也。

7. 固剂　固其泄也。

8. 因剂　因其可因者也。凡病有相同者，皆按证而用之，是谓因方。

因为"八阵"尚不能概括一切方剂，所以又另附妇人、小儿、痘疹、外科等四门方剂。此四门与八阵相结合，实际上是将方剂分为十二类。

（四）按治法分类

近世医家多主张以治法对方剂进行分类。在这个前提下，划分的种类多少不等。

清代程钟龄在《医学心悟》中说"论治病之方，则又以汗、和、下、消、吐、清、温、补法尽之"，提出了以法统方的思想，也是对治法分类方剂的理论总结。

清代汪昂的《医方集解》开创了新的综合分类法：既体现以法统方，又结合方剂功用和证治病因，并顾及治有专科，将方剂分为：补养、发表、涌吐、表里、和解、理气、理血、祛风、祛寒、清暑、利湿、润燥、泻火、除痰、消导、收涩、杀虫、明目、痈疡、经产、救急等22类。此种分类，概念清楚，提纲挈领，切合临床，照顾面广，被后世医家所推崇。

近年来又有医者为便于医家辨证论治和遣药组方，把方剂又分为解表、泻下、和解、清热、祛暑、温里、补益、固涩、安神、开窍、理气、理血、治风、治燥、祛湿、祛痰、消食、驱虫、涌吐，使之有纲有目，概念明确，条理清晰。

三、方剂的剂型及应用特点

所谓"剂型"，就是中医药方剂的制剂形式。不同的剂型，作用和适应证均有所差异。因此，在临床上除必须在辨证立法指导下决定处方外，还应根据病情的需要而选用不同的剂型。历代医药学家在长期的临床实践中创制了多种剂型，而且不断发展，近年来各种新剂型又不断出现，为临床治疗提供了方便，而且疗效也随之得到了提高。

剂型种类虽多，大致可分为内服与外用两大类别，这里仅介绍几种常用的内服剂型。

（一）汤剂

汤剂是药物配伍组成方剂，加水煮成汤液饮服的剂型。汤剂的特点是吸收快，作用迅速，药物加减灵活，适用于病情较急者。古人所谓"汤者荡也，去大病用之"，即指出了汤剂的应用特点。

汤剂中所用药物,在古方多注明"哎咀",是将药物咬碎之意;至宋金元时代,多剉为粗末;近代则多用饮片,目的是便于煎煮,以便更好地发挥药效。

汤剂是临床常用的主要剂型,历代医家对其煎服法很为重视。不同性质的药物,则采用不同的煎药法。凡发散取汗的药物,不宜久煎。味厚滋补的药物,宜微火久煮。介壳类或矿物药宜先煎。气味芳香不耐久煮的药物,宜后下。胶类药物如阿胶等,或不需煎煮的药物如芒硝等,要待其他药物煎成去渣后,加入药液中溶化。贵重而又体积小的药物如珍珠、牛黄等,宜研末冲服。犀角、羚羊等贵重而又难于煎出气味儿的药物,用水磨或剉粉调服。新鲜多汁的药物如鲜生地黄、甘蔗等,可以打汁冲服。砂泥多的药物如灶心土等,宜先用水煮,然后取其煎汁澄清,再以之煎其他药。

煎药用水,前人说法较多,目前多用清洁的自来水或井水。煎药器皿不宜用铁器,以免发生化学变化,产生副作用,一般用陶瓷砂锅。煎药火候有"武火"与"文火"之分。急火快煎为武火,小火慢煎为文火。煎药时一般多先用武火,煮沸后则改用文火。解表药、清热药、攻下药等武火急煎,以免药性挥发,降低药效。滋补药宜文火久煎,以使有效成分充分煎出。某些有毒药物亦应文火久煎,以减低其毒性。

(二) 散剂

散剂,是将药物研成细末调服。也有将药物研成粗末,服用时加水煮沸取汁服的,称为"煮散"。散剂可用茶汤、米饮或酒调服,可根据病证的需要和药物的作用而定。散剂能吸收较快,多具发散之功。古人所谓"散者,散也,去急病用之",即指出了散剂的应用特点。散剂的优点是服用方便,便于携带,节省药物,不易变质。

(三) 丸剂

丸剂,是将药物研细,用水泛,或炼蜜,或面糊、米糊为丸,称为水丸、蜜丸、糊丸等。丸剂的应用,约有下列几种情况:一是长期虚弱疾患,宜于久服缓治者,可用丸剂,如六味地黄丸、肾气丸等;二是瘀血、癥瘕或积水等病,在难以用汤药猛攻时,可用丸剂缓缓治疗,如抵当丸、大黄䗪虫丸、舟车丸等;三是具有毒性的药物,不能入煎剂,可配成丸剂服用,如备急丸等;四是某些贵重、芳香挥发不宜久煎的药物如冰片、麝香等可做成丸剂,如至宝丹、苏合香丸等。

总之,丸剂的特点是吸收缓慢,作用持续时间较长。古人所谓"丸者,缓也",即指此而言。丸剂具有体积小,易携带、服用、保存等优点。

(四) 膏剂

膏剂,是将饮片再三煎熬,去渣,再用微火浓缩,加冰糖或蜂蜜收膏,可长期服用的剂型。某些滋补药多采用膏剂,故又称为"膏滋",如琼玉膏等。膏剂多适用于需要长期进补的慢性虚证。

（五）丹剂

丹剂，没有固定剂型。有的属于散剂，如紫雪丹；有的属于丸剂，如至宝丹；有的属于锭剂，如玉枢丹等。

（六）酒剂

酒剂，古称"酒醴"，后世称为"药酒"。酒剂是将药物浸入酒内，经过一定时间，滤出酒液饮用。由于酒本身有活血舒筋之功效，因此常用于体虚补养、跌仆损伤、风湿痹痛等。阴虚火旺之体禁用。

（七）药露

药露，多用新鲜芳香药物加热蒸馏成露。其气味清淡，芳洁无色，便于口服，有清热化湿之功。药露一般作为饮料，夏令尤为常用，如金银花露，蔷薇花露等。

（八）锭剂、饼剂

锭剂，是将药物研成极细粉末，单独或用黏性液体和匀制成不同的固体剂型。若制成饼状，则为饼剂，如紫金锭等。锭剂除了可以研末调服或磨汁饮用外，还可磨汁涂敷外部患处，因此，适用于内外科等多种疾病的治疗。

除以上诸类剂型外，近世又多有发展，如糖浆剂、片剂、颗粒剂，及注射用的针剂，均广泛应用于临床治疗。

万友生小传

万友生先生，别号松涛，1917年农历九月二十一日生于江西省新建县（现江西省南昌市新建区）西山乡石硗村。万氏家族在当地颇有名望，其祖父爱好中医，擅长内外科。其父从商，在商场有"常胜不败"之称。先生幼年即天资过人，延师授业，八岁始接受传统教育，熟读"四书""五经"，勤习对句，吟诗，作说、议、论等文，又学书作画。在吟诗练习时曾因"依依杨柳掩楼台，风送蝉声断续来"之句，被老师惊为神童。少时作《山居偶题》两首："柴门不掩客来稀，闲向江头坐钓矶。世态炎凉何足计，一竿在手自忘机。""万壑枫林醉夕曛，钟鸣古寺隔山闻。采薪不觉归来晚，半笠斜阳一担云。"意境清新飘逸。此外，他还长于书法，工于画竹、弈棋，能粉墨登台演京剧，可谓多才多艺。

1934年8月，恰逢南昌神州国医学会主办的江西国医专修院（这所学校后经中央国医馆批准改为江西中医专门学校，学制四年，创办人为江西名医姚国美）招生，先生以优秀成绩得以踏入医门。先生在校三年成绩均列前三名。1937年，学校因抗战而停办，先生即悬壶乡里，初试锋芒，屡起沉疴，医名渐起。

樟树一妇，产后发痫，延先生往诊，但见病妇身罩渔网，僵卧于床，身震，床架为之动，面青，痰鸣如锯，病情危急。先生嘱速以蛇胆南星末每小时一支，连连喂服一天，居然痫止而愈。

一小儿患麻疹，疹甫现即隐，喘息鼻扇，喉间痰鸣如锯，微热无汗，指纹青紫。病家曾请某儿科名医诊视，不肯处方。再延先生，遂处以麻杏甘石汤加升麻、葛根。病家执方就该名医询之，医以麻黄太过冒险，病家惴惴，然无奈，用药两剂，居然麻透喘平。名医赞曰：有胆有识，后生可畏。

1949年新中国成立，先生积极投身新中国中医事业。作为省卫生厅中医科负责人，先生团结同仁，被聘为卫生部（现国家卫生健康委员会）全国卫生科学研究委员会中医专门委员会专门委员、中南军政委员会中医委员会副主任委员等职。1955年，先生进入江西省中医进修学校（1959年改为江西中医学院，现江西中医药大学）担任教导副主任，主管教学工作，同时讲授《伤寒论》和《温病学》，并编著《伤寒讲义》和《温病讲义》内部出版试用，从事教育工作达10年。有感于伤寒学说与温病学说一脉相承，但在历史上被分为两个对立的学派，形同水火，互不相容，先生认为二者分之各有缺陷，合之则成完璧，力倡寒温统一学说并深入研究。从1950年至1964年15年间，共发表学术论文67篇，成为先生事业的第二个高峰。

1972 年，江西中医学院恢复招生，先生编写了寒温统一的《热病学》教材。此后，先生的学术研究热情喷薄而发，著作与论文不断问世。他的寒温统一学术观点得以广泛传播，声望日隆，四度受邀赴中国中医研究院（现中国中医科学院）研究生班讲学，先后受邀赴贵州、云南、四川、陕西、湖北、山东、山西、辽宁、安徽、湖南等中医学院或中医药研究院进行专题学术报告，学术活动十分繁忙。从 1973 年至 1988 年，以及先生退休后，先生以寒温统一学术思想为中心，在理论研究与教学中探幽索隐，深入发掘，继往开来，形成并完善了自己的学术理论体系，又在理论与实践两个层面相互联系，相互促进，尤其在伤寒厥阴病千古疑案、东垣阴火说等方面独树一帜。先生在此阶段的临床与理论水平已炉火纯青，达到他事业的第三个高峰。其间先生出版专著三部（《伤寒知要》《热病学》《寒温统一论》），发表论文 70 余篇，著作等身，奠定了全国一流的学术地位。

先生在 1983 年至 1988 年任江西省中医药研究所（现江西省中医药研究院）所长期间，以突破寒温统一的热病理论为主攻方向，成立了全国第一个热病研究室，指导助手与学生们对新中国成立之后有关热病的文献进行了全面系统的整理。为了以实践印证寒温内外统一热病理论的正确性和推动中医急症工作的发展，先生于 1984 年至 1990 年间，领导了一个热病研究小组对流行性出血热（EHF）病进行了临床研究，通过 7 年余的临床实践，治疗四百余病例，陆续写出十余篇学术论文，培养了三届硕士研究生，印证了寒温内外统一热病理论的正确性，使中医急症水平有了明显的提高。

先生为中医热病学做出的贡献，受到了广泛的推崇与高度的赞扬。其《寒温统一论》一书被评为"神农杯"优秀奖；《中国名老中医药专家学术经验集第一集》曾以《倡导寒温统一的万友生》为题，全面深入介绍了他的学术经验；他领衔的国家科委"七五"攻关课题"应用寒温统一热病理论指导治疗急症（高热、厥脱）的临床研究"成果获江西省科技进步二等奖、国家中医药管理局科技进步三等奖。

1978 年，他被选为全国医药卫生科学大会代表。1979 和 1985 年，先后当选为中华全国中医学会理事会常务理事、江西省中医学会副会长兼秘书长及名誉会长。1982 年，被任命为江西省中医研究所所长。1986 年，被选为中国科协第三次全国代表大会代表。1987 年，当选省政协常委。1991 年，获得国务院首批政府特殊津贴专家（当时江西省仅有三人，卫生界只有他一人）。2000 年，中国中医药出版社策划出版的《中国百年百名中医临床家丛书》，他荣誉入选。

2003 年 6 月 2 日，万友生教授乘鹤西归。令人鼓舞的是以他的学术继承人万兰清为首的一批学术精英，已聚集在他的学术思想的旗帜之下，他们有志于彰显先辈们在中医学术领域的成就，踏踏实实地工作，真诚恭敬地传承，以求造福于国家和民族。

万梅清

2022 年 3 月于南昌